超音波胎児形態異常スクリーニング
産婦人科医・助産師・臨床検査技師のために

編集：**馬場一憲**（埼玉医科大学総合医療センター教授）
　　　市塚清健（昭和大学横浜市北部病院准教授）

著：馬場一憲（埼玉医科大学総合医療センター教授）
　　市塚清健（昭和大学横浜市北部病院准教授）
　　松岡　隆（昭和大学准教授）
　　長谷川潤一（昭和大学講師）
　　仲村将光（昭和大学助教）

文光堂

序

　超音波診断装置が普及し，ほとんどの胎児が出生前に観察されるようになったにもかかわらず，新生児科医から，どうしてこの形態異常が出生前にわからなかったのか？ 出生前診断されていれば予後を良くすることができたのにと指摘されるケースが依然として少なくない．それは，胎児を漫然と見ているだけでは形態異常は見えてこないということが大きな理由の1つと考えられる．

You only see what you look for
and you only look for what you know.

　これは，放射線医学の世界での格言だそうだが，胎児形態異常を見つけるための超音波検査にも当てはまる．本書は，胎児超音波検査を行う際に何を捜せば良いのかをスクリーニングのチェック項目として示すとともに，それによって見つかる可能性のある形態異常の超音波像をまとめたものである．

　ただし，超音波検査でどこまで判断できるかは検者の技量に大きく依存するため，検者の技量に応じて対応できるようにレベル分けをしている．

- レベル1：基本的にレベル2の中から項目を抜き出したもので，2014年度の日本産科婦人科学会周産期委員会の中の小委員会が提案した「妊娠18週～20週における胎児超音波検査の推奨チェック項目（案）」を基にしている．胎児形態異常スクリーニングを行っていない施設でも比較的容易に開始できるよう項目を絞っている．
- レベル2：日本産科婦人科学会発行の「産婦人科研修の必修知識」の2011年版と2013年版に掲載されている方法である．
- レベル2＋α：レベル2に2項目を加えて，出生前診断が重要な疾患（この意味は，1. 胎児形態異常スクリーニング総論を参照）の大半をカバーしている．
- レベル3：レベル2に加えて，さらに高度な項目を含めている．

　本書では，胎児発育異常，胎児付属物異常，切迫早産の各スクリーニング法の章も加えている．また，参考のため，胎児染色体異常のソフトマーカー，形態異常と誤解されやすい超音波像，超音波診断装置の調整法の章も付け加えた．

　本書の刊行にあたり，文光堂編集企画部の嵩恭子氏，清水俊哉氏には，企画の段階から大変お世話になり，刊行直前の最後の最後まで真摯に対応いただき，たいへん感謝している．

　本書が，出生前診断がなされずに分娩に臨み，不幸な転帰をとる児を一人でも減らすことに役立つならば幸いである．

2015年4月吉日

馬場　一憲
市塚　清健

Contents

1 胎児形態異常スクリーニング総論 ——————————————————— 2
- ■出生前診断の重要性　■胎児超音波検査実施上の問題
- ■胎児形態異常スクリーニング検査の基本的考え方　■胎児形態異常と胎児染色体異常
  - ▶胎児も患者さん ……………………………………………………………… 5

2 胎児形態異常スクリーニング実施上の留意点 ————————————— 6
- ■スクリーニングという概念をしっかり意識して検査を行うこと
- ■通常超音波検査と胎児形態異常スクリーニング超音波検査および胎児染色体異常リスク評価超音波検査と分けて考え行うこと
- ■スクリーニング至適時期を考慮に入れて行うこと
- ■もれがないようにチェックシートなどを活用して系統立てて行うこと　■適した超音波設定で行うこと
- ■適切な超音波画像を保存しておくこと　■妊婦の様子を考慮しながらスクリーニングを進めること
  - ▶各チェック項目により発見に至る可能性のある主な疾患 ……………… 10

3 [レベル1] 基礎的スクリーニング法 —————————————————— 11

レベル1　スクリーニング 総論 ……………………………………………… 12
- ■スクリーニングの時期　■スクリーニングの前に　■レベル1スクリーニングのチェック項目
- ■スクリーニングの判定
  - ▶超音波検査を行うための資格 …………………………………………… 13

a. チェック項目の正常像とチェックのポイント …………………………… 15
  1) 全身 ………………………………………………………………………… 15
     - ■浮腫はないか
  2) 頭部 ………………………………………………………………………… 16
     - ■BPD（児頭大横径）は妊娠週数相当か　■頭蓋内は左右対称で異常像を認めないか
     - ■頭蓋外に突出する異常像を認めないか
  3) 胸部 ………………………………………………………………………… 17
     - ■心臓の位置はほぼ正中で軸は左に寄っているか　■左右心房心室の4つの腔が確認できるか
     - ■胸腔内に異常な像を認めないか
  4) 腹部 ………………………………………………………………………… 18
     - ■胃胞が左側にあるか　■胃胞，膀胱，胆嚢以外に嚢胞像を認めないか
     - ■腹壁（臍部）からの臓器脱出は認めないか
  5) 背部・殿部 ………………………………………………………………… 20
     - ■異常な隆起を認めないか
  6) 四肢 ………………………………………………………………………… 21
     - ■十分な長さの四肢が確認できるか
  7) 羊水 ………………………………………………………………………… 22
     - ■羊水過多や過少は認めないか

b. 発見に至る可能性のある疾患 …………………………………………… 23
  1) 全身 ………………………………………………………………………… 23
     - ■浮腫はないか
  2) 頭部 ………………………………………………………………………… 24
     - ■BPD（児頭大横径）は妊娠週数相当か　■頭蓋内は左右対称で異常像を認めないか
     - ■頭蓋外に突出する異常像を認めないか
  3) 胸部 ………………………………………………………………………… 26
     - ■心臓の位置はほぼ正中で軸は左に寄っているか　■左右心房心室の4つの腔が確認できるか
     - ■胸腔内に異常な像を認めないか
  4) 腹部 ………………………………………………………………………… 28
     - ■胃胞が左側にあるか　■胃胞，膀胱，胆嚢以外に嚢胞像を認めないか
     - ■腹壁（臍部）からの臓器脱出は認めないか

- 5) 背部・殿部 ……………………………………………………………………… 30
  - ■異常な隆起を認めないか
- 6) 四肢 ……………………………………………………………………………… 30
  - ■十分な長さの四肢が確認できるか
- 7) 羊水 ……………………………………………………………………………… 31
  - ■羊水過多や過少は認めないか
- c. レベル1では発見に至る可能性が少ない疾患 ………………………………… 32
  - 1) 頭部 …………………………………………………………………………… 32
    - ■BPD（児頭大横径）は妊娠週数相当か　■頭蓋内は左右対称で異常像を認めないか
    - ■頭蓋外に突出する異常像を認めないか
  - 2) 胸部 …………………………………………………………………………… 33
    - ■心臓の位置はほぼ正中で軸は左に寄っているか　■左右心房心室の4つの腔が確認できるか
    - ■胸腔内に異常な像を認めないか
  - 3) 腹部 …………………………………………………………………………… 35
    - ■胃胞が左側にあるか　■胃胞，膀胱，胆囊以外に囊胞像を認めないか
  - 4) 背部・殿部 …………………………………………………………………… 36
    - ■異常な隆起を認めないか

4 [レベル2] 産婦人科専門医向けスクリーニング法 ─── 37

- レベル2　スクリーニング 総論 ……………………………………………… 38
  - ■妊娠10〜11週　■妊娠12〜15週　■妊娠18〜20週
  - ▶3次元超音波とスクリーニング ……………………………………………… 40
- A. 10〜11週
  - a. チェック項目の正常像とチェックのポイント …………………………… 42
    - ■胎児頭部が半球状で不整はないか　■四肢は4本確認できるか　■胎児全体が羊膜腔の中にあるか
  - b. 発見に至る可能性のある疾患 ……………………………………………… 43
    - ■胎児頭部が半球状で不整はないか　■四肢は4本確認できるか　■胎児全体が羊膜腔の中にあるか
- B. 12〜15週
  - a. チェック項目の正常像とチェックのポイント …………………………… 46
    - ■頭部横断面で左右対称に脳や脈絡叢を認めるか
    - ■胸部横断面で拍動する心臓がやや左寄りに位置しているか　■腹壁外に突出した臓器を認めないか
  - b. 発見に至る可能性のある疾患 ……………………………………………… 47
    - ■頭部横断面で左右対称に脳や脈絡叢を認めるか
    - ■胸部横断面で拍動する心臓がやや左寄りに位置しているか　■腹壁外に突出した臓器を認めないか
- C. 18〜20週
  - a. チェック項目の正常像とチェックのポイント …………………………… 50
    - 1) 頭部 ………………………………………………………………………… 50
      - ■BPD（児頭大横径）は妊娠週数相当か　■頭蓋内は左右対称で異常像を認めないか
      - ■頭蓋外に突出する異常像を認めないか
    - 2) 上唇 ………………………………………………………………………… 50
      - ■口唇裂はないか
    - 3) 胸部 ………………………………………………………………………… 52
      - ■心臓の位置はほぼ正中で軸は左に寄っているか　■左右心房心室のバランスは良いか
      - ■胸腔内に異常な像を認めないか　■大動脈と肺動脈が螺旋状に走行しているか
      - ■大動脈と肺動脈の太さはほぼ同じか
    - 4) 腹部 ………………………………………………………………………… 55
      - ■胃胞が左側にあるか　■胃胞，膀胱，胆囊以外に囊胞像を認めないか
      - ■腹壁（臍部）からの臓器脱出は認めないか
    - 5) 脊柱・殿部 ………………………………………………………………… 57
      - ■椎体と棘突起が欠損なく並んでいるか　■異常な隆起を認めないか

- 6）四肢 ·· 57
  - ■十分な長さの四肢が確認できるか
- 7）羊水 ·· 58
  - ■羊水過多や過少は認めないか
- **b. 発見に至る可能性のある疾患** ··· 59
  - 1）頭部 ·· 59
    - ■BPD（児頭大横径）は妊娠週数相当か　■頭蓋内は左右対称で異常像を認めないか
    - ■頭蓋外に突出する異常像を認めないか
  - 2）上唇 ·· 59
    - ■口唇裂はないか
  - 3）胸部 ·· 62
    - ■心臓の位置はほぼ正中で軸は左に寄っているか　■左右心房心室のバランスは良いか
    - ■胸腔内に異常な像を認めないか　■大動脈と肺動脈が螺旋状に走行しているか
    - ■大動脈と肺動脈の太さはほぼ同じか
  - 4）腹部 ·· 65
    - ■胃胞が左側にあるか　■胃胞，膀胱，胆嚢以外に囊胞像を認めないか
    - ■腹壁（臍部）からの臓器脱出は認めないか
  - 5）脊柱・殿部 ·· 67
    - ■椎体と棘突起が欠損なく並んでいるか　■異常な隆起を認めないか
  - 6）四肢 ·· 69
    - ■十分な長さの四肢が確認できるか
  - 7）羊水 ·· 70
    - ■羊水過多や過少は認めないか
- **c. レベル2では発見に至る可能性が少ない疾患** ··· 71
  - 1）頭部 ·· 71
    - ■BPD（児頭大横径）は妊娠週数相当か　■頭蓋内は左右対称で異常像を認めないか
    - ■頭蓋外に突出する異常像を認めないか
  - 2）上唇 ·· 71
    - ■口唇裂はないか
  - 3）胸部 ·· 75
    - ■心臓の位置はほぼ正中で軸は左に寄っているか　■左右心房心室のバランスは良いか
    - ■胸腔内に異常な像を認めないか　■大動脈と肺動脈が螺旋状に走行しているか
    - ■大動脈と肺動脈の太さはほぼ同じか
  - 4）腹部 ·· 76
    - ■胃胞，膀胱，胆嚢以外に囊胞像を認めないか
  - 5）脊柱・殿部 ·· 78
    - ■椎体と棘突起が欠損なく並んでいるか

5　レベル2＋α　1）胸部 ─────────────────────────── 79
　　■肺静脈が少なくとも1本は左心房に流入しているか　■大動脈を左心室から下行大動脈まで追えるか

6　[レベル3] 少し高度なスクリーニング法 ─────────────────── 83

- **a. チェック項目の正常像とチェックのポイント** ··· 84
  - 1）頭部 ·· 84
    - ■透明中隔腔は存在するか　■大脳鎌は存在するか　■側脳室は正常か　■小脳は半球，虫部とも正常か
    - ■大槽は存在し，拡大所見はないか　■脳溝は正常か
  - 2）胸部 ·· 86
    - ■心室中隔は正常か　■肺静脈は左心房に流入しているか
    - ■three-vessel view, three-vessel trachea view は正常か　■大動脈弓は正常か
    - ■SVC-RA-IVC は正常か　■静脈管は存在するか

3）四肢 ……………………………………………………………………………………… 89
　　　　　■overlapping finger（重積指）はないか　■手足関節に異常はないか　■手足指は5本あるか
　　b. 発見に至る可能性のある疾患 ………………………………………………………… 90
　　　1）頭部 ……………………………………………………………………………………… 90
　　　　　■透明中隔腔は存在するか　■大脳鎌は存在するか　■側脳室は正常か　■小脳は半球，虫部とも正常か
　　　　　■大槽は存在し，拡大所見はないか　■脳溝は正常か
　　　2）胸部 ……………………………………………………………………………………… 94
　　　　　■心室中隔は正常か　■肺静脈は左心房に流入しているか
　　　　　■three-vessel view, three-vessel trachea view は正常か　■大動脈弓は正常か
　　　　　■SVC-RA-IVC は正常か　■静脈管は存在するか
　　　3）四肢 ……………………………………………………………………………………… 98
　　　　　■overlapping finger（重積指）はないか　■手足関節に異常はないか　■手足指は5本あるか

7　胎児計測による胎児発育異常のスクリーニング法 ─── 100
　　　■児頭大横径（BPD）計測法　■腹囲（AC）計測法　■大腿骨長（FL）計測法
　　　■胎児頭殿長（CRL）計測法　■胎児発育不全（fetal growth restriction；FGR）の診断

8　胎児付属物異常のスクリーニング法 ─── 104
　　a. チェック項目の正常像とチェックのポイント ……………………………………… 104
　　　1）胎盤 ……………………………………………………………………………………… 104
　　　　　■胎盤付着部位は正常か　■胎盤実質に異常はないか　■胎盤後血腫・絨毛膜下血腫はないか
　　　2）臍帯 ……………………………………………………………………………………… 105
　　　　　■臍帯付着部位は正常か　■臍帯血管数は正常か　■臍帯捻転は正常か　■臍帯の位置は正常か
　　b. 発見に至る可能性のある疾患 ………………………………………………………… 107
　　　1）胎盤 ……………………………………………………………………………………… 107
　　　　　■胎盤付着部位は正常か　■胎盤実質に異常はないか　■胎盤後血腫はないか
　　　2）臍帯 ……………………………………………………………………………………… 109
　　　　　■臍帯付着部位は正常か　■臍帯血管数は正常か　■臍帯捻転は正常か　■臍帯の位置は正常か

9　切迫早産のスクリーニング法 ─── 114
　　　■子宮頸部の妊娠経過に伴う変化　■正しい子宮頸部の計測法　■早産予知

10　妊娠初期・中期の胎児染色体異常のソフトマーカー ─── 118
　　　■マーカーによる染色体異常のリスク推定（スクリーニング）　■初期の超音波マーカー
　　　■nuchal translucency（NT）　■nasal bone（鼻骨）　■facial angle　■tricuspid flow（三尖弁血流）
　　　■ductus venosus（静脈管）　■fetal heart rate　■中期の超音波マーカー

11　通常超音波検査で形態異常と誤解されやすい超音波像 ─── 123
　　　■発生学に関する知識不足　■不適切な断面

12　よりよい画像を描出するためのコツ ─── 127
　　　■ブライトネスとコントラスト　■深度　■ズーム（拡大）　■深さごとのゲイン　■全体のゲイン
　　　■フォーカス　■走査角　■周波数　■ハーモニックイメージング
　　　▶ポケットサイズの超音波診断装置 ……………………………………………………… 131

　索引 …………………………………………………………………………………………… 133

1. 胎児形態異常スクリーニング総論
2. 胎児形態異常スクリーニング実施上の留意点

1. 胎児形態異常スクリーニング総論

1つの受精卵が分割を繰り返して各臓器が形成され，1人のヒトが形作られる過程で，胎児のさまざまな部位に形態異常が生じうる．微細な形態異常も含めれば，その頻度は出生してくる新生児の3～5％にみられるといわれるが[1]，その原因の大半は不明であり，どの胎児にも形態異常が起こる可能性がある．

■出生前診断の重要性

図1に示すような肝臓が大きく脱出している臍帯ヘルニアの症例では，それと知らずに経腟分娩を行うと狭い産道を通過する際に肝臓を大きく損傷して出血死を起こすリスクが極めて高い．しかし，出生前に診断がついていれば，小児外科の手術を準備した上で，ヘルニア部を損傷しないように帝王切開術で娩出して修復手術を行うことで救命できる．このように出生前診断がなされているか知らずに分娩に至るかによって予後が大きく変わる形態異常は少なくない．

胎児超音波検査の目的は，胎児の形態異常を発見したり，胎児発育を評価したり，胎児の病気を発見したりといくつか挙げられるが，一言でいえば「**助かる赤ちゃんを助ける，後遺症をできるだけ減らす**」ということである．

■胎児超音波検査実施上の問題

わが国では，1980年代になって一般の産婦人科でも超音波診断装置が使われるようになり，それまで生まれてみないと存在そのものが全くわからなかった形態異常が出生前に発見できるようになった．しかし，超音波診断装置が普及した今日でも，重篤な形態異常が出生前診断されずに分娩に至るケースも少なくない．それは，超音波診断装置で胎児を漫然と見ているだけでは，「存在する異常が見えてこない」ということも大きな原因の1つと考えられる．超音波検査で胎児形態異常を見つけるためには系統的に「**異常を探す**」という積極的な行為が必要となる．

胎児の形態異常はすべての胎児のあらゆる部位に出現する可能性があり，超音波検査前にどの胎児に異常があるかを予測することはできない．そのため，わが国だけでも年に100万の胎児がいるとすれば100万の数の胎児のすべての部位をチェックしなければ，胎児形態異常の出生前診断はできないことになる．しかし，胎児超音波検査に精通している医師の数は少なく，今後急速な増加は望めないという現状を考えれば，すべての胎児のすべての部位をチェックするというのは非現実的である．

そこで，最初から胎児超音波検査に精通している医師が超音波検査を行うのではなく，まず，できるだけ多くの医師やコメディカルによって胎児形態異常が疑われる胎児を抽出するスクリーニングが必要となる．しかし，スクリーニングの対象となる胎児の数が膨大なため，検査技術の問題だけでなく，マンパワーの問題，時間的制約の問題など現実的には実施上の困難さもある．

■胎児形態異常スクリーニング検査の基本的考え方

本書での胎児形態異常スクリーニング検査の基本的考え方を**表1**に示す．

胎児形態異常スクリーニング検査では，チェックする項目を増やせば増やすほど，より多くの異常が発見されると期待される．しかし，スクリーニング検査のための検査者の労力，時間的負担が大きくなってしまい，また胎児超音波検査に対する検査者のより高い習熟度が要求される．胎児異常を抽出するという意味でどんなに優れたスクリーニング法であっても，実際にそれが多くの施設で多くの人の手によって実施できなければ，恩恵を受けることができる胎児の数が限られてしまいスクリーニングとしての意味が激減してしまう．

胎児形態異常はいろいろな観点から分類することができるが，診断・治療・予後という観点から**表2**のような分類を考え，この中の「1. 医学的に出生前診断の必要性が低い異常」はスクリーニ

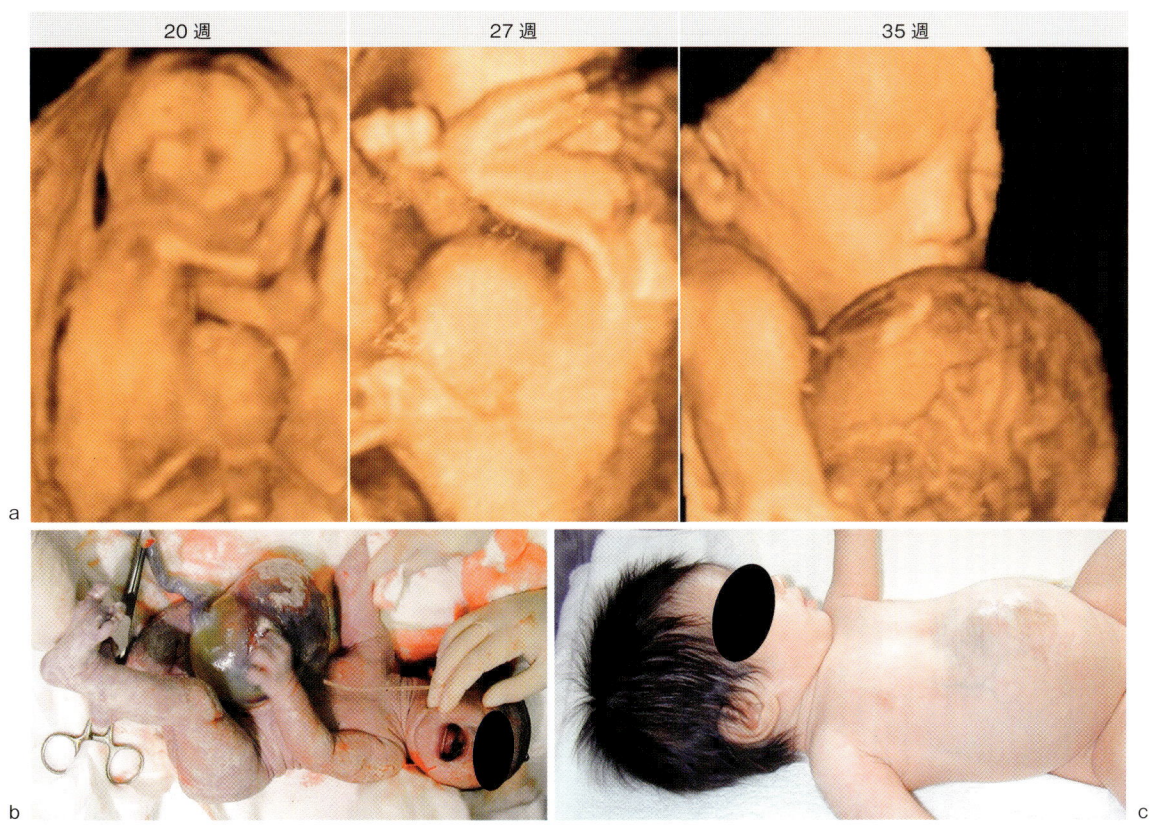

図1 臍帯ヘルニア
a：妊娠20週，27週，35週の時の3次元超音波像．
b：帝王切開術で出生した直後の写真．肝臓も大きく脱出している．
c：臍帯ヘルニア術後の写真．臓器は完全に腹腔内に収まり腹壁も完全に閉じている．この後，無事に退院した．

表1　胎児形態異常スクリーニング検査の基本的考え方

1. 胎児超音波検査を専門にしていない医師，コメディカルでも実施可能であること
2. 1人の胎児に対し短時間で実施可能であること
3. そのため，周産期管理上重要でない形態異常はスクリーニングの対象から除く
4. 胎児超音波検査に対する習熟度は検者間で相当な違いがあるため，現時点では画一的なスクリーニング検査の実地は困難である
5. 診断は不要で「正常でないかもしれない」という胎児を抽出するだけでよい
6. 染色体異常の診断を目的としたスクリーニング検査と混同してはならない

表2　胎児形態異常の分類

1. 医学的に出生前診断の必要性が低い異常
出生後の治療が不必要な軽微な異常や出生後の診断で十分な異常（知らずに分娩に至っても大きな問題がない異常）など，出生前診断の有無が予後に大きな差を生じないような異常
2. 出生前診断で予後の改善が期待できる異常
出生前診断されることによって，適切な分娩施設や分娩方法の選択，適切な新生児治療（疾患によっては胎児治療）の速やかな開始などが可能になり，救命率の向上や後遺症の回避・減少が期待できる異常
3. 治療法がなく致死的な異常
現在の医学では治療することができず，致死的な異常

ングの対象から外し，「2. 出生前診断で予後の改善が期待できる異常」と「3. 治療法がなく致死的な異常」を対象とすることで，かなりの労力と検査時間を節約することができる．例えば「1. 医学的に出生前診断の必要性が低い異常」の例として多指症を考えてみると，右足の指が1本多いということは出生前診断されていてもいなくても周産期管理に変わりはなく，出生後の緊急手術の必要性もなく，また予後にも変わりはないため，右足の指の数が5本であるというチェックはスクリーニングでは省略するという意味である．

さらに，チェック項目を工夫することで高い習熟度がなくても実施できたり，チェック項目を減らしたりできる．例えば，「左の腎臓が存在する」「右の腎臓が存在する」ということをチェックする代わりに，「羊水過少がない」ということをチェックするほうが簡単で短時間でチェックすることができる．羊水過少がない（ただし，腎臓がない症例でも羊水過少が目立ってくるのは妊娠16週以降のことが多い）ということは，少なくとも片方の腎臓は存在して機能しているということを意味し，たとえ片方の腎臓がなくても周産期管理や予後に変わりがないため，両側の腎臓の存在確認は省略できる．

著者の勤務する埼玉医科大学総合医療センターには，人口720万以上の埼玉県で唯一の総合周産期母子医療センターがあり，数多くの先天性形態異常の胎児や新生児が紹介・搬送されてくる．これらの中の特に重篤な形態異常の中には，妊娠18〜20週頃の超音波検査で出生前診断可能であったと考えられるケースも少なくないが，特別な周産期管理や出生直後の治療が必要な重篤な疾患の胎児が出産間際に紹介されてきたり，出生後に重篤な疾患が疑われて（診断されて）新生児搬送されてきたり，致死的な疾患を持つ胎児が妊娠22週以降に紹介されてきたりと対応に苦慮する症例も少なくなかった．

そこで，これら多くの紹介・搬送症例の経験から，表2の「2. 出生前診断で予後の改善が期待できる異常」と「3. 治療法がなく致死的な異常」を対象とし，胎児超音波検査を得意としない産婦人科医でも簡便に行えるスクリーニング法を考案して，「重篤な胎児異常を見逃さないために」と題して発表した[2]．この方法に改良が加えられたものが，日本産科婦人科学会発行の「産婦人科研修の必修知識」の2011年版[3]や2013年版[4]に採用されている．

しかし，この方法でも表1の2と3に該当する全ての形態異常を検出することはできず，さらに高度な方法が必要となる．逆に，胎児超音波検査をほとんど行ったことがない者にとっては，この方法でさえ実施が困難という可能性もある．そこで，本書では，「産婦人科研修の必修知識」に記載されている方法をレベル2として，それよりも簡易な方法をレベル1，高度な方法をレベル3として，検者の技量や各施設の状況に合わせて使用するレベルを選択できるようにした．

ただし，レベル1は，今まで胎児形態異常スクリーニングを行っていなかった施設でも開始してもらい，一人でも多くの胎児が胎児超音波検査の恩恵を受けられるようにするための最も基礎的なレベルであり，レベル1に習熟したら上のレベルを目指すことが望ましい．すなわち，胎児形態異常の出生前診断の恩恵を一人でも多くの胎児が得られるようにするためには，胎児形態異常スクリーニングを全くやらないよりは，まずはこのレベルからでも始めたほうが良いという意味であり，そのレベルで満足して止まることは望ましくない．

胎児超音波診断に習熟した医師がスクリーニング検査を行う場合は診断に至ることもあるが，基本的には，スクリーニング検査はいわゆる精密検査を行う対象を抽出するためのもので，必ずしも診断を行うものではない．すなわち，スクリーニングの段階では，「正常でないかもしれない」ということだけを判断して，精密検査を受けてもらうようにすればよい．

スクリーニング後の診断が不確実な時点では，具体的な疾患名（疑いも含む）は告げないほうがよい．多くの人は告げられた疾患名を検索ワードとしてネット上からさまざまな情報を収集するが，それらの情報には不正確なものや偏ったものが少なくない上，精密検査で違う疾患と診断された場合，さまざまなトラブルを生じる可能性があるためである．

■胎児形態異常と胎児染色体異常

特別な周産期管理を必要とせず生命予後に関係するような形態異常を伴わないDown症（21トリソミー）を含む染色体異常の診断を目的としたスクリーニング検査と，本書の扱う胎児形態異常

スクリーニングは一線を画するものである．胎児スクリーニング検査と言った場合，この2つが混同されてしまうことがあるため，本書では胎児形態異常スクリーニング検査としている．

絨毛検査や羊水検査などの侵襲的検査による染色体異常の出生前診断を念頭においた超音波検査によるNT（nuchal translucency）計測を中心とした胎児スクリーニング法もあるが，これらは実質的にはDown症のスクリーニングとも言える（13トリソミーや18トリソミーでは心臓をはじめとする形態異常が発見のきっかけになる可能性が高い）．これらの検査はDown症者の生きる権利を奪うという側面もあり，この種のスクリーニング検査は検査を希望する夫婦以外には積極的に勧めるべきものではない．

しかし，形態異常のスクリーニング検査は，図1で示したような例を含め出生前診断の有無が児の生命予後の改善や後遺症を減らすことにつながり，児にとって，またその児を取り囲む家族にとって大きなメリットがあるため，胎児超音波検査の重要性を夫婦に積極的に知らせ，一人でも多くの胎児が胎児形態異常スクリーニング検査を受けてもらえるよう勧めるべきである．

【文献】
1) 胎児異常の有無（出生前診断）について問われたら？．日本産科婦人科学会/日本産婦人科医会編：産婦人科診療ガイドライン産科編2014，日本産科婦人科学会，2014，pp81-83
2) 馬場一憲：重篤な胎児異常を見逃さないために（妊娠20週以前のチェック項目）．埼玉県産婦人科医会会報 36：39-41，2005
3) 馬場一憲：妊娠中の胎児診断（形態異常のスクリーニング）．日本産科婦人科学会編：産婦人科研修の必修知識2011，日本産科婦人科学会，2011，pp109-113
4) 馬場一憲：妊娠中の胎児診断（形態異常のスクリーニング）．日本産科婦人科学会編：産婦人科研修の必修知識2013，日本産科婦人科学会，2013，pp113-117

（馬場一憲）

胎児も患者さん

超音波診断装置が出現する前は，胎児に疾患があっても出生前にそれを診断する術がなかったため，胎児は医療の対象とはならなかった．しかし，超音波診断装置のおかげで出生前に胎児の疾患を診断し，速やかに適切な新生児治療が行えるようになったり，疾患によっては胎内での治療も行えるようになった．このため，胎児も一人の患者として医療の対象にすべきと認識されるようになり，1984年にThe Fetus as a Patientという国際学会が設立された．

この国際学会の大会は，1987年に松江，1993年に富士吉田，2004年に福岡と計3回日本で開催されているが，特筆すべきは，1993年の富士吉田での大会で胎児は患者として扱われるべきであるという明確な宣言が採択されたことである．

その後，超音波診断装置の進歩と普及に伴い胎児診断は急速に発展した．胎児治療に関してはわが国では少し遅れていたが，日本産科婦人科ME学会（現在の日本母体胎児医学会）や胎児心臓病研究会などメンバーが中心になって，2003年に日本胎児治療研究会が発足し，現在の日本胎児治療学会へと発展してきている．

また，3度目の日本での開催になる2004年福岡でのThe Fetus as a Patient第20回大会には，世界各国から500名以上の胎児医学に関係する研究者や医療関係者が参加し，最終日に，The Fetus as a Patient 2004 福岡宣言が採択されている．

The Fetus as a Patient 1993 宣言

将来の人類となるべき胎児は，医療の対象，患者として扱われるべきである．

医師，医療に携わる人々，および社会は，患者である胎児に対して，適正な診断と治療を提供する真摯な義務を有する．

The Fetus as a Patient 2004 福岡宣言

医師，医療に携わる人々，および社会は，患者である胎児に対して，適正な診断と治療を提供する真摯な義務を有する．

胎児に対する新しい治療，管理方法の科学的検証，社会的認知の手続きは，小児，成人に対するそれと同等の扱いを受けなければならない．

胎児に対する診断，治療に際して，母親の人権と判断は充分に尊重されるべきである．

2. 胎児形態異常スクリーニング実施上の留意点

■スクリーニングという概念をしっかり意識して検査を行うこと

　スクリーニングとは「ふるいわけ」のことである．約3〜5％程度の胎児に何らかの先天的な異常があると言われている．このように健康胎児が多い一般の集団から異常胎児を見つけ出す最初のステップで，この段階では診断までは要求されない．スクリーニングですべての異常胎児をふるい分けることが理想であるが，実際は検査の限界もあり（超音波検査でわかること，わからないこと），さらに，この限界は検者の熟達度やスクリーニング目標（そのスクリーニングで見つけようとする対象疾患）にも影響を受けるため検査精度を客観的に評価することが難しい．後述するがこの点については検査前に説明する必要がある．

　スクリーニング検査ではより取りこぼしを少なくするため（検査偽陰性を低く），ある程度の偽陽性は許容される．図1にスクリーニング検査と診断検査の関係を示す．感度が高く偽陰性が低いスクリーニングが理想である．

■通常超音波検査と胎児形態異常スクリーニング超音波検査および胎児染色体異常リスク評価超音波検査と分けて考え行うこと

　通常超音波検査とは胎嚢の数や位置，多胎の場合は膜性診断，胎児心拍の有無，胎児発育評価，胎位胎向，胎児付属物，子宮頸管長の評価などを指すが[1]これらには倫理的配慮は一般に必要ない項目である．しかしながら通常超音波検査を目的として検査を行った場合でも倫理的配慮が必要となる胎児染色体異常に起因する異常や形態異常などが疑われる場合もあるため，すべての超音波検査を行う前にこれらの目的や意義および判明したときの告知の範囲について説明し同意を得てから行うことが考慮される．説明と同意書の例を図2に参考として示す．また通常超音波検査，形態異常スクリーニングおよび胎児染色体異常リスク評価超音波検査の概念図を図3に示す．

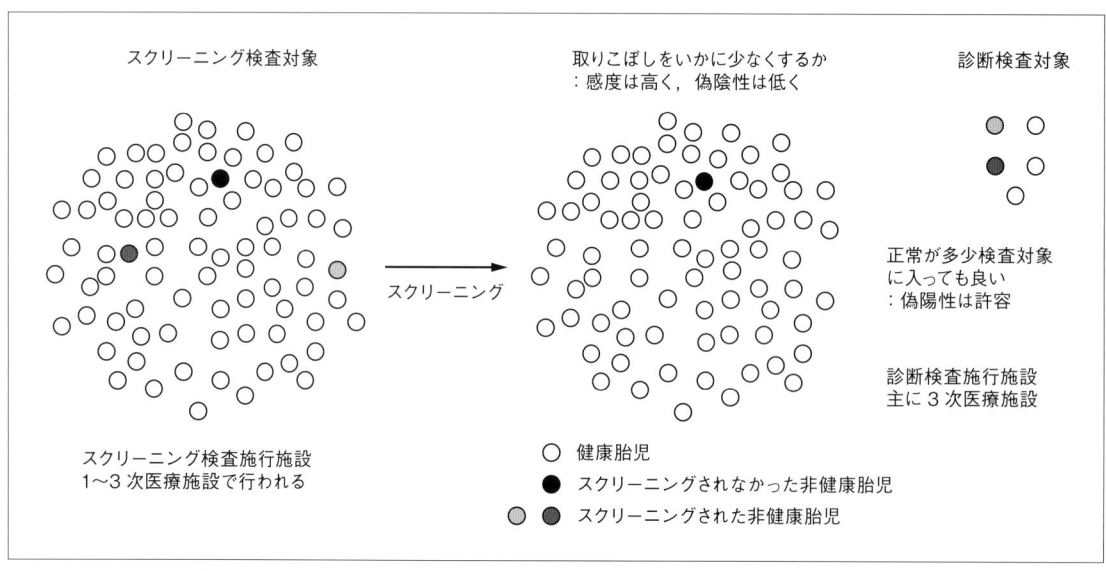

図1　スクリーニング検査の概念図

妊娠中の胎児超音波検査について
　妊娠中のお母さんだけでなくおなかの赤ちゃんが元気かどうかを確認するために妊婦健診は定期的に行われています．
　しかし，妊娠中に赤ちゃんに行うことのできる検査は限られています．それは赤ちゃんがお母さんのおなかの中にいるので直接触れることができないためです．子宮内の赤ちゃんを観察する方法として超音波検査が最も広く用いられています．

超音波検査でわかることは大きく分けて2種類あります．
　1）形態学的観察：赤ちゃんの断層面を観察することにより検査を行います．赤ちゃんの数や推定体重，大きな奇形・腫瘍・へその緒や胎盤の異常などが分かります．
　2）生理的機能観察：赤ちゃんの成長や動き，赤ちゃんやへその緒の血液の流れの検査，赤ちゃんの心臓の働きの検査（心機能検査）などを行い，赤ちゃんが元気かどうかを観察します．

お腹の中の赤ちゃんを見ることができる超音波検査ですがもちろん分からないこともあります．
　1　染色体・遺伝子異常：染色体異常とは染色体の数やその構造の異常をいいます．例えば21番染色体が一つ多い場合，赤ちゃんはダウン症ということになりますが，超音波検査でそれを診断することはできません．遺伝子異常とは染色体を構成している遺伝子情報であるDNAの配列の異常です．血友病や筋ジストロフィーなどの病気が遺伝子異常の結果起こってくることがわかっていますが，超音波検査でこのような赤ちゃんの病気は検査できません．
　2　性質：超音波検査は形を見る検査です．例えば赤ちゃんの腎臓に嚢胞（水が溜まったような構造）があることが分かってもその中の物が水なのか血液なのかなどその性質については分かりません．
　3　成熟・発達：超音波検査は形を見る検査なのでその機能的な成熟を評価することはできません．
　4　小さい所見：赤ちゃんは小さいことやその向きにより，また，超音波のビームが届かないことにより超音波診断ができない場合があります．

精密超音波検査と妊婦健診時の違いについて
　1．妊婦健診中に行う胎児超音波検査は2種類あります．
　2．妊婦健診時の超音波検査：赤ちゃんの心拍や胎位（頭が下なのか，逆子なのか）の確認を行います．
　3．精密超音波検査：超音波室で行う予約検査．子宮内にある胎児，胎盤，臍帯，羊水などを詳しく超音波で観察する検査．妊娠18週～19週と30週の2回チェックリストを用いて行います．所見がある場合は再検査を行い，必要に応じて小児科医の診察も受ける場合があります．

超音波検査の結果について
　赤ちゃんの超音波検査の結果は基本的にご両親の情報と考えられます．その情報には性別のような情報から赤ちゃんの奇形を疑う情報，染色体異常を疑う情報まで様々なものが含まれます．
　そのため，当然患者様にはその情報を知る権利があると同時に，反対にその情報を知らせてほしくない，つまり知りたくない権利もご両親にあります．
　一方，医師には検査結果を説明する義務があります．そのため，検査を行う前に，まず，知りうる赤ちゃんの情報を全て知りたいのか，限定的に知りたいか，逆に一切知らせて欲しくないのかなどお知らせ頂くことで重要であると考えています．この機会に，ご夫婦でこのことについて十分ご相談頂き，アンケートにお答えいただければ，そのご意思に沿って対応させていただきます．なお，アンケートを提出した後で，それを修正したい場合は直接，外来で医師または助産師にご相談ください．

産婦人科担当医　殿
☒　赤ちゃんについて知りうる情報はすべて知らせてほしい
☒　赤ちゃんについての以下の情報に限定し，知らせてほしい
　　☒　性別
　　☒　染色体異常の疑いがある（超音波検査で診断することはできません）
　　☒　致死性の疑いのある疾患
　　☒　妊娠中に，または，生後直ちに治療することで赤ちゃんを助けることが可能な疾患
　　☒　その他（　　　　　　　　　　　　　　　　　　　　　　　　　）
☒　赤ちゃんについての情報は知らせてほしくない

　　　　　　　　　　　　　　　平成　　　　年　　　　月　　　　日
　　　　　　　　　　　　　　　　　本人　＿＿＿＿＿＿＿＿＿＿＿＿＿
　　　　　　　　　　　　　　　　　親族（続柄）＿＿＿＿＿＿＿＿＿＿

図2　検査の説明と同意書

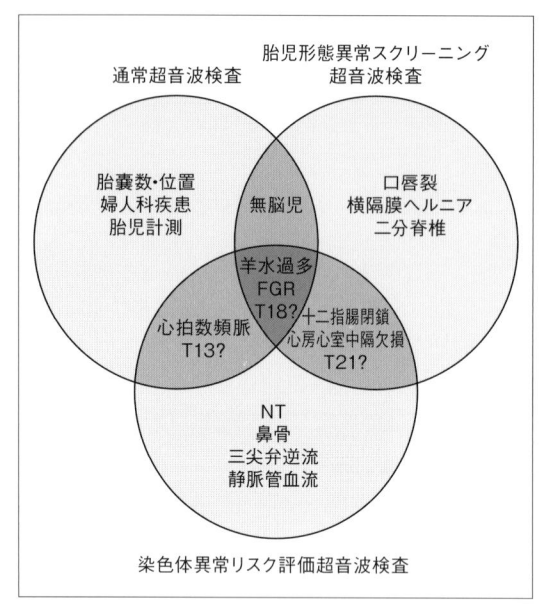

図3 それぞれの超音波検査の役割
それぞれ目的別に超音波検査を行った場合でもその目的に沿わない検査結果を得る場合がある．図中にその代表例を示した．
FGR : fetal growth restriction
NT : nuchal translucency

■スクリーニング至適時期を考慮に入れて行うこと

妊娠初期は妊娠11〜13週に，妊娠中期は妊娠18〜20週または妊娠28〜31週とする報告が多い[1]．胎児形態異常スクリーニングのみならず，染色体異常リスク評価超音波検査との兼ね合いや，妊娠中断の選択肢を残すなどの配慮もある．どの時期に行うかは施設によって決めればよいが，一般的に妊娠が進むにつれて胎児の動きが制限される．胎児骨化が進み音響陰影の影響を受けるなど条件は不利になっていくのでその点は考慮する．

■もれがないようにチェックシートなどを活用して系統立てて行うこと

胎児形態異常スクリーニングを効率よく均一にかつ精度を上げるためにはチェックシートを活用して行う．上から順番に行う必要はなく，胎児の向きで観察しやすい項目から行っていくのが効率を考えると良いが，チェックもれには注意する．その基本は各項目の正常超音波像を一つずつ確認していく作業である．スクリーニングの際にやむを得ず確認できなかった場合は「確認できず」とし，次回以降にその項目だけ必ず確認する．図4に妊娠中期胎児形態異常スクリーニングチェックリストの一例を示す．

■適した超音波設定で行うこと

それぞれの検査条件（妊婦の体格や胎児の位置など）や観察臓器ごとに超音波機器の設定を至適条件に合わせる．例えば，肥満妊婦の場合や対象が比較的深い位置にある場合は超音波周波数を下げる，胎児心臓を観察する場合はフレームレートを上げるなどである．最近の超音波はあらかじめ対象臓器ごとに超音波設定がプリセットされていることが多いので活用する．

■適切な超音波画像を保存しておくこと

胎児スクリーニングでは前述のごとく見るべき項目は施設ごとに決めておくことが望ましく，チェックシートに従い検査を進めていく．したがって決まった超音波断層像で所見を確認する作業となる．しかしながら，同じ項目をチェックしているにもかかわらず，検者ごとで記録に残った画像に違いがあることがしばしばある．チェックする基準断面はできるだけ客観性を持たせるように努める必要があり，またそれらの超音波画像はできるだけ保存する．最近の超音波断層装置には超音波画像をハードディスクに残せる機能がついていることが多いので利用すると良い．後に異常が発覚した際はそれらデータを呼び起こすことでフィードバックに役立てることができる．

■妊婦の様子を考慮しながらスクリーニングを進めること

胎児スクリーニングエコーでは通常の健診の際に行う超音波検査に比べて時間を要する．また，検者は集中して検査を行うため沈黙しがちになる．そのため検査中に妊婦が「何か異常があるのか」など不安を持つことも少なくないと思われる．したがって，スクリーニング検査を行う際はあらかじめ時間を要することや，適宜検査所見の状況などについて妊婦に声をかけるなどの配慮をするように心がける．また，妊娠後期の超音波検査では仰臥位低血圧症候群などの発症の懸念があるため，体位を変えるなど患者の状態を気にかけながら検査を進める必要がある．

胎児チェックリスト（妊娠18〜20週）

_____年___月___日　妊娠___週___日　Dr._____

再検(月日)

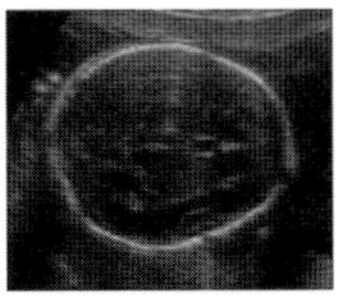

1．頭部

- ・BPD _____ mm (_____SD) ☐
- ・頭蓋内は左右対称で異常像を認めない ☐　　☐ 月 日
- ・頭蓋外に突出する異常像を認めない ☐　　☐ 月 日

2．口唇

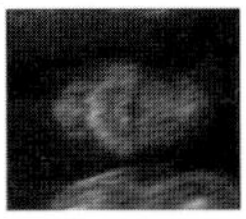

- ・口唇裂を認めない ☐　　☐ 月 日

3．胸部

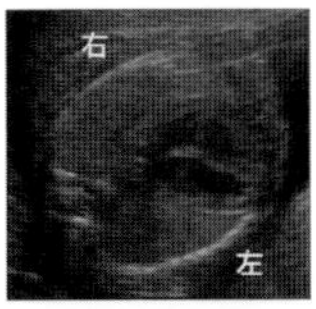

- ・心臓の位置と軸は左に寄っている ☐　　☐ 月 日
- ・左右心房心室の大きさのバランス良い ☐　　☐ 月 日
- ・胸腔内に異常な像を認めない ☐　　☐ 月 日
- ・大動脈と肺動脈がラセン状に走行 ☐　　☐ 月 日
- ・大動脈と肺動脈の太さ略同じ ☐　　☐ 月 日

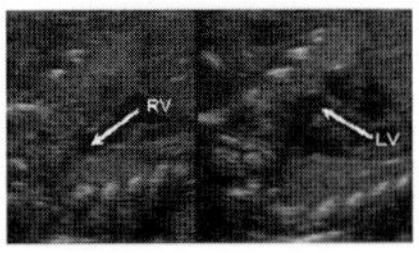

4．腹部

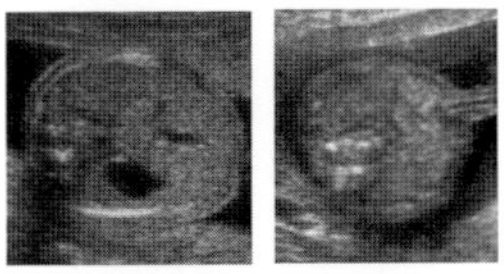

- ・胃胞は，左側 ☐　　☐ 月 日
- ・胃，膀胱，胆嚢以外に嚢胞を認めない ☐　　☐ 月 日
- ・腹壁(臍部)から臓器の脱出を認めない ☐　　☐ 月 日

5．脊柱・殿部・四肢

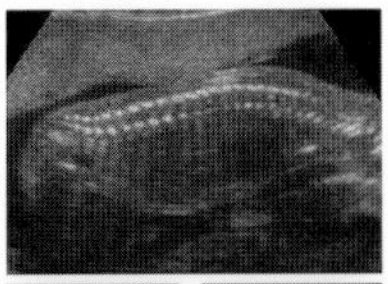

- ・椎体と棘突起が欠損無く並んでいる ☐　　☐ 月 日
- ・背中，殿部に異常な隆起を認めない ☐　　☐ 月 日
- ・十分な長さの四肢を確認 ☐　　☐ 月 日

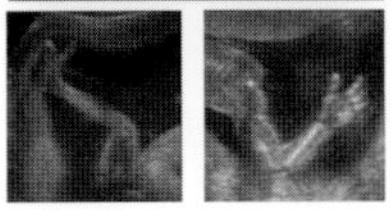

6．羊水

- ・羊水過多も過少も認めない ☐　　☐ 月 日

7．その他気づいた点

埼玉医科大学総合医療センター・総合周産期母子医療センター・母体胎児部門

図4　妊娠中期胎児形態異常スクリーニングチェックリスト例

【文献】
1) 日本産科婦人科学会/日本産婦人科医会編集・監修：産婦人科診療ガイドライン産科編2014，日本産科婦人科学会，2014

（市塚清健）

各チェック項目により発見に至る可能性のある主な疾患
レベル1（18～20週）

全身	浮腫はないか	リンパ管腫，胎児水腫
頭部	BPDは妊娠週数相当か	胎児発育不全，小頭症，TORCH症候群，染色体異常，頭蓋骨早期癒合症，頭部髄膜瘤，水頭症
	頭蓋内は左右対称で異常像を認めないか	脳瘤瘤，全前脳胞症，水無脳症，孔脳症，くも膜嚢胞，Galen静脈瘤，水頭症
	頭蓋外に突出する異常像を認めないか	頭部髄膜瘤，髄膜脳瘤
胸部	心臓の位置はほぼ正中で軸は左に寄っているか	右胸心，先天性横隔膜ヘルニア，先天性嚢胞性腺腫様奇形，肺分画症
	左右心房心室の4つの腔を確認できるか	単心房，単心室，左心低形成症候群，右心低形成症候群，心室中隔欠損症，心房中隔欠損症
	胸腔内に異常な像を認めないか	先天性横隔膜ヘルニア，先天性嚢胞性腺腫様奇形，肺分画症，胸水
腹部	胃胞が左側にあるか	内臓逆位，食道閉鎖症
	胃胞，膀胱，胆嚢以外に嚢胞像を認めないか	水腎症，多嚢胞性異形成腎，十二指腸閉鎖症，小腸閉鎖症，卵巣嚢腫，腹水
	腹壁（臍部）からの臓器脱出は認めないか	臍帯ヘルニア，腹壁破裂，body stalk anomaly，尿膜管嚢胞，膀胱外反症，総排泄腔外反症
背部・殿部	異常な隆起を認めないか	髄膜瘤，髄膜脊髄瘤，仙尾部奇形腫
四肢	十分な長さの四肢が確認できるか	タナトフォリック骨異形成症，骨形成不全症
羊水	羊水過多や過少は認めないか	Potter症候群，多嚢胞腎，多嚢胞性異形成腎，尿路系閉鎖，双胎間輸血症候群

レベル2

(10～11週)	胎児頭部が半球状で不整はないか	無頭蓋症，髄膜脳瘤
	四肢は4本確認できるか	人魚体奇形，結合双胎，肢欠損
	胎児全体が羊膜腔の中にあるか	body stalk anomaly，羊膜索症候群
(12～15週)	頭部横断面で左右対称に脳や脈絡叢を認めるか	無頭蓋症，全前脳胞症，水無脳症
	胸部横断面で拍動する心臓がやや左寄りに位置しているか	右胸心，先天性横隔膜ヘルニア，先天性嚢胞性腺腫様奇形，肺分画症
	腹壁外に突出した臓器を認めないか	臍帯ヘルニア，腹壁破裂，body stalk anomaly，尿膜管嚢胞，膀胱外反症，総排泄腔外反症

(18～20週)

頭部	BPDは妊娠週数相当か	胎児発育不全，小頭症，TORCH症候群，染色体異常，頭蓋骨早期癒合症，頭部髄膜瘤，水頭症
	頭蓋内は左右対称で異常像を認めないか	脳瘤，全前脳胞症，水無脳症，孔脳症，くも膜嚢胞，Galen静脈瘤，水頭症
	頭蓋外に突出する異常像を認めないか	頭部髄膜瘤，髄膜脳瘤
上唇	口唇裂はないか	口唇裂
胸部	心臓の位置はほぼ正中で軸は左に寄っているか	右胸心，先天性横隔膜ヘルニア，先天性嚢胞性腺腫様奇形，肺分画症
	左右心房心室のバランスは良いか	単心房，単心室，左心低形成症候群，右心低形成症候群，心室中隔欠損症，心房中隔欠損症
	胸腔内に異常な像を認めないか	先天性横隔膜ヘルニア，先天性嚢胞性腺腫様奇形，肺分画症，胸水
大血管	大動脈と肺動脈が螺線状に走行しているか	大血管転位症，両大血管右室起始症
	大動脈と肺動脈の太さはほぼ同じか	大動脈弁狭窄（閉鎖）症，肺動脈弁狭窄（閉鎖）症，Fallot四徴症
腹部	胃胞が左側にあるか	内臓逆位，食道閉鎖症
	胃胞，膀胱，胆嚢以外に嚢胞像を認めないか	水腎症，多嚢胞性異形成腎，十二指腸閉鎖症，小腸閉鎖症，卵巣嚢腫，腹水
	腹壁（臍部）からの臓器脱出は認めないか	臍帯ヘルニア，腹壁破裂，body stalk anomaly，尿膜管嚢胞，膀胱外反症，総排泄腔外反症
脊柱・殿部	椎体と棘突起が欠損なく並んでいるか	潜在性二分脊椎症
	異常な隆起を認めないか	髄膜瘤，髄膜脊髄瘤，仙尾部奇形腫
四肢	十分な長さの四肢が確認できるか	タナトフォリック骨異形成症，骨形成不全症
羊水	羊水過多や過少は認めないか	Potter症候群，多嚢胞腎，多嚢胞性異形成腎，尿路系閉鎖，双胎間輸血症候群

3. ［レベル1］基礎的スクリーニング法

1) 全身
    浮腫はないか
2) 頭部
    BPD（児頭大横径）は妊娠週数相当か
    頭蓋内は左右対称で異常像を認めないか
    頭蓋外に突出する異常像を認めないか
3) 胸部
    心臓の位置はほぼ正中で軸は左に寄っているか
    左右心房心室の4つの腔を確認できるか
    胸腔内に異常な像を認めないか
4) 腹部
    胃胞が左側にあるか
    胃胞，膀胱，胆嚢以外に嚢胞像を認めないか
    腹壁（臍部）からの臓器脱出は認めないか
5) 背部・殿部
    異常な隆起を認めないか
6) 四肢
    十分な長さの四肢が確認できるか
7) 羊水
    羊水過多や過少は認めないか

レベル1 スクリーニング 総論

レベル1は，胎児超音波検査に慣れていない検者にも比較的容易に胎児形態異常スクリーニングが始められるように，チェック項目を絞った方法である．検査は経腹法で行うため，医師だけでなく，助産師，看護師，准看護師，臨床検査技師，診療放射線技師も実施できる．

スクリーニング検査といえども，できるだけ高性能な超音波診断装置を用いたほうが明瞭な画像が得られるため読影はしやすくなるが，一般普及型の超音波診断装置でも十分実施可能である．ただし，極端に古い装置やポケットサイズの簡易型の装置は避けたほうがよい．

■スクリーニングの時期

レベル1では，おおよそ妊娠18週から20週の間としている．これは，この時期になると，経腹法でも心臓をはじめ，胎児の各臓器がよく見えるようになり，胎児の大きさに比べて多くの羊水があるため，胎児の体表も見やすく外表の異常もチェックしやすいためである．

■スクリーニングの前に

いきなりスクリーニングのチェック項目をチェックするのではなく，まず子宮内をざっと見渡して，胎児の頭の位置と背中の向きから頭の中で子宮内の胎児の位置や向きを思い浮かべて，超音波診断装置に表示される画像で胎児の左側が画面のどちら側に映るかを把握する．もし，頭の中に思い浮かべるのが難しいようなら，人形を置いてみるとわかりやすい（図1）．胎児の左右と表示される画面の関係を把握しておくことは，心臓の軸や胃胞が胎児の左側というチェック項目を確認する時に重要であり，胎児超音波検査を行う時には常に留意する必要がある．

■レベル1スクリーニングのチェック項目

レベル1のチェック項目を表1に示す．基本的に，胎児の横断像を頭から殿部までプローブを

表1 レベル1のチェック項目（妊娠18〜20週）

全身	(1) 浮腫はないか
頭部	(2) BPD（児頭大横径）は妊娠週数相当か (3) 頭蓋内は左右対称で異常像を認めないか (4) 頭蓋外に突出する異常像を認めないか
胸部	(5) 心臓の位置はほぼ正中で軸は左に寄っているか (6) 左右心房心室の4つの腔が確認できるか (7) 胸腔内に異常な像を認めないか
腹部	(8) 胃胞が左側にあるか (9) 胃胞，膀胱，胆嚢以外に嚢胞像を認めないか (10) 腹壁（臍部）から臓器の脱出を認めないか
背部・殿部	(11) 異常な隆起を認めないか
四肢	(12) 十分な長さの四肢が確認できるか
羊水	(13) 羊水過多や過少は認めないか

移動させながら，頭部，胸部，腹部を観察する（図2）．背部・殿部は，背中側からプローブを当てて正中矢状断面で観察するのが望ましいが（図3），胎児の向きが不適当でその断面が得られない場合は，頭から殿部まで胎児横断像をずらしながら隆起の有無をチェックしてもよい．参考に図4にチェックリストの例を示す．

■スクリーニングの判定

チェック項目の質問に対し「はい」の場合は陰性，「いいえ」の場合は陽性と判断する．確認できない場合は時間をあけて再検査するが，再検査は妊娠21週になる前に行うことが望ましい．再検査を行っても確認できない場合は，陽性として扱う．チェック項目にはないが，正常と異なるような形態が疑われた場合は，その所見を記載した上で陽性とする．

陽性が1つでもあれば，精密検査にまわす．

（馬場一憲）

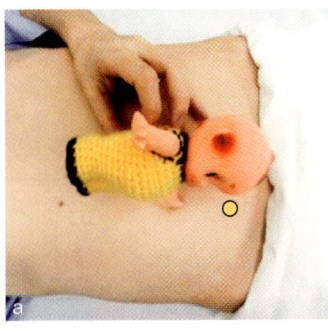

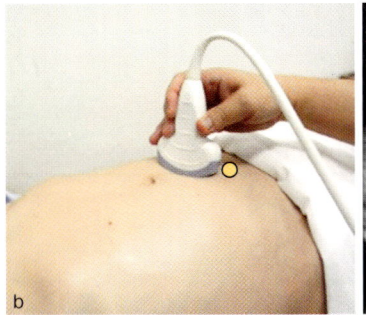

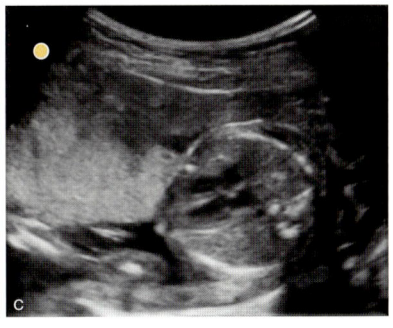

図1 画面に映る胎児の左右
プローブを母体腹壁に当てて胎児の頭と背中の位置を確認すると、胎児の胎位体向がわかる．
a：人形を使うと実際の胎児の胎位体向がイメージしやすい．胎児がこの図のような向きで子宮内にいる場合は，プローブに近い（浅い）ほうが胎児の右，遠い（深い）ほうが胎児の左ということになる．
b：図aのように胎児がいる場合，プローブを図のように当てると図cのように胎児の横断像が得られる．
c：胎児が図aのようにいる場合は，胎児の右が画面上側に，胎児の左が画面下側に表示されることになる．プローブの親指側（図bの〇印）が画面の左側に表示されるようにプローブを持っていれば，画面左側（〇印側）が胎児の前側（図aの〇印）ということになる．

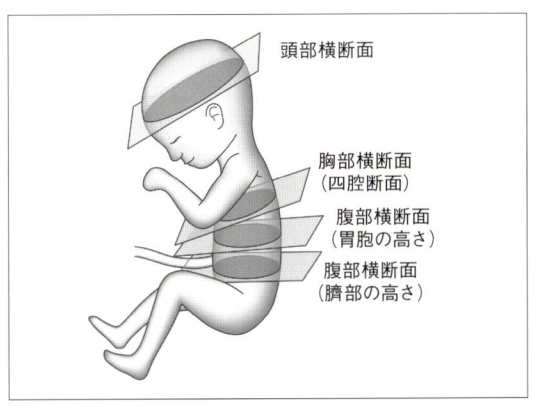

図2 頭部，胸部，腹部の観察
この4つの横断面だけでなく，頭頂から殿部まで横断像をゆっくり移動させながら連続して異常の有無を確認することも大切である．

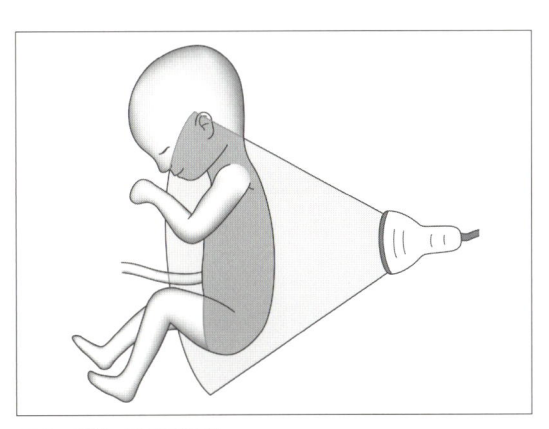

図3 背部，殿部の観察
胎児の背中側から正中矢状断面で観察するのが望ましいが，胎児の向きによっては図2の横断面を殿部まで移動させながら背部の隆起の有無を確認してもよい．

超音波検査を行うための資格

　経腹法による超音波検査は，わが国の医師，看護師，准看護師，臨床検査技師，診療放射線技師のいずれかの免許を有していれば行うことができる．ただし，経腟法による超音波検査は体腔内走査に相当するため，医師のみが行うことができる．本書で述べられている胎児形態異常スクリーニング検査は経腹法で行うことができるため，産婦人科医師だけでなく，助産師（看護師免許を有している），看護師，准看護師，臨床検査技師，臨床放射線技師も行うことができる．

　胎児形態異常スクリーニングを行うためには，単に機械的にスクリーニング法だけをマスターするのではなく，超音波診断装置の正しい使い方，アーチファクト，各種疾患などの幅広い知識も必要である．本書はこれについても記載してあるが，さらに詳しく学びたい場合は，日本母体胎児医学会が毎年開催している，産婦人科超音波セミナー（産婦人科医師向け）や産科超音波セミナー（コメディカル向け）などが役に立つ（「産科超音波セミナー」で検索）．

　また，胎児超音波診断や検査についての技術認定に関しては，日本超音波医学会が認定する超音波専門医（医師）や超音波検査士（コメディカル）という資格がある．

[レベル1] スクリーニング　総論

レベル1 チェックのポイント｜レベル1 対象疾患｜レベル1 非対象疾患

胎児チェックリスト（妊娠18〜20週）

___年___月___日　妊娠___週___日　検査者_____

1. 全身

　　　　　　　　　　　　　　　　　　　　　　再検日
　・浮腫は無いか　　　　　　　　　　□　　□　月　日

2. 頭部

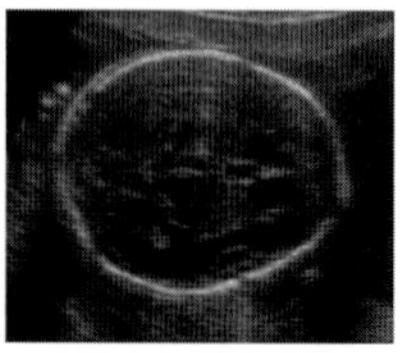

　・BPD＿＿＿＿mm（＿＿＿SD）
　・頭蓋内は左右対称で異常像を認めない　□　　□　月　日
　・頭蓋外に突出する異常像を認めない　　□　　□　月　日

3. 胸部

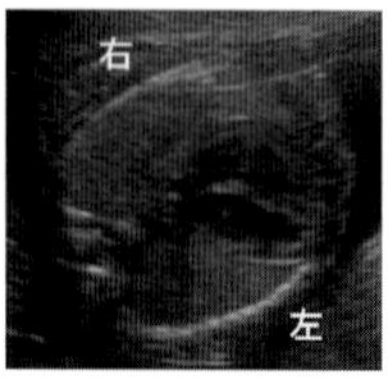

　・心臓はほぼ正中で軸は左に寄っている　□　　□　月　日
　・左右心房心室の4つの腔が確認できる　□　　□　月　日
　・胸腔内に異常な像を認めない　　　　　□　　□　月　日

4. 腹部

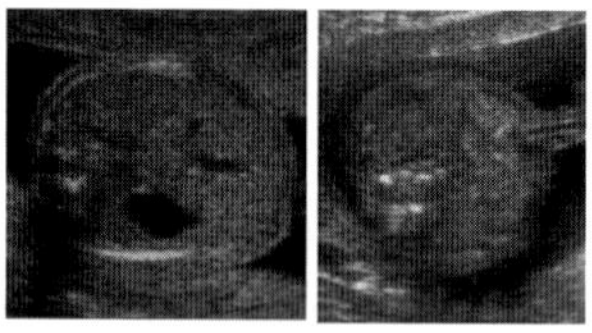

　・胃胞は，左側にある　　　　　　　　　　□　　□　月　日
　・胃，膀胱，胆嚢以外に囊胞を認めない　　□　　□　月　日
　・腹壁（臍部）から臓器の脱出を認めない　□　　□　月　日

5. 脊柱・殿部

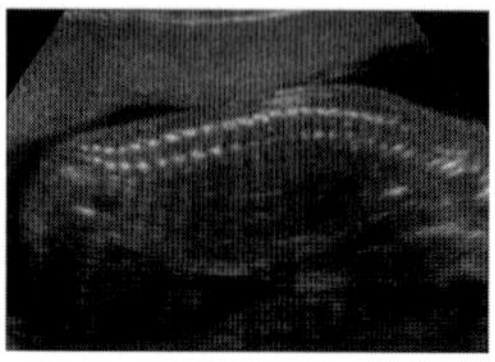

　・異常な隆起を認めない　　　　　　　　□　　□　月　日

6. 四肢

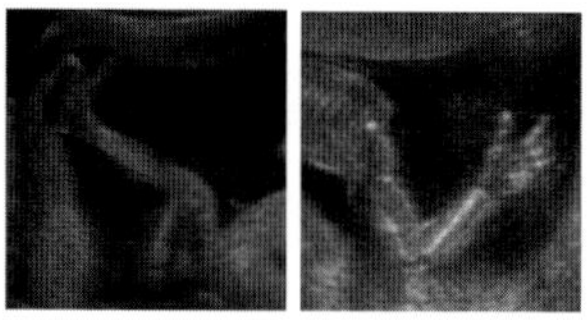

　・十分な長さの四肢が確認できる　　　　□　　□　月　日

7. 羊水

　・羊水過多や過少は認めない　　　　　　□　　□　月　日

8. その他気づいた点

図4　レベル1 胎児形態異常スクリーニングのチェックリストの例

3. [レベル1] 基礎的スクリーニング法
a. チェック項目の正常像とチェックのポイント　1）全身

■ 浮腫はないか

　スクリーニングを行う際は始めに胎児の全身を観察する．そして胎児全身に浮腫がないかどうか確認する．正常胎児では通常浮腫は存在しない（図1）．胎児のいずれかの部位に皮下浮腫があればスクリーニング陽性とする．皮下浮腫は皮膚表面と骨格の間に両者の中間輝度で描出される．

　皮下浮腫が全身に及ぶ場合は他に胸腹水などの腔水症を伴うことが多く，胎児全身浮腫および2ヵ所以上の腔水症を伴う場合は胎児水腫と診断される．妊娠初期から中期で胎児水腫と診断された場合の予後は一般に不良である．原因としては，血液型不適合妊娠，胎児心疾患，ウイルス性疾患などがあげられる．このうち血液型不適合妊娠によって免疫学的に胎児赤血球が破壊されて生じるため免疫性胎児水腫と分類される．一方で染色体異常，胎児心疾患，ヒトパルボウイルスB19などウイルス性疾患などが原因で免疫によらないものを非免疫性胎児水腫と分類する．

　胎児水腫の原因を鑑別するためには超音波による精査が必要となるため，レベル1で胎児水腫が診断された場合は高次医療機関へ紹介する．精査では染色体異常でみられる形態異常の有無の評価，中大脳動脈収縮期最高速度（MCA PSV）を計測し胎児貧血の有無の確認や，PLI（preload index），CTAR（胸郭心断面積比），Tei index，弁逆流などより総合的に胎児心機能の評価を行うことになる．

（市塚清健）

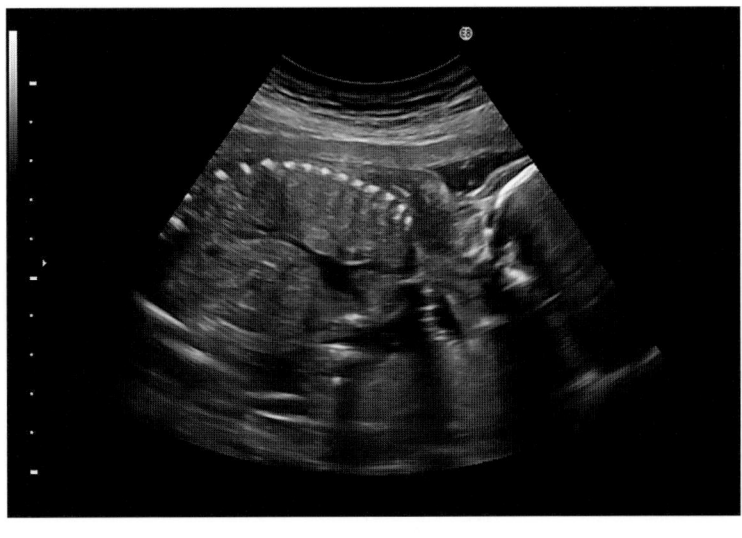

図1　妊娠21週の胎児頭部から下腹部までの胎児矢状断面像
頭部から体幹にかけて浮腫は認められない．

3. ［レベル1］基礎的スクリーニング法
a. チェック項目の正常像とチェックのポイント　2）頭部

■ BPD（児頭大横径）は妊娠週数相当か

　正しい大横径（biparietal diameter；BPD）の計測断面で評価することが重要である．BPDの正しい計測法は「7 胎児計測による胎児発育異常のスクリーニング法」（100頁）の中で解説してあるので参照頂きたい．BPDの計測は基礎的スクリーニングの中でも唯一定量的評価が求められる項目である．

　まず超音波検査を開始する前に，最終月経や妊娠初期の頭殿長などから妊娠週数の確認を行う．断層装置に患者の妊娠週数または予定日を登録してから検査を開始する．そうすることで計測値が妊娠何週相当なのかの表示だけでなく，断層装置が標準偏差（SD）も自動的に計算して超音波画面中に表示してくれる．BPDが±1.5SDを超える場合は妊娠週数相当から逸脱していると判断しスクリーニング陽性とする．特に胎児発育不全の診断は妊娠管理の上で非常に重要であり，標準偏差を用いなければその診断はできないため，標準偏差を日頃から用いるようにすることが重要である．

■ 頭蓋内は左右対称で異常像を認めないか

　頭部横断面でBPD計測断面の超音波像を図1に示す．BPD計測断面では正中に正中ライン（midline エコー）が観察され，それを指標に左右の対称性を確認する．すなわち正中ラインを挟んで脳構造物は位置や大きさが鏡面像のように左右対称に存在する．しかしながら，通常は妊娠週数が進行し胎児頭蓋の骨化が進んでくるとプローブ近位側の頭蓋内構造は観察しにくくなってくるため構造物の確認は難しい．その場合は最低でも大脳鎌から両外側までの距離が等しいことで左右の対称性を確認する．左右対称に描出されない場合は断面が斜めになっていないかを確認した後にその判断を行う．左右非対称である場合や，頭蓋内に異常像を認めた場合スクリーニング陽性とする．

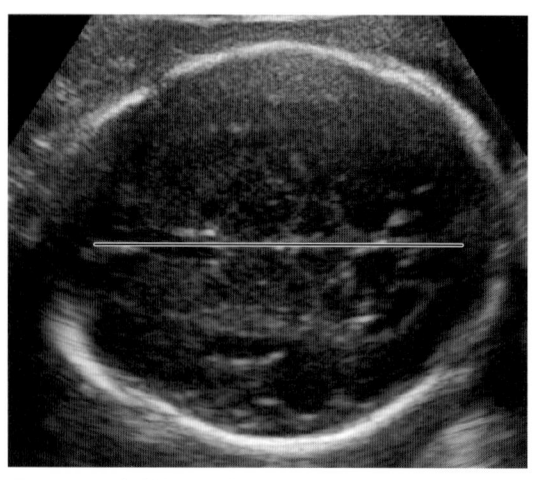

図1　BPD計測断面の超音波像（正中ライン）

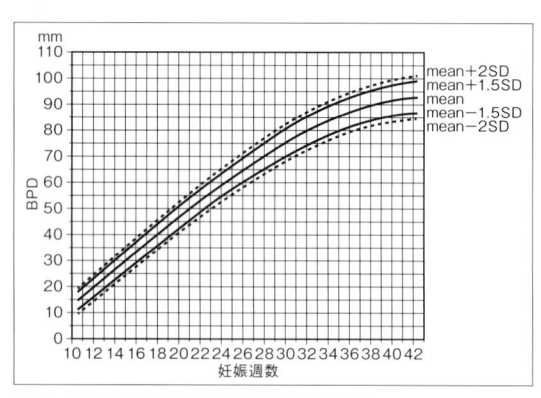

図2　BPD値の妊娠週数に対する回帰曲線
（文献1）より引用）

■ 頭蓋外に突出する異常像を認めないか

　正常胎児の頭蓋骨は図1に示したように楕円形であり，頭蓋骨は高輝度で描出される．ただし超音波の性質上前頭および後頭の超音波ビームに対して平行となる部分は頭蓋が描出されないこともあるため，プローブを当てる位置を変えるなどしながら頭蓋骨の連続性をチェックして，欠損部位がないことを確認する必要がある．頭蓋外に突出する異常像を認めた場合スクリーニング陽性とする．

（市塚清健）

3. ［レベル1］基礎的スクリーニング法
a. チェック項目の正常像とチェックのポイント　3)胸部

■ **心臓の位置はほぼ正中で軸は左に寄っているか**

　心臓の軸が左を向いているかどうかを確かめるためには，正常像のチェックポイントの項目でも述べたように，自分が描出している画像の左右と胎児の左右がどのような関係になっているかを確認することが必須である．超音波検査を施行中は，常に同じ方向（母体の尾側と右側）から観察することを意識すると，左右の混乱を招くリスクを低減できる．図1は胎児が正常（心臓が左側にあるの）であれば胎位胎向が頭位第1胎向と診断できるし，骨盤位であれば右胸心となる．このように，オリエンテーションの決定をルーティンにすることで左右の異常が自ずと描出されてくるのである．

　胎児胸腔水平断面像において心臓は描出され，胸腔内の位置はほぼ正中から左側にある．また心基部と心尖部を結ぶ線は椎体と腹部正中を結ぶ線と約45°を成し左を向いていることを確認する（図2）．

■ **左右心房心室の4つの腔が確認できるか**

　四腔断面において左右の心房心室が存在し心腔が4つの"腔"により構成されていることを確認する（図2）．

■ **胸腔内に異常な像を認めないか**

　胸腔内には心臓，肺，血管，胸腺が存在し，他に腫瘍像やエコーフリースペースがないことを確認する．

　妊娠中期の正常胎児心臓超音波検査では，心臓はその中心が胸腔の左側に位置し，心臓の軸は左側45±20°であり[2]（図2），四腔断面は左右心房と心室の4つの腔を確認でき，胸腔内の占有は1/3以下で，肺と心臓以外に異常像がないことを確認する．

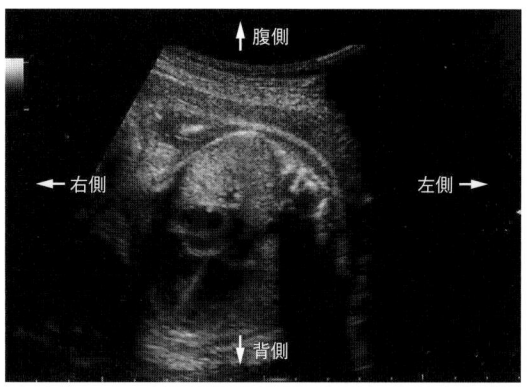

図1　正常胎児の四腔断面像を母体水平断面で描出している画像
母体尾側から見上げた像であるので，オリエンテーションは矢印で示したようになる．母体の左側に胎児の椎体，つまり背側が存在していることから第1胎向となる．また，心臓は正常では左側に位置するため，画像の胎児四腔断面は胎児の頭側から見た像となる．よって母体の尾側が胎児の頭側になり，胎位胎向は頭位第1胎向であることがわかる．しかし，仮にこの胎児の胎位が骨盤位であったら，これは右胸心の写真となる．以上のようにオリエンテーションをしっかり規定することで左右を確定させる．

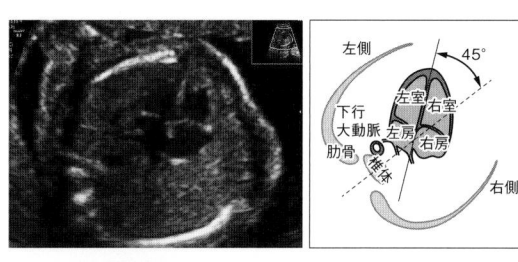

図2　正常四腔断面
正常心臓の軸は胸腔の前後に対して左側45±20°．

【文献】

1) 松岡　隆ほか：新技術を用いた胎児心臓超音波検査法の提案．MEDIX 57：14-17, 2012
2) Carvalho JS, et al：ISUOG Practice Guidelines (updated)：sonographic screening examination of the fetal heart. Ultrasound Obstet Gynecol 41：348-359, 2013

（松岡　隆）

3. [レベル1] 基礎的スクリーニング法
a. チェック項目の正常像とチェックのポイント 4）腹部

■ 胃胞が左側にあるか

　胃胞が左にあるかの確認の前にまず胎児の絶対的左右を決定する必要がある．超音波プローブには一方の側面に小さい突起やくぼみが存在し，これらが超音波画面上のマークに対応している（図1）．これを利用し左右の確認を行う．胎児心エコーガイドラインでは胎児の左右の決定方法として次の方法を紹介している[1]．胎児の長軸断面において胎児頭側を超音波画面上の右側に描出する．次にプローブを反時計回りに90°回転させる．そうすることによって胎児の水平断面を上から見下ろした状態となる．脊柱の位置を12時とすると3時方向が胎児の左側，6時方向が胎児前方，9時方向が胎児右側となる．この方法では頭位，骨盤位など胎位によらず同じである．いずれの方法を用いても良いが常に胎児の左右を意識することが大切である．胎児の胃は羊水を含んでいるため，通常無エコーな嚢胞様エコーで左側に描出される（図2）．胃胞が存在しない場合や右側に存在する場合はスクリーニング陽性とする．

■ 胃胞，膀胱，胆嚢以外に嚢胞像を認めないか

　胎児横隔膜下から殿部まで腹部全体を観察し嚢胞様構造物の有無を確認する．腹部には左側に存在する胃胞のほか，右側に胆嚢と下腹部正中に膀胱が嚢胞様構造物として観察される．いずれも経時的に大きさは変化するため，認められない場合に直ちにスクリーニング陽性とするのではなく，時間を置いて観察する必要がある．胃胞，膀胱，胆嚢の超音波像を図3に示す．

■ 腹壁（臍部）からの臓器脱出は認めないか

　臍部を中心に脱出臓器のないことを確認する．腹部から臓器が脱出している場合スクリーニング陽性とする．臍部の正常腹部横断面像を図4に示す．
　腹部矢状断面を図5に示す．

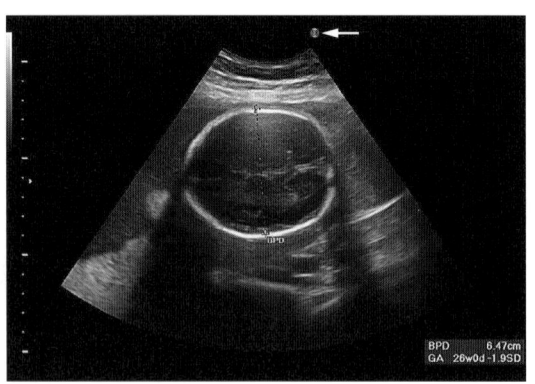

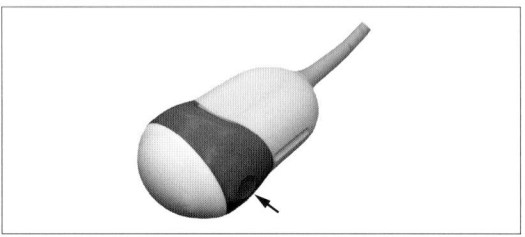

図1　プローブと画面の関係
プローブの片側側面にくぼみ（矢印）がある．このくぼみと超音波画面上のマーク（矢印）は対応している．

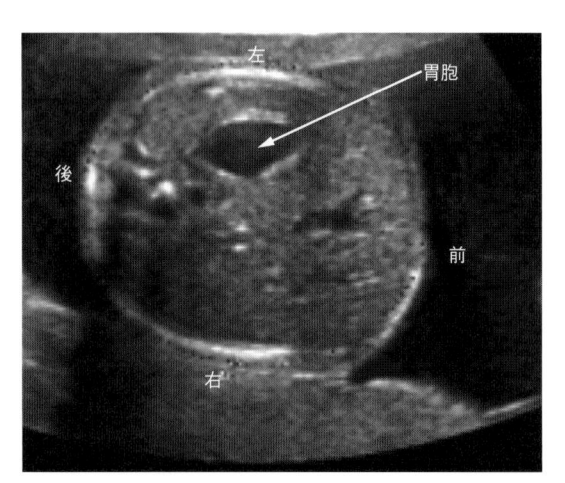

図2　胃胞の描出
胃胞は胎児左側に無エコー嚢胞様構造物として描出される．

【文献】
1) 胎児心エコーガイドライン　胎児心エコー検査ガイドライン作成委員会編．日小循誌 22：591-613, 2006

（市塚清健）

図3 胃胞, 膀胱, 胆嚢の超音波像

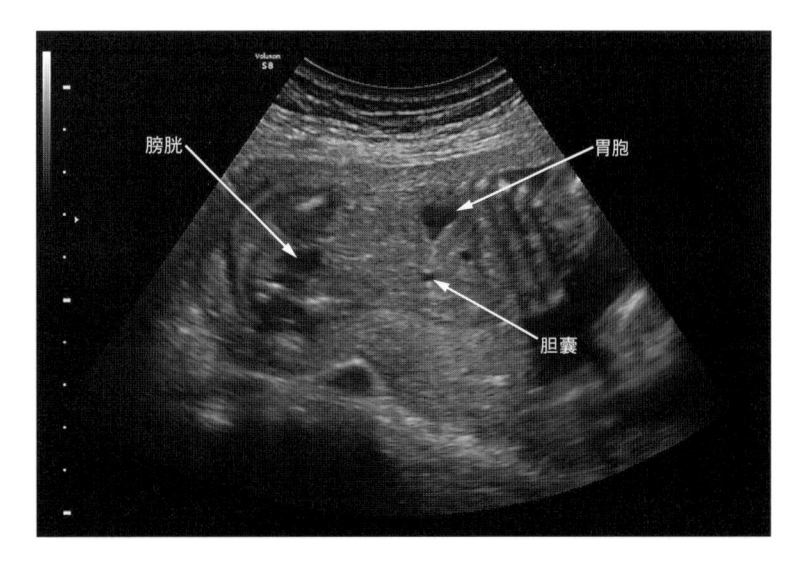

図4 臍部の正常腹部横断面像

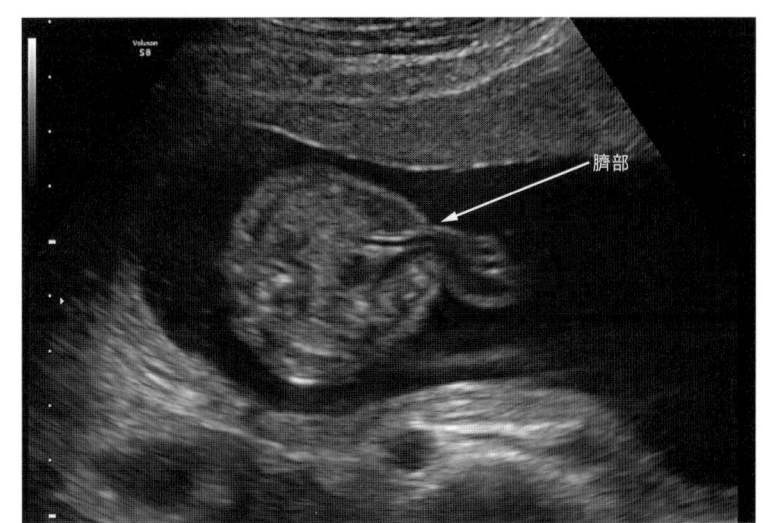

図5 腹部の矢状断面像
腹壁（臍部）からの脱出臓器は認めないか.

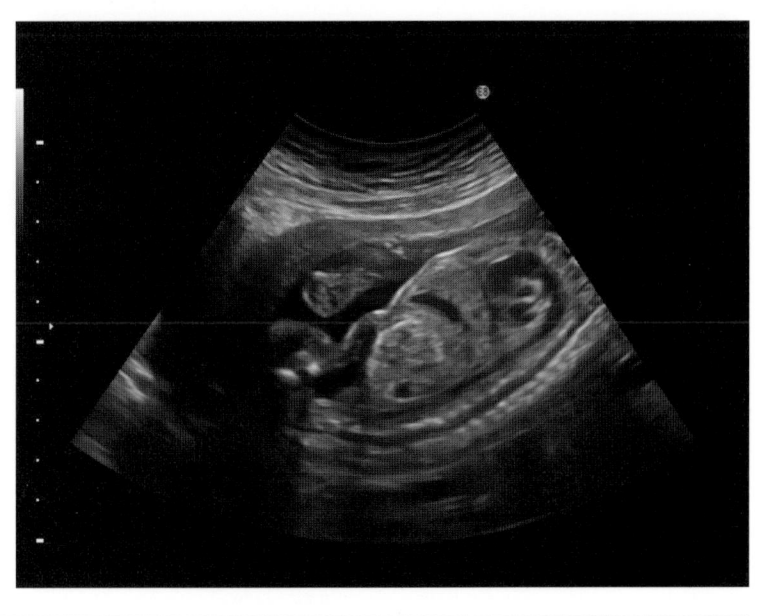

a. チェック項目の正常像とチェックのポイント 4）腹部

3. ［レベル1］基礎的スクリーニング法
a. チェック項目の正常像とチェックのポイント　5）背部・殿部

■**異常な隆起を認めないか**

　背部および殿部の観察は基本的には胎児矢状断面で確認する．胎児位置の関係で矢状断面像が得られない場合は頸部から殿部までの横断像を連続的に観察しても良い．いずれかの部位に隆起性病変を認めた場合はスクリーニング陽性とする．同部位を観察する際には胎児と子宮壁または胎盤が接していると観察しにくくなる（図1）．その際は軽くプローブで子宮を上下にゆすることで胎児と子宮壁または胎盤に間隙ができることで羊水腔が介在し，正常胎児背部・殿部が観察容易となる（図2）．

（市塚清健）

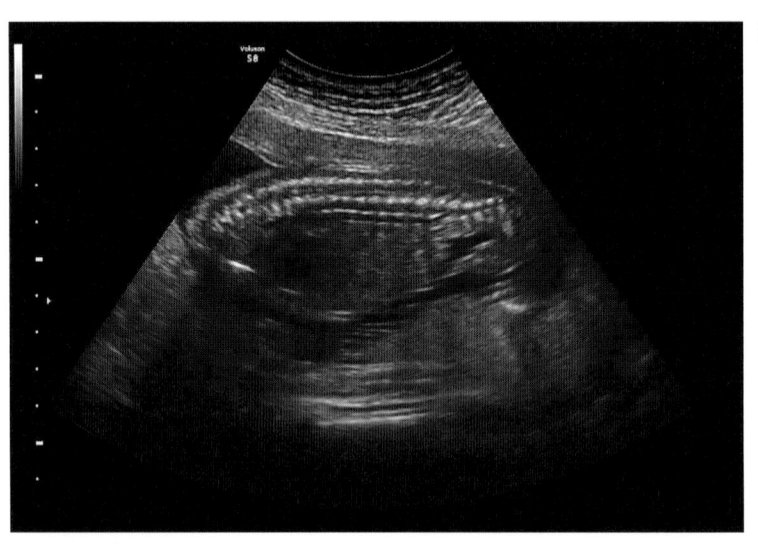

図1　背部・殿部の矢状断面像

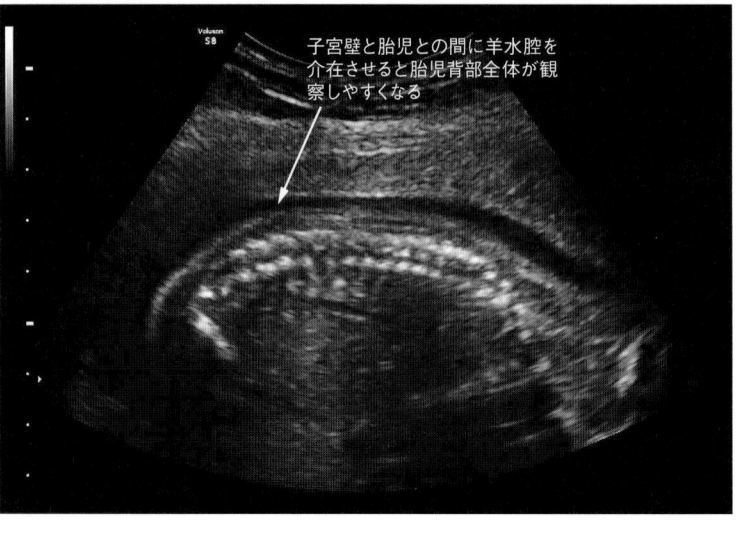

図2　背部・殿部の矢状断面像
図1と同一症例．

3. [レベル1] 基礎的スクリーニング法
a. チェック項目の正常像とチェックのポイント 6) 四肢

■ **十分な長さの四肢が確認できるか**

四肢のいずれかが一見して短い場合にスクリーニング陽性とする．レベル1スクリーニング検査では四肢長管骨の計測は必要なく，片足，片腕だけのチェックでもよい．タナトフォリック骨異形成症などの骨系統疾患の発見を想定しており，四肢長管骨の計測はしなくてもスクリーニングは可能である．正常な胎児上肢，下肢の超音波像を図1，2にそれぞれ示す．

（市塚清健）

図1　正常胎児上肢の超音波像
上腕から前腕が観察されている．

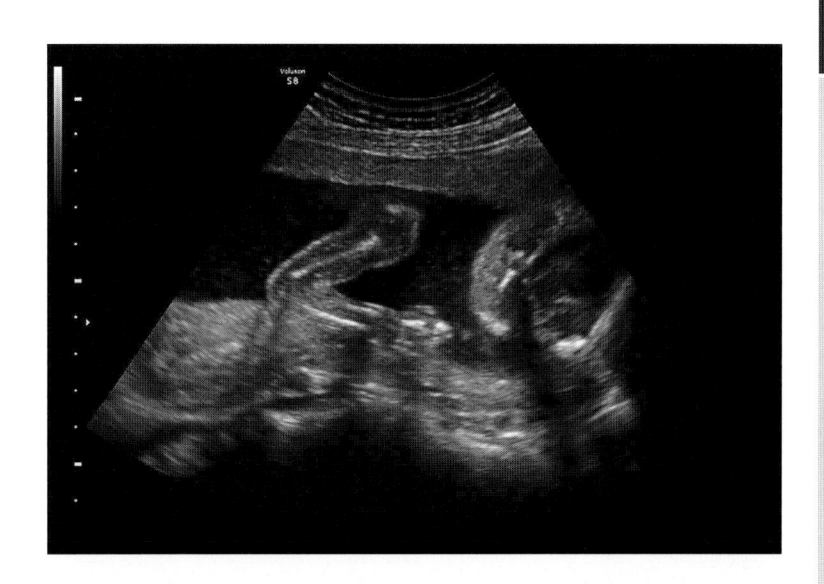

図2　正常胎児下肢の超音波像
大腿から下腿，足底まで観察されている．

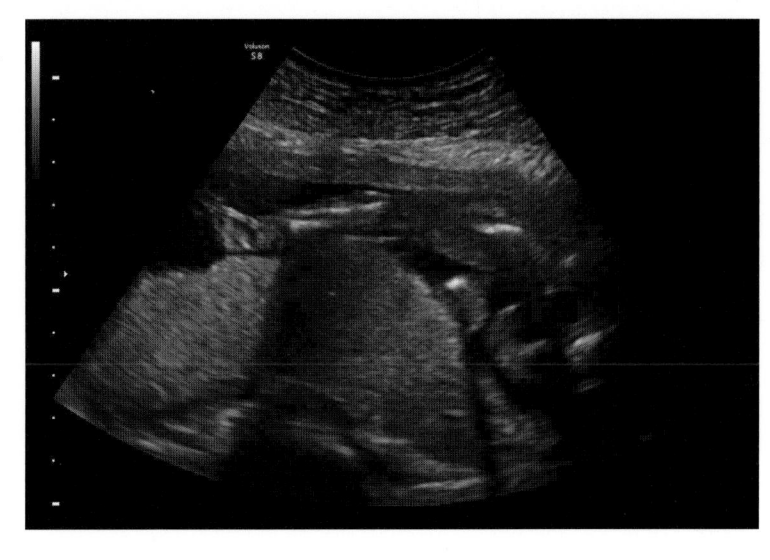

3. [レベル1] 基礎的スクリーニング法
a. チェック項目の正常像とチェックのポイント 7)羊水

■羊水過多や過少は認めないか

　子宮腔内全体を観察し羊水腔が存在することを確認する．観察する際には超音波プローブを1箇所であてるのではなく，腹部全体を走査するように心がけることが肝要である．羊水腔は通常妊娠中期においては無エコー領域，すなわち黒色として描出される．羊水腔が極端に広い場合やほぼ観察されない場合スクリーニング陽性とする．レベル1では羊水ポケット法やamniotic fluid index（58頁）参照）などを用いて羊水量を定量評価する必要はなく，あくまで適度に羊水腔の存在を認識すれば良い．日頃から羊水腔を意識して超音波検査を行っていれば，スクリーニング陽性とされる羊水過多や羊水過少には気づくと思われる．図1に正常羊水腔の超音波像を示す．

　羊水は妊娠初期では羊膜上皮から分泌されるものがほとんどであるが，妊娠中期以降は胎児尿や肺液がその主体をなす．妊娠28週ころまで増加し，以後妊娠末期に向けて漸減していく．妊娠16週以降になると羊膜と絨毛膜は癒合し子宮内はすべて羊膜腔となる．妊娠16週以前では羊膜と絨毛膜が癒合しておらず絨毛膜腔が存在する（図2）．この部分を羊水腔と誤認しないように注意する．

（市塚清健）

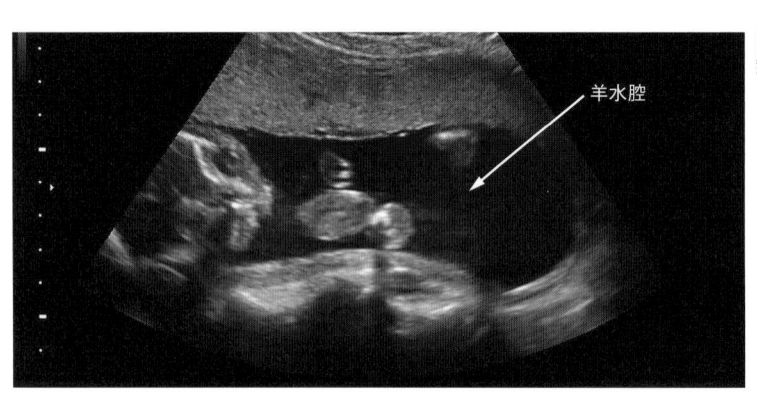

図1　正常羊水腔の超音波像
無エコー部が羊水腔である．

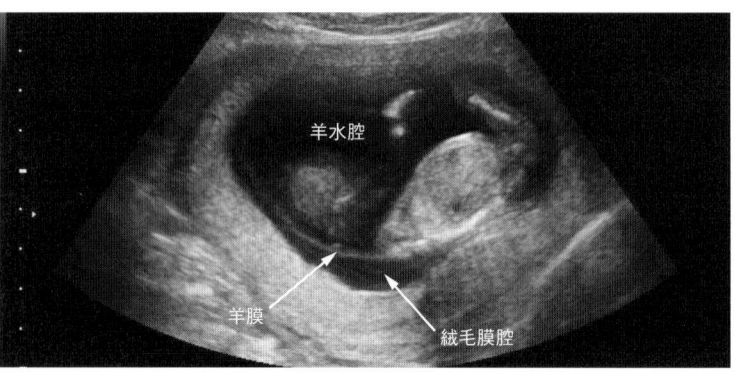

図2　羊水腔と絨毛膜腔
絨毛膜と羊膜は未だ癒合しておらず，羊水腔の外側に絨毛膜腔が存在している．

3. ［レベル1］基礎的スクリーニング法
b. 発見に至る可能性のある疾患　1) 全身

■ **浮腫はないか**

全身に浮腫が見られる妊娠18週の胎児超音波像を図1，同症例の頭部横断面像を図2に示す．

頭部皮下浮腫は著明であり，項部皮下浮腫中には嚢胞も認められリンパ管嚢胞が疑われる．

（市塚清健）

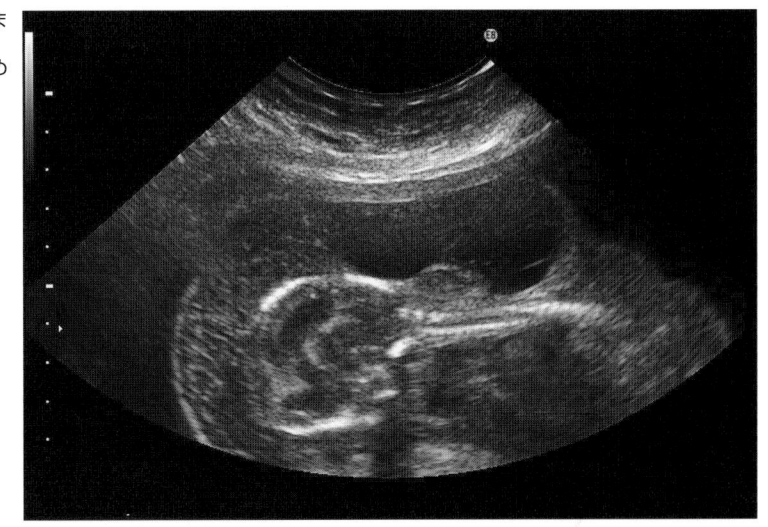

図1　妊娠18週の胎児頭部から腹部までの胎児超音波像
頭部から体幹にかけて著明な浮腫が認められ項部には嚢胞も認められている．

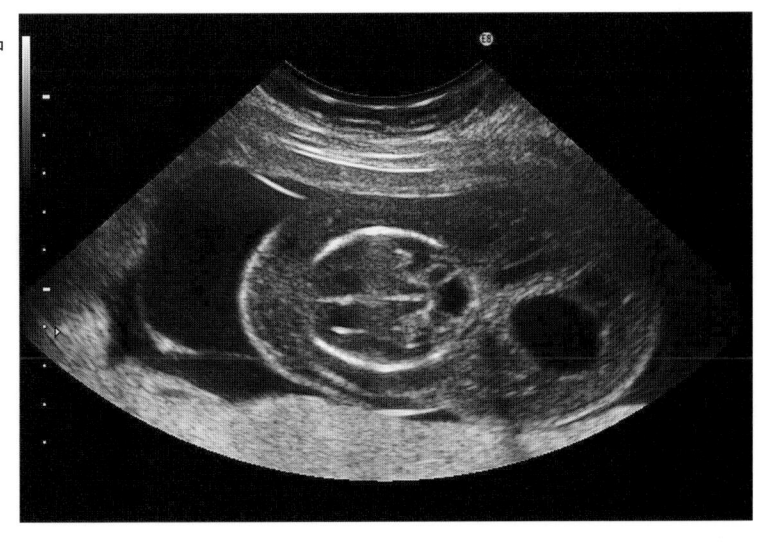

図2　同一症例の胎児頭部横断面像
頭部の皮下浮腫は著明で項部皮下浮腫中に嚢胞も認められリンパ管腫が疑われる．

3. [レベル1] 基礎的スクリーニング法
b. 発見に至る可能性のある疾患 2)頭部

■ BPD（児頭大横径）は妊娠週数相当か

　大横径（BPD）は胎児発育評価を行う際に必要な計測項目であり，基礎的スクリーニング法においても定量的評価が要求されるスクリーニング項目である．BPDの計測法は日本超音波医学会により示されており，それによって計測された日本人のBPDの計測値も公示されている．正しいBPDの計測断面および計測法は100頁を参照されたい．現在のほとんどの超音波診断装置はこの日本人の標準値がインプットされており，計測すると計測値の標準偏差も示してくれる．一般に－1.5SD以下または＋1.5SD以上でスクリーニング陽性とし，－1.5SD以下では小頭症，胎児発育不全を疑って精査，経過を注意深く観察する．ただし，骨盤位などの胎位による影響や胎盤と児頭の位置，子宮筋腫や胎盤などによる児頭圧迫などでBPDが過小評価されることもしばしばあるため，小頭症の診断は頭囲などの計測値も参考に慎重に行う．小頭症の診断は先天性サイトメガロウイルス感染症を始めとするTORCH症候群，13トリソミーなどの染色体異常症，頭蓋骨早期癒合症などの発見の糸口などになりうるため診断意義は大きい．＋1.5SD以上では水頭症などの中枢神経系異常のこともあるが，頭囲が拡大したnormal variantであることが多い．構造異常がスクリーニングで陽性にならなければ病的意義があることは少ない．

■ 頭蓋内は左右対称で異常像を認めないか

　スクリーニング陽性の場合の全前脳胞症などの脳発達異常，側脳室拡大，脳腫瘍などの診断に至ることがある．
　図1は，頭蓋内に発生した腫瘍によって左右非対称になり正中エコーも変位している．正中エコーの変位は，片側の側脳室拡大でも起こる．
　妊娠期間中を通じて側脳室三角部幅（85頁図5参照）は10mm以下である．基礎的スクリーニングでは側脳室三角部の定量的評価は要求されな

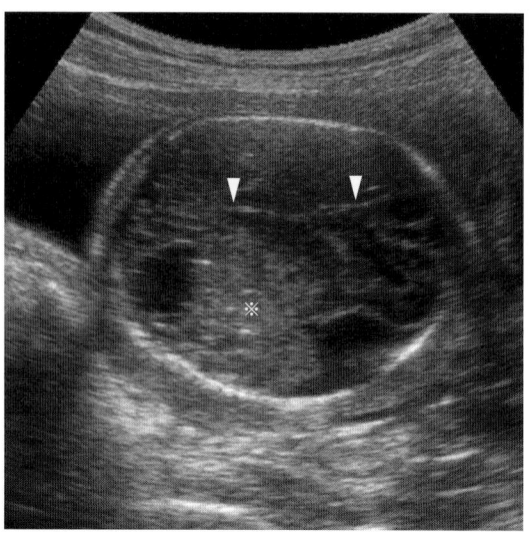

図1　妊娠19週の脳腫瘍症例の頭部横断像
脳腫瘍（※）のため，正中エコー（▽）が変位している．

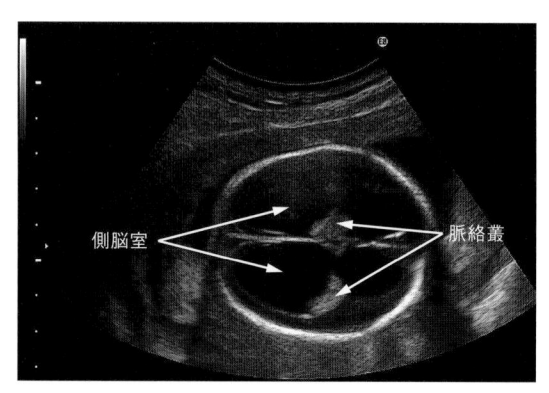

図2　妊娠19週の水頭症の超音波像
両側側脳室が著明に拡大している．脈絡叢は圧縮され縮小している．また頭蓋と脳実質は接しており，くも膜下腔が認められない．BPDの拡大もあり脳圧の亢進が疑われる．

いが，一見して側脳室の拡大が認められた場合はスクリーニング陽性とする．図2には側脳室が著明に拡大し，さらに側脳室内の脈絡叢にダングリング（圧縮され縮小）し，くも膜下腔も消失，BPDが+3.7SDと拡大し，脳圧の亢進が疑われる水頭症の超音波横断像を示す．著明な頭囲の拡大症例では経腟分娩が困難となるため出生前診断の意義は大きい．

図3は，頭蓋内に脳を全く認めない水無脳症の例，図4は，頭蓋骨の内側にわずかな脳しか認めない全前脳胞症の例である．

■頭蓋外に突出する異常像を認めないか

頭蓋骨は楕円形に高輝度に描出される．図5に後頭部に突出する異常像を呈した超音波像を示す．本症例は両側側脳室の拡大も伴っている．脳実質は頭蓋内に存在しているため頭部の髄膜瘤と診断された．本症例も脈絡叢にダングリングが認められており，脳圧の亢進が疑われた．

（市塚清健）

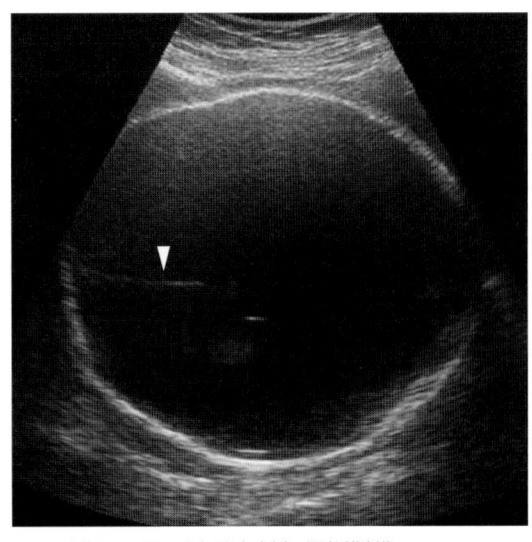

図3 妊娠33週の水無脳症症例の頭部横断像
頭蓋内は，大脳鎌（三角）が見えるのみで脳は全く見えない．

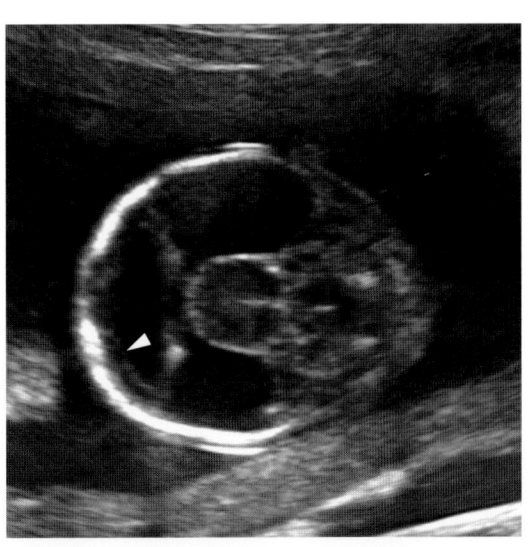

図4 妊娠17週の全前脳胞症症例の頭部横断像
頭蓋内はほとんど液体で占められており，脳は頭蓋骨内側にわずかに認めるのみである（三角）．脳は左右に分かれていない．

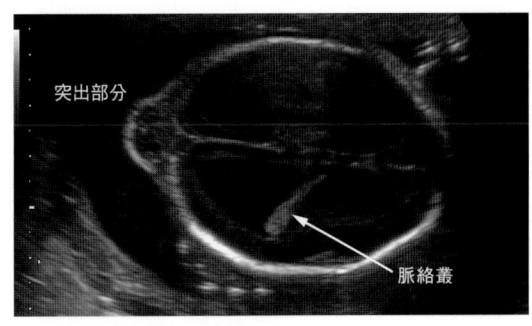

図5 後頭部の突出した異常像
脳室も著明に拡大し，脈絡叢のダングリング所見，くも膜の狭小化もあり脳圧亢進が疑われる．

3. [レベル1] 基礎的スクリーニング法
b. 発見に至る可能性のある疾患 3) 胸部

■ 心臓の位置はほぼ正中で軸は左に寄っているか

図1，2は同じ胎児の胃胞と四腔断面の写真である．椎体を挟んで胃胞の位置と心臓の位置が反対側にあることがわかる．右胸心の症例である．心臓の位置を確認するだけで簡単に発見することのできる疾患である．正常の項で述べたように，推定体重の腹囲周囲長の断面から連続的に四腔断面まで観察を行うと，胃胞と心臓の位置関係が同側なのか反対側なのか見逃すことはない．しかし，内臓逆位で胃胞が右側にある場合もあるため，やはりこの場合も左右の確認は必要となる．

■ 左右心房心室の4つの腔が確認できるか

正常心臓には左右心房心室の4つの腔が存在する．四腔断面はそれら4つの腔を一画面で描出しうる断面である．左右の心房心室を隔てているのが心房・心室中隔であり，心腔内で房室弁とともに十字の構造物として心腔を左右に隔てている．心腔が4つ確認できない場合は，① 左右いずれかの心房心室がとても小さいため，あたかも単心房単心室のように見える，② 大きな心室・心房中隔（心房中隔）欠損がある，③ 単心房・単心室のいずれかが考えられる．

図3は二心房単心室の画像である．心房は心房中隔により隔てられた2つの腔があるが，心室には左右を隔てる中隔が存在せず大きな1つの腔を認めるだけである．よく観察すると房室弁は2つ存在しており，心腔内構造から左室による単心室と診断された症例である．このように心腔の数の確認により単心房・単心室の診断は可能である．単心室・単心房の心疾患で内臓錯位が伴う場合は右側相同（無脾症候群），左側相同（多脾症候群）である可能性が高まるので，胃胞と心臓との位置関係の確認も必要となる．

■ 胸腔内に異常な像を認めないか

正常四腔断面では胸腔内に心臓と左右の肺を観

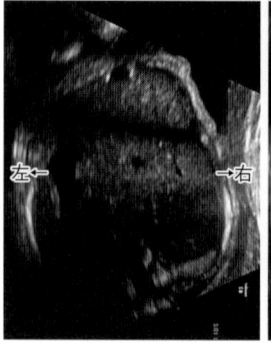

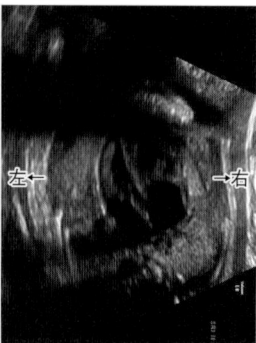

図1 胃胞は左側に存在する　図2 心臓は右側に存在する

察することができる．肺の超音波像は肝臓に比べいくぶん高輝度になるため，注意深く観察すればBモードで区別することは可能である．つまり，四腔断面において正常肺と心臓以外が存在していれば，それがすなわち異常像である．また，縦隔が偏位していることより胸腔内の占拠性病変の発見に至ることもある．

胸腔内の異常像を認めた場合，その異常像が，① 嚢胞状かどうか，② 蠕動運動の有無を確認することで先天性嚢胞性腺腫様奇形 congenital cystic adenomatoid malformation（CCAM）と先天性横隔膜ヘルニア congenital diaphragmatic hernia（CDH）は鑑別診断が可能である．

CCAMは気管支の増殖を伴う多嚢胞性肺腫瘍を特徴とし，肺発生の偽腺期に当たる妊娠5～6週に生じるといわれている．自然退縮を認めた場合（50～60％）は予後良好との報告があるが，一方で妊娠経過とともに急激な増大を認める症例があり，それを原因とした胎児水腫，肺低形成，羊水過多の有無が児の予後決定因子になるといわれている．嚢胞の大きさによりtype I～III（図4～6）に分類（表1，Stocker分類）される．胸腔内に嚢胞状の異常像があり，蠕動運動がなければCCAMと診断できる．type IIIは嚢胞が小さく，高輝度の充実性腫瘍として観察され，縦隔偏位や胎児水腫を引き起こすことが多い．

横隔膜ヘルニアは横隔膜の先天性欠損部位から

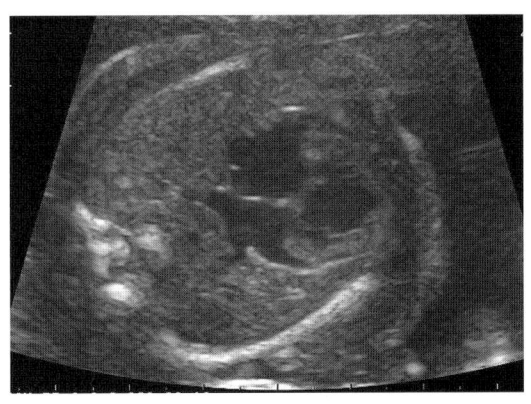

図3 二心房単心室
心房は2つあるが，心室は1つしか存在していない．

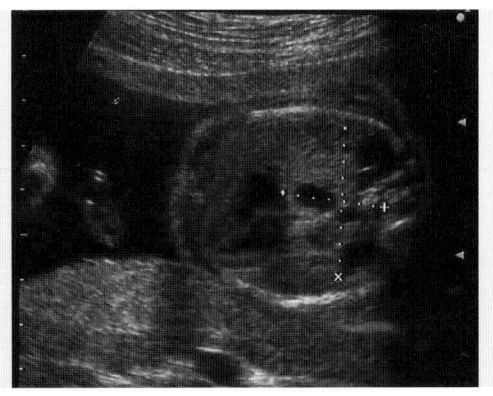

図4 CCAM type Ⅰ
嚢胞の大きさにより type Ⅰ, type Ⅱ, type Ⅲ の三つに分類される．

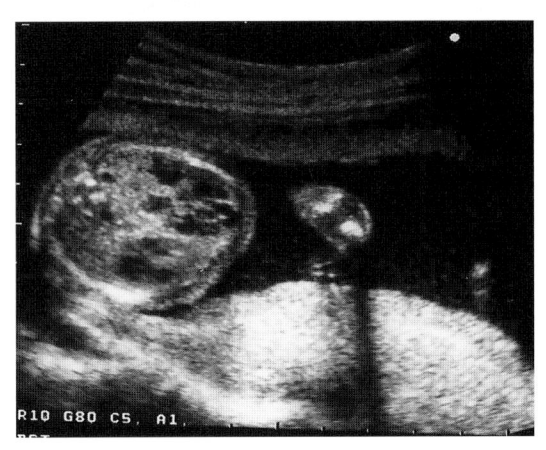

図5 CCAM type Ⅱ

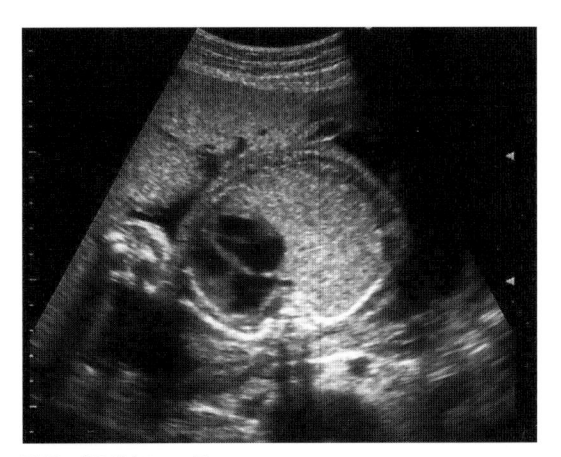

図6 CCAM type Ⅲ

表1 CCAMのStocker分類

	Ⅰ型	Ⅱ型	Ⅲ型
頻度	50%	40%	10%
cystの大きさ	2～10cm	1～2cm未満	cyst（－）
cystの数	1～4個	多数	0
合併奇形	少ない	多い	少ない
予後	良好	合併奇形の重症度に依存	不良

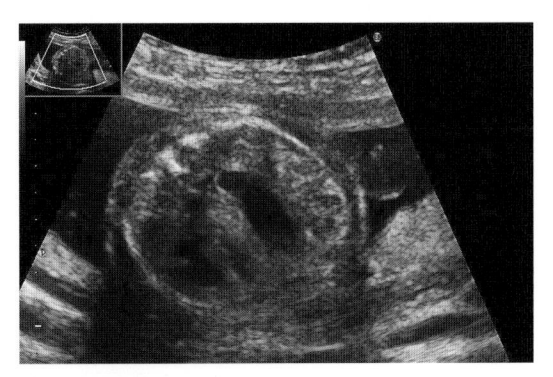

図7 左横隔膜ヘルニア
胃胞が胸腔内に脱出し心臓を右側に圧排している．

腹腔内臓器が胸腔内に脱出する疾患である．90%が左側に発生し，脱出臓器は小腸，結腸，脾臓，胃，肝臓などであるが，肝脱出例は重症例が多い．欠損部位は後外側に多い（Bochdalek孔ヘルニア）．出生後急速に呼吸障害を起こすため，出生前診断が重要な疾患である．図7は左横隔膜ヘルニアで胸腔内に胃胞が脱出し，心臓は右側へ圧排されている．脱出臓器が消化管（胃胞，小腸）であれば蠕動運動を観察することでCCAMとの鑑別が可能となる．

（松岡　隆）

3.［レベル1］基礎的スクリーニング法
b. 発見に至る可能性のある疾患 4）腹部

■ 胃胞が左側にあるか

図1のように胎児長軸断面を胎児頭が超音波モニターの右側になるよう描出する．次にプローブを反時計回りに90°回転し，胎児腹囲計測断面を描出する（図2）．脊椎の位置を12時とすると3時方向は胎児の左側になり，6時方向は前方，9時方向は右側になる．したがって胃胞が右側となり，図2では内臓逆位が疑われる．胃胞が観察されない場合は食道閉鎖の可能性もあるが，正常胎児でも観察のタイミングによっては胃胞が描出されないこともあるため，時期を変えて検査するなど注意が必要である．

■ 胃胞，膀胱，胆嚢以外に囊胞像を認めないか

正常胎児では胎児腹部に描出される囊胞様エコー像は胃胞，膀胱および胆嚢である．それ以外に目立った囊胞様エコー像を認めた場合はスクリーニング陽性として，疾患を疑い精査に移る．図3には両側腎盂が著明に拡大した水腎症の超音波像を示す．また図4aにダブルシストサインが認められ，十二指腸閉鎖と診断された症例の腹部横断面超音波像を，図4bに前額面像を示す．これらは比較的腹腔内で目立つ囊胞であり発見されやすい．Vater乳頭開口部より遠位部における十二指腸閉鎖や空腸閉鎖では胎児が胆汁酸を羊水

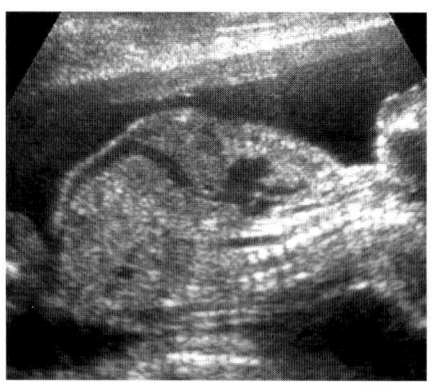

図1 胎児頭側が画面右側になるように胎児長軸断面を描出

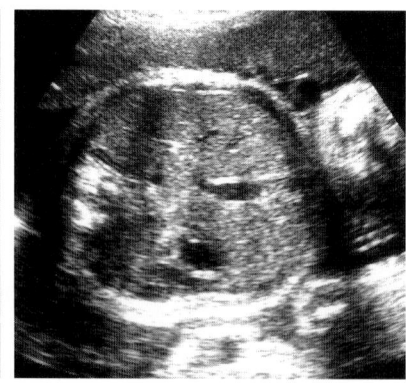

図2 胎児腹囲計測断面
プローブを半時計周りに90°回転する．

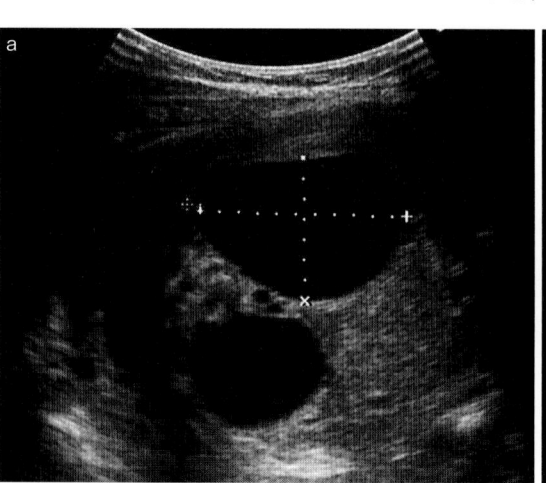

図3 水腎症の腹部水平断面像（a）と腹部前額断面像（b）

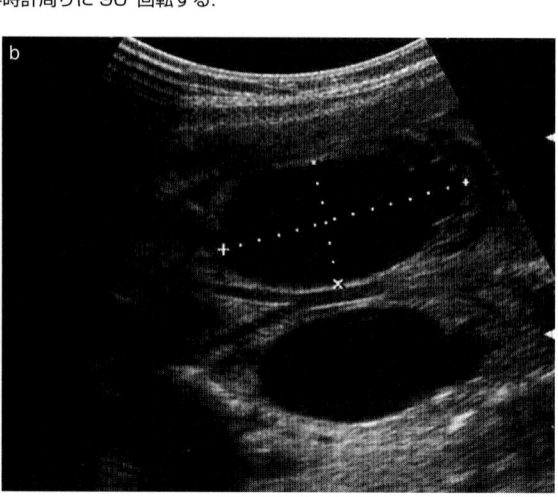

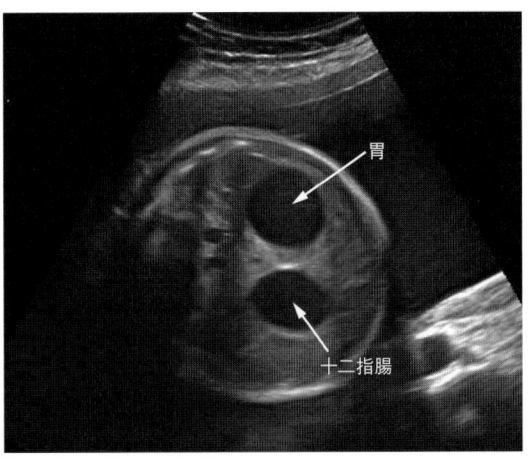

図4a 十二指腸閉鎖の超音波像
腹腔内に胃胞とは別に拡張した十二指腸が嚢胞様に認められる．ダブルシストサインといわれ十二指腸閉鎖が疑われる．

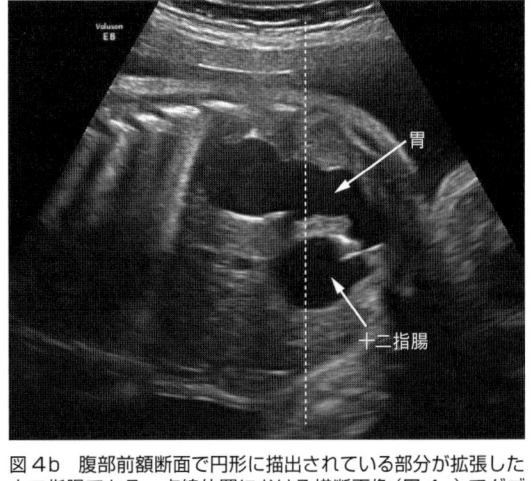

図4b 腹部前額断面で円形に描出されている部分が拡張した十二指腸である．点線位置における横断面像（図4a）でダブルシストサインが描出される．

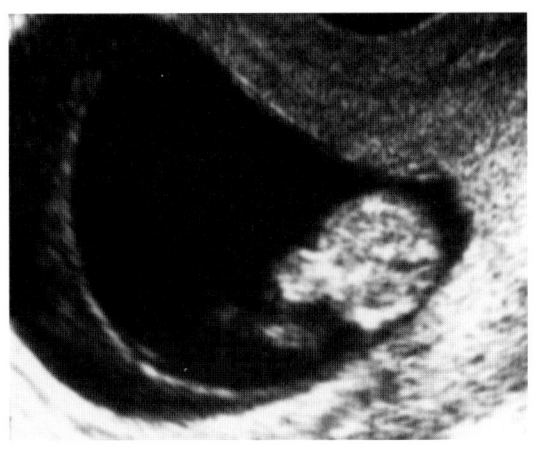

図5 生理的臍帯ヘルニア（妊娠12週）

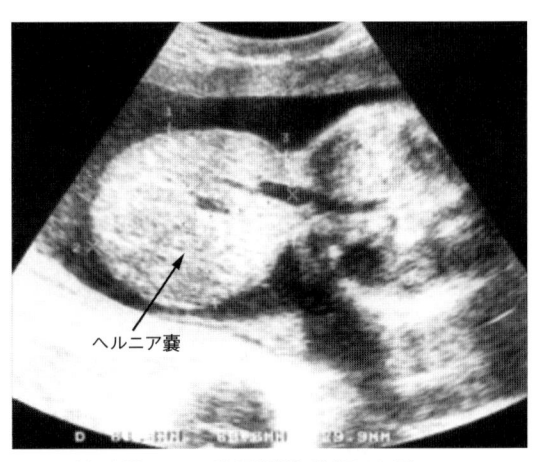

図6 胎児臍帯ヘルニア腹部横断像（妊娠22週）

中に吐き出すため臍帯が胆汁酸に暴露され，臍帯潰瘍を併発することがある．

■ 腹壁（臍部）からの臓器脱出は認めないか

妊娠13週頃までは生理的臍帯ヘルニアが認められる（図5）．この時期を超えて腹壁（臍部）から脱出臓器が認められた場合は臍帯ヘルニア，腹壁破裂などを疑う．図6に妊娠22週の胎児腹部横断面像を示す．腹部からヘルニア嚢を伴う脱出臓器（肝臓）が認められ臍帯ヘルニアと診断された．腹壁破裂は腹壁の破裂孔より腸管が羊水中に脱出している状態である（図7）．臍帯の右側が多く，また若年妊婦に多くみられる．臍帯ヘルニアでは染色体異常や心奇形を約半数に伴う．一方腹壁破裂では合併奇形は少ないが，腸回転異常や腸閉鎖を合併することがある．

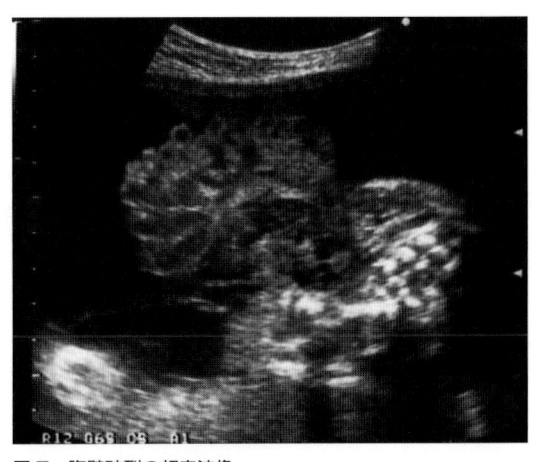

図7 腹壁破裂の超音波像
羊水腔に浮遊する腸管が観察される．腸管はヘルニア嚢を伴っていない．

（市塚清健）

b. 発見に至る可能性のある疾患 4）腹部 29

3. [レベル1] 基礎的スクリーニング法
b. 発見に至る可能性のある疾患 5）背部・殿部 6）四肢

■ 異常な隆起を認めないか

　正常胎児の背部の観察は胎児矢状断面で観察すると全体が描出され異常隆起のないことが確認できる．また皮膚のラインに途絶がないこともわかる（図4）．図1に妊娠21週で胎児背部に隆起性病変が認められた胎児矢状断面像を示す．図2に同症例の全額断面像を示す．背部から殿部にかけて異常隆起が認められる．脊髄髄膜瘤と診断された．

■ 十分な長さの四肢が確認できるか

　レベル1のスクリーニングでは四肢の計測は必要なく，いずれの四肢がひとつでも明らかに短い場合にスクリーニング陽性と判定され，精査へ進めていく．四肢が極端に短い場合や不自然な屈曲を認めた場合は骨系統疾患を疑う（図3）．

（市塚清健）

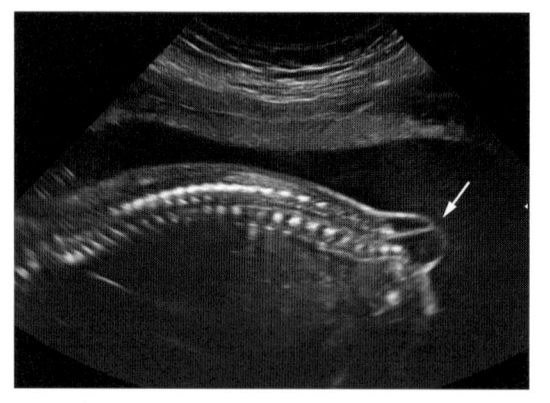

図1　妊娠21週脊髄髄膜瘤の矢状断像

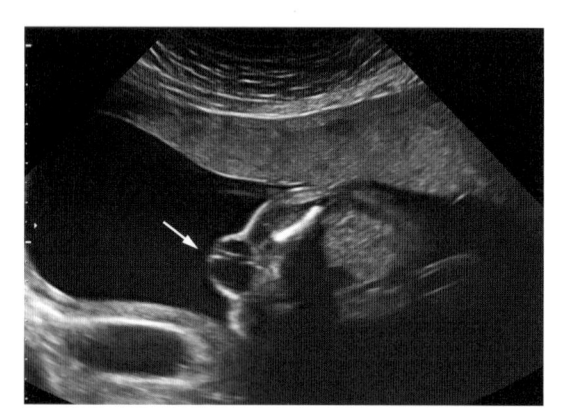

図2　妊娠21週脊髄髄膜瘤の横断像
矢頭：髄膜瘤部分

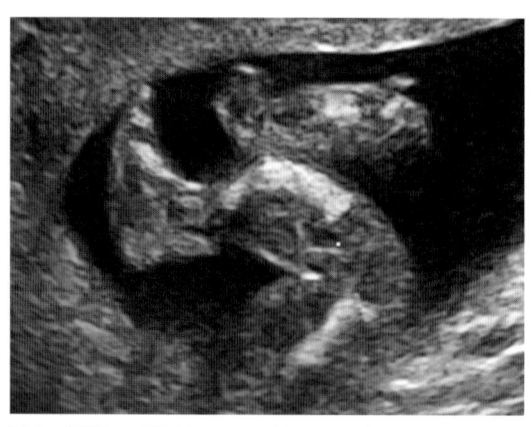

図3　極端な四肢短縮を認める胎児の下肢（妊娠20週）
極端な四肢短縮がある場合は，この写真のように大腿，下腿，つま先と1断面に描出することが困難で，四肢そのものの形状がわかりにくいことが多い．四肢が明瞭に確認できない場合は，四肢短縮症の可能性を考える．

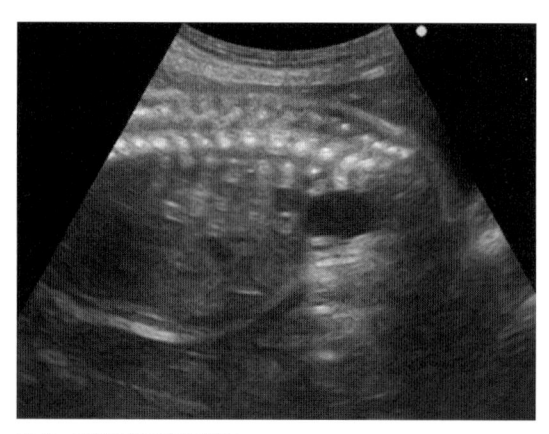

図4　正常脊椎の超音波像

3. [レベル1] 基礎的スクリーニング法
b. 発見に至る可能性のある疾患　7) 羊水

■ **羊水過多や過少は認めないか**

日頃から羊水腔を意識して超音波検査を行っていれば，明らかに羊水が多いまたは少ないことに気がつくと思われる．羊水過多，過少にはさまざまな原因があるが，レベル1では羊水過多または過少に気がつけば良い．図1に羊水が多い印象を受ける超音波像を，図2には羊水が少ない印象を受ける超音波像を示す．

羊水過少ではPotter症候群のように腎臓に異常をきたす疾患が発見される可能性がある．一方，羊水過多では母体の糖尿病や胎児では食道閉鎖などの消化器疾患が，双胎妊娠では双胎間輸血症候群（TTTS）が発見される可能性がある．

（市塚清健）

図1　羊水過多と思われる超音波像

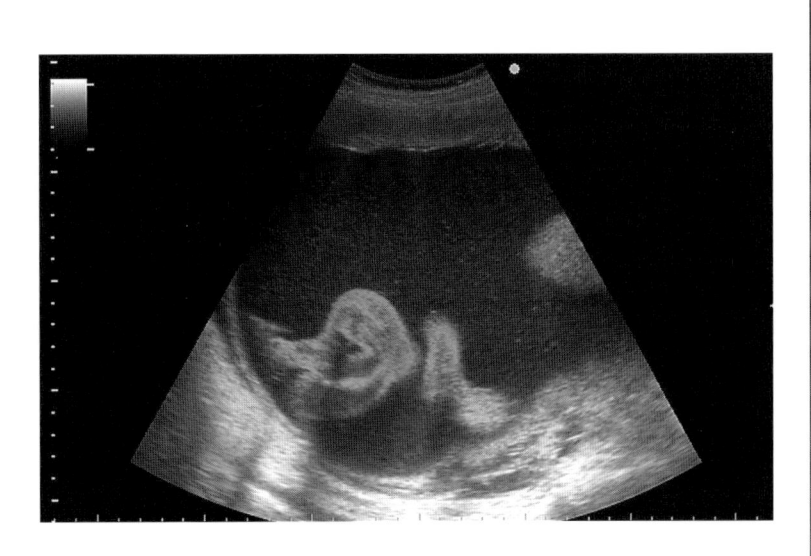

図2　羊水過少と思われる超音波像

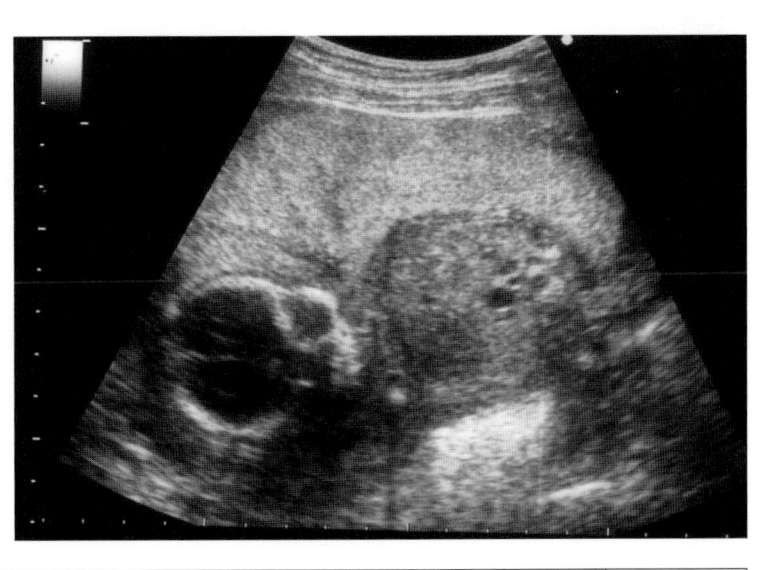

3. [レベル1] 基礎的スクリーニング法
c. レベル1では発見に至る可能性が少ない疾患 1)頭部

■ BPD（児頭大横径）は妊娠週数相当か
■ 頭蓋内は左右対称で異常像を認めないか
■ 頭蓋外に突出する異常像を認めないか

　レベル1では大横径（BPD）のみが定量評価される項目であり，「BPDが週数相当であるかどうか」については，BPDを計測することで超音波診断装置上に計測値に対する標準偏差値およびそのBPDが妊娠何週相当であるがが自動的に表示されるために容易に判断可能である．また「頭蓋外に突出する異常像を認めないか」についても，胎児頭部横断面で頭頂から頭蓋底あたりまでプローブを水平移動することで容易に評価可能である．一方，「頭部横断面像で内部は左右対称で頭蓋内に異常像を認めないか」のチェック項目に関しては，前述2項目に比較して，胎児頭蓋内の正常構造およびその超音波像を理解していないと判断が困難であり，レベル1のスクリーニングでは発見が困難である可能性のある異常が存在しうる．すなわち左右対称ではあるが異常像であるものがこれらに該当する．この時期の脈絡叢は楕円形高輝度な構造物として側脳室内に比較的大きく左右対称性に認められる．妊娠週数の経過とともに脈絡叢の比率は小さくなっていく（図1）．図2では脈絡叢内の大きな嚢胞により脈絡層組織は外方に圧排されほとんど正常な脈絡叢は描出されていない．そのため正常脈絡叢の正常超音波像を知っていないと嚢胞そのものの存在に気がつかない可能性がある．脈絡叢嚢胞は左右対称性であるもの，非対称性であるもの（図3），びまん性のものなどさまざまな形態を示す．非対称性であるものは異常に気づきやすい．脈絡叢嚢胞自体に病的意義はないと考えられており，妊娠経過とともに観察されなくなっていくことが多い．一方で妊娠中期の染色体スクリーニング評価に関するソフトマーカーの一つにもなっている（118頁参照）．

（市塚清健）

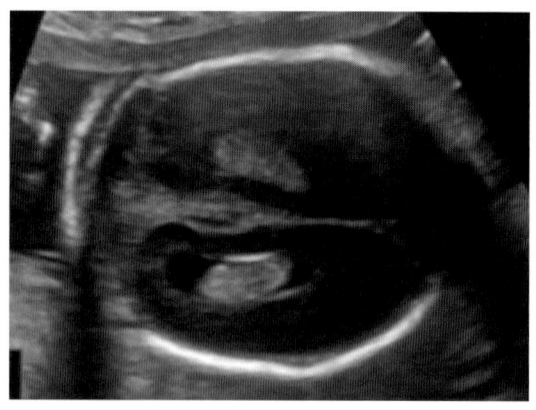

図1　妊娠21週の正常脈絡叢嚢胞

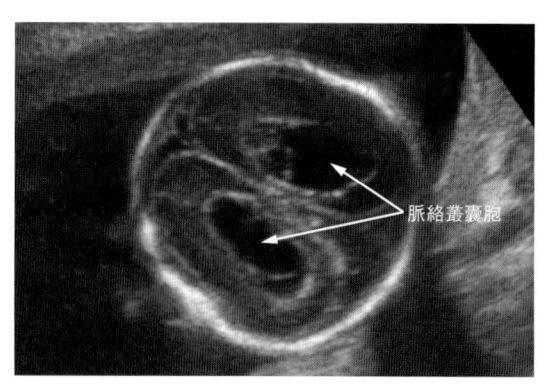

図2　脈絡叢嚢胞
脈絡叢内の大きな嚢胞により脈絡叢組織は外方に圧排されほとんど描出されていない．

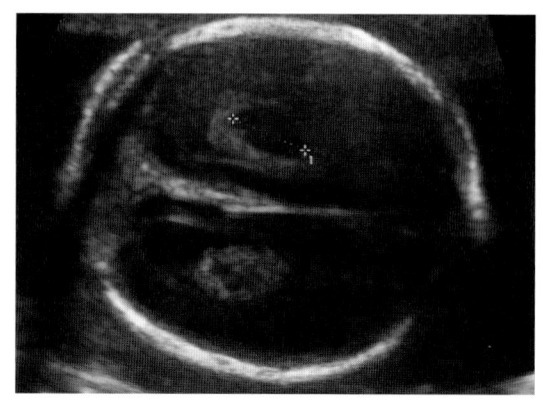

図3　脈絡叢嚢胞
左右非対称に脈絡叢嚢胞が存在しているため異常に気がつきやすい．

3. [レベル1] 基礎的スクリーニング法
c. レベル1では発見に至る可能性が少ない疾患 2)胸部

- ■ **心臓の位置はほぼ正中で軸は左に寄っているか**
- ■ **左右心房心室の4つの腔が確認できるか**
- ■ **胸腔内に異常な像を認めないか**

四腔断面の観察（基本的胎児心臓スクリーニング法）だけではすべての先天性心疾患を発見することはできない．なぜなら，四腔断面の観察に加え，いわゆる流出路（肺動脈や大動脈）を観察しないと発見できない心疾患があるからである．Kirkら[1]は四腔断面だけの先天性心疾患スクリーニングではスクリーニング率は50％以下にとどまるとも報告している．流出路の異常を伴う先天性心疾患では，胎児期に特に問題なかった循環が，出生後の変化による肺循環と体循環の分離により高度な低酸素（チアノーゼ）やショック（ductal shock）を呈することになる．基本的スクリーニング法だけではそのような疾患は発見できないことを知っておく必要がある．

◎大血管転位症

大血管転位症は，出生直後から高度なチアノーゼを発症する先天性心疾患の中で最も頻度が高い疾患である．この疾患は病名の表すとおり大血管である大動脈と肺動脈とが入れ替わって（転位）しまっている疾患で，心腔は4つあり，心房と心室は正常であるが，肺動脈が左室に，大動脈が右室に繋がっている疾患である．胎児期は卵円孔と動脈管で肺循環と体循環は混和しているが，出生後に体循環の血圧上昇により卵円孔が閉鎖し，動脈管が酸素分圧の上昇により自然閉鎖する．この機構により肺循環と体循環が分離されるが，大血管転位症では右室から大動脈が，左室から肺動脈が繋がっているため，酸素が消費された血液が肺に送られずに体循環に戻ってしまい，呼吸管理をいくら行っても急激にチアノーゼが進行する．このように，出生直後から変化を呈するため，是非とも出生前に診断しておきたい重要な先天性心疾患といえる．診断のポイントは心室から出ている大血管の位置関係の把握である．

正常の心臓では右室が胸腔内で左室に比べ前方に位置しているため，心室から繋がる大血管（大動脈と肺動脈）は心室から出たのち左右・前後に交差（螺旋状）して肺動脈と大動脈弓に繋がっている．大血管転位症の場合，正常心室に対し逆の位置で両大血管がついているため，肺動脈と大動脈弓が左右・前後に交差せず（平行）に位置することになる．ちなみに心臓から出ている大血管が肺動脈なのか大動脈なのかを区別する方法は以下の通りである．

肺動脈：心臓から出ているY字状に分岐する血管

大動脈：肺動脈より頭側で3本の血管（腕頭動脈，左総頸動脈，左鎖骨下動脈）が分岐する

・大血管転位症の四腔断面（図1）

基本的スクリーニング法（1. 心臓の位置はほぼ正常で軸は左によっているか，2. 左右心房心室の4つの腔を確認できるか，3. 胸腔内に異常な像を認めないか）では全くもって正常である．

・大動脈（図2）

図1の両心室のうち前方に位置する心室＝右室より大動脈が繋がっている．正常では左後方に位置する左室から発生するため，空間的に大きく屈曲し大動脈弓を形成するが，TGAでは右前にある右室から発生するため写真のように太く・長く・真っ直ぐな血管として描出される．

・肺動脈（図3）

大血管が心室から出てすぐにY字状に分岐していることから，この血管は肺動脈である．繋がっている心室を見ると左後方にある心室＝左心室から出ていることがわかる．この図では四腔断面が描出されているが，図2では四腔は描出されていない．よって，空間的関係は図2が図3より頭側の断面で，その位置関係からも図2の大血管が大動脈で図3が肺動脈であることがわかる．このように，TGAでは両大血管が同一断面で描出できない位置関係にあることがしばしばある．

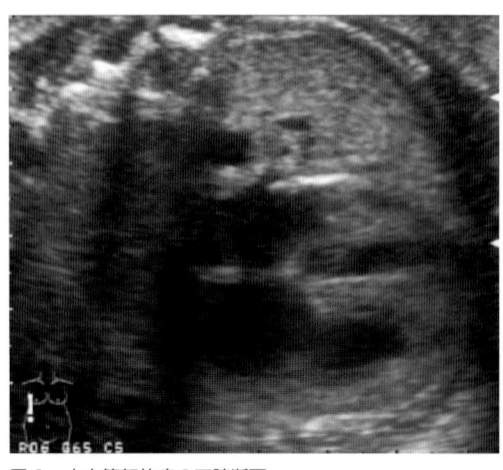

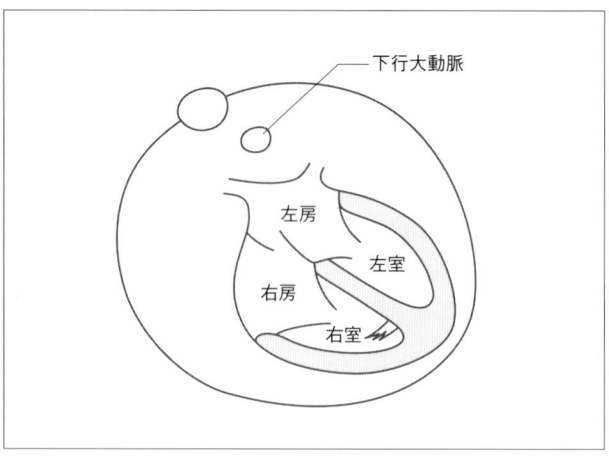

図1 大血管転位症の四腔断面
異常所見は見あたらない.

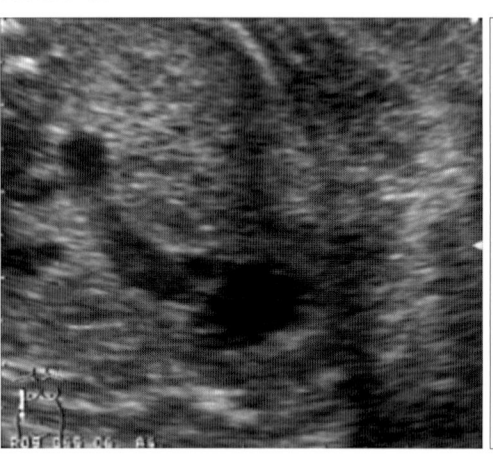

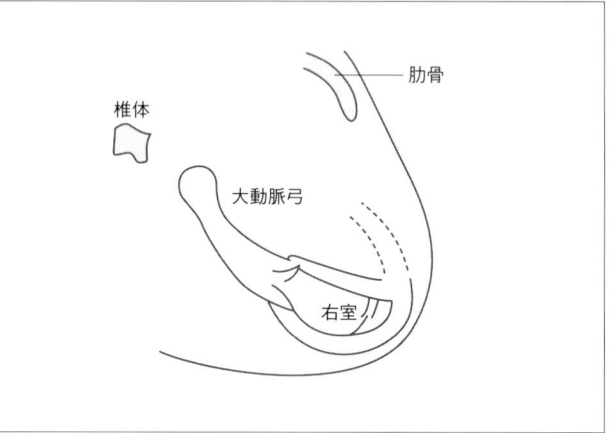

図2 大動脈
右室から分枝のない大血管(大動脈)が出ている.

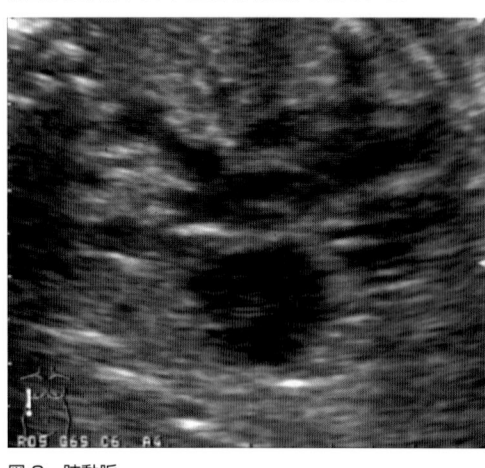

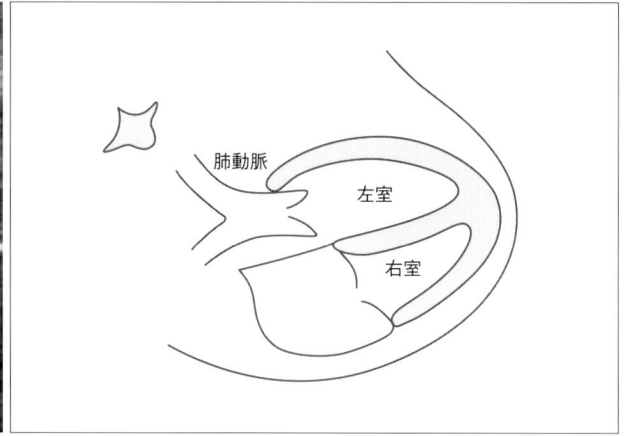

図3 肺動脈
左室から出ている血管は2つに分枝しており肺動脈とわかる.

【文献】
1) Kirk JS, et al：Sonographic screening to detect fetal cardiac anomalies：A 5-year experience with 111 abnormal cases. Obstet Gynecol 89：227-232, 1997

(松岡　隆)

3. ［レベル1］基礎的スクリーニング法
c. レベル1では発見に至る可能性が少ない疾患 3）腹部

■ 胃胞が左側にあるか

　胃胞が認められない場合は食道閉鎖などを疑う．ただし，正常胎児でもその後に描出されてくることもあるため判断には注意を要する．食道閉鎖はGross分類でタイプA～Eに分類される（図1）．タイプAやBでは胃胞が小さいまたは見えないことで気づかれることもある．食道気管食道瘻を認めるタイプCでは小さい胃胞が見えることが多い．タイプCが最も多く約8割を占める．他の所見としてはタイプA, B, Cでは約半数に羊水過多を伴う．また，食道閉鎖は合併奇形を伴うことも多く，食道閉鎖（esophageal atresia）に脊椎異常（vertebral defect），鎖肛（anal atresia），心奇形（cardiac anomaly），橈骨（radial dysplasia），腎（renal dysplasia）の異常を伴う合併奇形はそれぞれの頭文字をとってVACTER症候群と呼ばれる．また胃胞が胎児右側に認められた場合は内臓逆位や内臓錯位を疑い精密検査へ進む．

■ 胃胞，膀胱，胆嚢以外に囊胞像を認めないか

　胃胞，膀胱，胆嚢以外の囊胞を胎児腹腔内に認めた場合は，レベル1スクリーニング陽性として，診断を目的として精密超音波検査へ進む．精密超音波検査では囊胞の数，性状（単純性か否か），場所（上腹部，下腹部，腹腔内，後腹膜腔，隣接する臓器），性別などに注意して疾患の鑑別を行っていく．図2に単純性の多数の囊胞が本来の腎臓が存在すべき後腹膜腔に存在し，さらに正常な腎臓が描出されないことから多囊胞性異形性腎（multi cystic dysplatic kidney；MCDK）と診断された症例の超音波像を示す．図3もMCDKの症例であるが，図2の症例に比し囊胞が小さく発見しにくい．また図3の症例は両側性であり両側腎臓とも機能がないため羊水過少を伴っており，予後不良である．図2, 3で示したようにMCDKは両側性と片側性のものとがあり，その予後は著しく異なる．すなわち両側性の場合は腎機能が認められず予後が不良であるのに対し

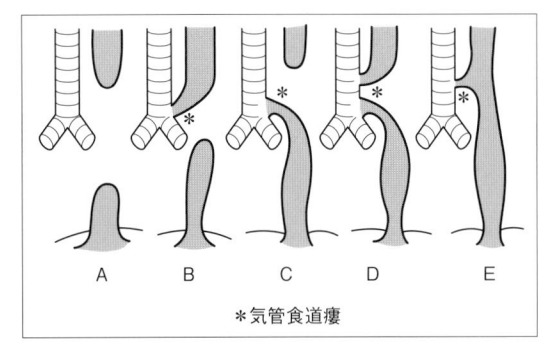

図1　食道閉鎖のGross分類
（日本小児外科学会HPより）

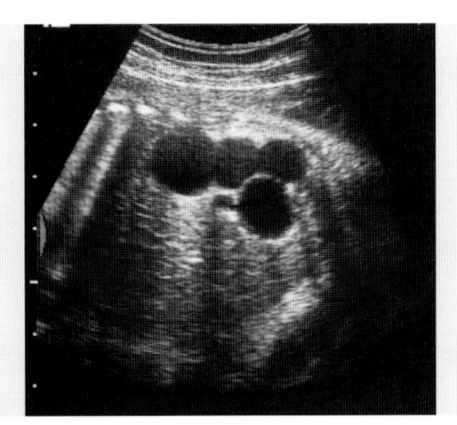

図2　MCDKの超音波像
大型な囊胞を多数認める．

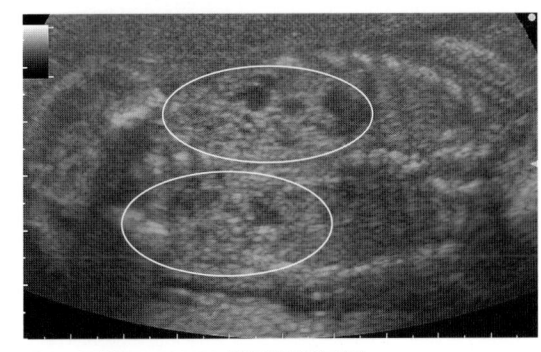

図3　両側性のMCDK（胎児前額断面像）
白い円で囲まれた部分がMCDKである．

て，片側性では通常健側腎が正常に機能するため予後は良好である．

（市塚清健）

3. ［レベル1］基礎的スクリーニング法
c. レベル1では発見に至る可能性が少ない疾患　4）背部・殿部

■ 異常な隆起を認めないか

　背部に異常な隆起を認める代表疾患として囊胞性二分脊椎が挙げられる．囊胞性二分脊椎は椎弓や棘突起の欠損部より脊柱管内の組織が瘤内に脱出している状態をいう．瘤内に脱出している組織により髄膜瘤，脊髄髄膜瘤などに分類される．脊髄髄膜瘤では80％以上で脳室の拡大がみられるため，頭部のスクリーニングにおいて脳室の拡大，頭蓋骨の変形（レモンサイン，図1）または小脳がヘルニアを起こすことにより大槽内で頭蓋に沿った形の変形（バナナサイン，図2）などが診断の契機になることがある．しかしながらレベル1のスクリーニングではレモンサインやバナナサインについては認識されない可能性が高い．一方，瘤が大きければレベル1のスクリーニングでも背部・殿部の観察で発見される可能性があるが，瘤が小さい場合（図3）や瘤の形成を伴わない潜在性二分脊椎（図4）は発見される可能性が少ない．

（市塚清健）

図1　レモンサイン（妊娠18週頭部横断像）

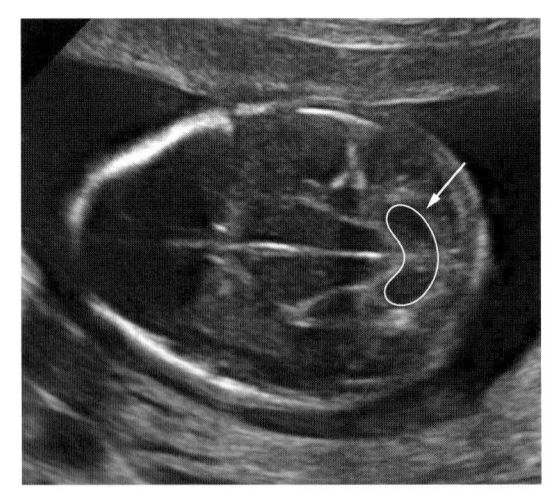

図2　バナナサイン（妊娠18週小脳横断像）

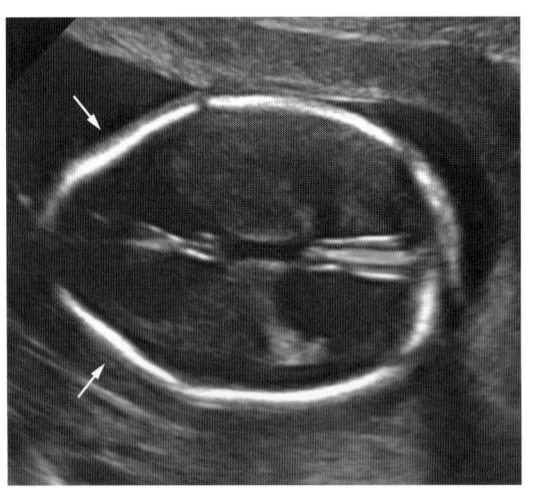

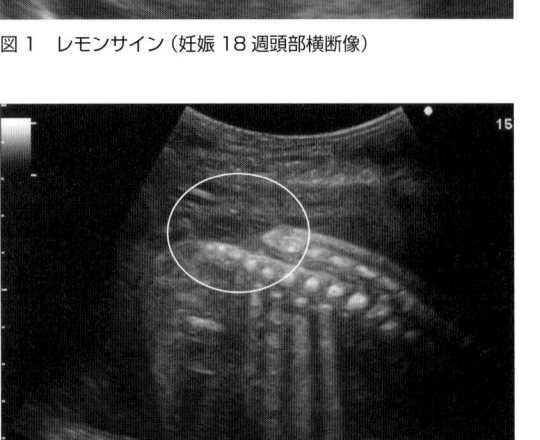

図3　脊髄髄膜瘤の矢状断面
瘤が小さくわかりづらい．

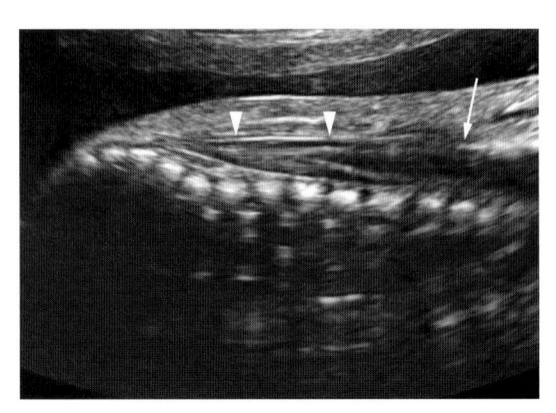

図4　潜在性二分脊椎（妊娠31週）
背中側から観察した正中矢状断面．矢印より尾側（画面左側）の棘突起が欠損している．ただし，髄膜（三角）は膨隆しておらず皮膚で完全に覆われている．

4．[レベル2] 産婦人科専門医向けスクリーニング法

A. 10〜11 週
　　胎児頭部が半球状で不整はないか
　　四肢は4本確認できるか
　　胎児全体が羊膜腔の中にあるか
B. 12〜15 週
　　頭部横断面で左右対称に脳や脈絡叢を認めるか
　　胸部横断面で拍動する心臓がやや左寄りに位置しているか
　　腹壁外に突出した臓器を認めないか
C. 18〜20 週
　1）頭部
　　　BPD（児頭大横径）は妊娠週数相当か
　　　頭蓋内は左右対称で異常像を認めないか
　　　頭蓋外に突出する異常像を認めないか
　2）上唇
　　　口唇裂はないか
　3）胸部
　　　心臓の位置はほぼ正中で軸は左に寄っているか
　　　左右心房心室のバランスは良いか
　　　胸腔内に異常な像を認めないか
　　　大動脈と肺動脈が螺旋状に走行しているか
　　　大動脈と肺動脈の太さはほぼ同じか
　4）腹部
　　　胃胞が左側にあるか
　　　胃胞，膀胱，胆嚢以外に囊胞像を認めないか
　　　腹壁（臍部）からの臓器脱出は認めないか
　5）脊柱・殿部
　　　椎体と棘突起が欠損なく並んでいるか
　　　異常な隆起を認めないか
　6）四肢
　　　十分な長さの四肢が確認できるか
　7）羊水
　　　羊水過多や過少は認めないか

レベル2 スクリーニング 総論

レベル2は，日本産科婦人科学会発行の「産婦人科研修の必修知識 2011」，「産婦人科研修の必修知識 2013」に掲載されている方法である．レベル1との大きな違いは，チェック項目に，上唇，大動脈と肺動脈，脊柱が加わったことと，スクリーニングの時期が18～20週の一度だけでなく妊娠初期にも行うということの2点である．

妊娠10～11週におけるスクリーニングも含め，経腹法でもチェックできる項目に絞っているため，医師だけでなく，助産師，看護師，臨床検査技師，診療放射線技師も実施できる．レベル1と同様に，一般普及型の超音波診断装置でも十分実施可能であるが，極端に古い装置やポケットサイズの簡易型の装置は避けたほうがよい．

■妊娠10～11週

チェック項目を表1に示す．妊娠10～11週のスクリーニングは，経腹法でもチェックできるが，項目(3)の「胎児全体が羊膜腔の中にあるか」は，母体腹壁の状況とか使用する超音波診断装置の性能によっては確認しづらいことがあるため，医師であれば経腟法で行うことが望ましい．わずか3項目であり，妊婦健診における妊娠週数確定（修正）のための頭殿長（CRL）計測時に実施することが可能である．

妊娠10～11週は，致死的で大きな異常を早期に発見して母体の肉体的精神的負担を少しでも軽くしようとするものである．

■妊娠12～15週

チェック項目を表2に示す．妊娠12～15週のスクリーニングは妊娠18～20週でチェックできる疾患を対象としており，大きな形態異常を妊娠18～20週になる前に早目に見つけようとするもので省略してもよい．これもわずか3項目であり，妊婦健診における妊娠週数確認（修正）のための児頭大横径（BPD）計測時に実施することができる．

表1　レベル2のチェック項目（妊娠10～11週）
(1) 胎児頭部が半球状で不整はないか
(2) 四肢は4本確認できるか
(3) 胎児全体が羊膜腔の中にあるか

表2　レベル2のチェック項目（妊娠12～15週）
(1) 頭部横断面で左右対称に脳や脈絡叢を認めるか
(2) 胸部横断面で拍動する心臓がやや左寄りに位置しているか
(3) 腹壁外に突出した臓器を認めないか

表3　レベル2のチェック項目（妊娠18～20週）

頭部 (図1a)	(1) BPDは妊娠週数相当か (2) 頭部横断面で内部は左右対称で頭蓋内に異常像を認めないか (3) 頭蓋外に突出する異常像を認めないか
上唇 (図1b)	(4) 口唇裂はないか
胸部 (図1c)	(5) 心臓の位置と軸は左に寄っているか (6) 左右心房心室の大きさのバランスはよいか (7) 胸腔内に異常な像を認めないか
大血管 (図1d, e)	(8) 大動脈と肺動脈がらせん状に走行しているか (9) 大動脈と肺動脈の太さはほぼ同じか
腹部 (図1f, g, h)	(10) 胃胞が左側にあるか (11) 胃胞，膀胱，胆嚢以外に囊胞を認めないか (12) 腹壁（臍部）から臓器の脱出を認めないか
脊柱・殿部 (図1i)	(13) 椎体と棘突起が欠損なく並んでいるか (14) 背中，殿部に異常な隆起を認めないか
四肢 (図1j, k)	(15) 十分な長さの四肢が確認できるか
羊水	(16) 羊水過多も過少も認めないか

■妊娠18～20週

レベル1のスクリーニングと実施時期は同じであるが，チェックのための画像を描出するのにプローブの操作法など多少の習熟度が要求されるためにレベル1から除かれていた項目（上唇，大動脈と肺動脈，脊柱）が追加されている．

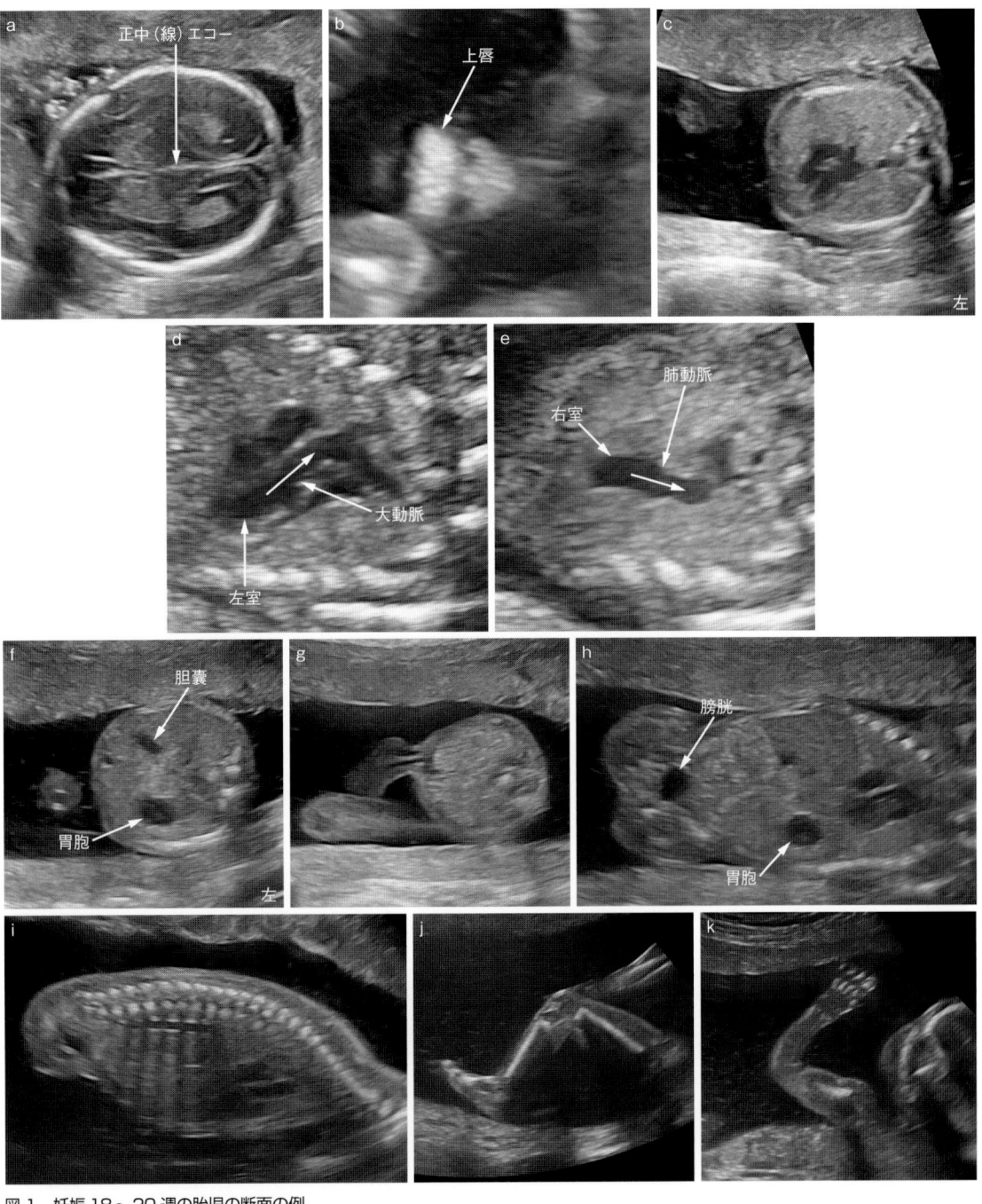

図1 妊娠18～20週の胎児の断面の例
a：頭部横断面．b：顔の前額断面に近い断面（拡大画像）．c：胸部横断面（四腔断面）．d：大動脈の流出部分の断面（図cより拡大している）．e：肺動脈の流出部分の断面（図cより拡大している）．f：腹部横断面（胃胞の高さ）．g：腹部横断面（臍の高さ）．h：胸腹部前額断面．i：背中側から観察した正中矢状断面．j：足．k：腕

　レベル1スクリーニングと同様，いきなりチェック項目をチェックするのではなく，まず，子宮内をざっと見渡して，胎児の頭の位置と背中の向きから頭の中で子宮内の胎児の位置や向きを思い浮かべ，超音波診断装置に表示される画像で胎児の左側が画面のどちら側に映るかを把握する．もし，頭の中に思い浮かべるのが難しいようなら，「レベル1スクリーニング総論」の図1（13頁）に示すように人形を置いてみるとわかりやすい．

[レベル2] スクリーニング　総論

1. チェック項目

チェック項目を表3に示す．基本的に，胎児の横断像を頭頂から殿部まで移動させながら，頭部，胸部，腹部を観察する．背部・殿部は，背中側からプローブを当てて正中矢状断面で観察する．四肢は四肢の長軸にプローブを合わせて観察する．参考のため，代表的な断面の例を図1に示すが，重要なことは，各々の部位の1断面だけで判断するのではなく断面の位置をずらしながら全体をチェックすることである．すなわち，例えば頭部のチェックでは，図1aの1断面で判断するのではなく頭頂から脳底まで横断面をずらしながら，頭蓋内外全体を観察する．

参考に，レベル2のチェックリストの例を図2に示す．

2. スクリーニングの判定

チェック項目の質問に対し「はい」の場合は陰性，「いいえ」の場合は陽性と判断する．確認できない場合は時間をあけて再検査するが，再検査は妊娠21週になる前に行うことが望ましい．再検査を行っても確認できない場合は，陽性として扱う．チェック項目にはないが，正常と異なるような形態が疑われた場合は，その所見を記載した上で陽性とする．

陽性が1つでもあれば，精密検査にまわす．

3. スクリーニングの限界

レベル2では，出生前診断が重要な総肺静脈還流異常と大動脈離断/縮窄に対するチェック項目は含まれていない．これはドプラ法を用いる必要があったり胎児超音波診断にある程度習熟している必要があるなどの理由から省いてあるが，可能ならば，項目「5. レベル2＋α」(80頁) を参考にチェックすることが望ましい．

また，スクリーニングの時期には病変が小さく発見されなかったり，妊娠20週以降に発症する脳室拡大，胸水，腹水，卵巣嚢腫などの疾患もあるため，妊娠18〜20週のスクリーニングで異常が見つからなかったからといって，出生時まで超音波検査が不要というわけではない．できるだけ，妊婦健診時には超音波診断装置を用いて，頭部，胸部，腹部に異常な液体貯留や腫瘤像がないかを一瞬でもよいので確認することが望ましい．

（馬場一憲）

3次元超音波とスクリーニング

胎児形態異常のスクリーニングは，通常の超音波断層法だけで十分行うことができる．しかし，スクリーニング陽性の胎児の精密検査で3次元超音波を使用すると，見落としていた，あるいは不確実だった異常が明白になることもある．特に胎児の3次元像は，顔面の異常，耳介低位（図），overlapping finger や内反足などの外表の異常の診断に有用である．

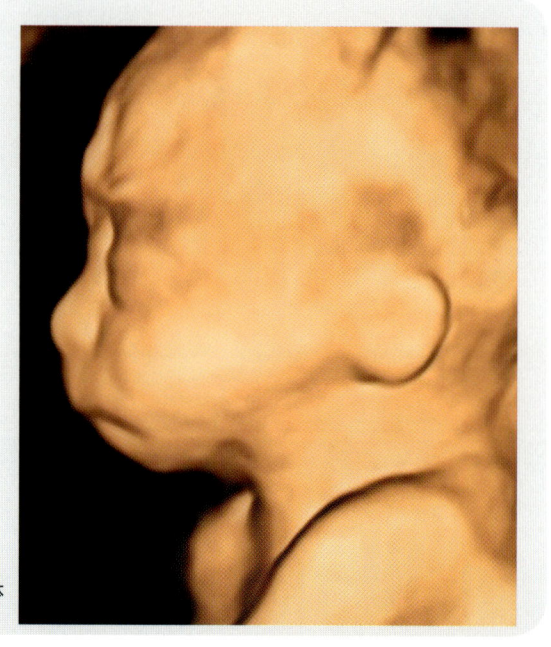

図　胎児の3次元像
妊娠24週の胎児で耳介低位と小顎がある．羊水染色体検査で18トリソミーと診断された．

胎児チェックリスト（妊娠 18〜20 週）

　　　　　　年　　月　　日　　妊娠　　週　　日　　検査者　　　　　

再検(月日)

1．頭部
- ・BPD　　　　mm（　　SD）
- ・頭蓋内は左右対称で異常像を認めない　□
- ・頭蓋外に突出する異常像を認めない　□

□　月　日
□　月　日

2．口唇
- ・口唇裂を認めない　□

□　月　日

3．胸部
- ・心臓の位置と軸は左に寄っている　□
- ・左右心房心室の大きさのバランス良い　□
- ・胸腔内に異常な像を認めない　□

□　月　日
□　月　日
□　月　日

- ・大動脈と肺動脈がらせん状に走行　□
- ・大動脈と肺動脈の太さほぼ同じ　□

□　月　日
□　月　日

4．腹部
- ・胃胞は左側　□
- ・胃，膀胱，胆嚢以外に嚢胞を認めない　□
- ・腹壁(臍部)から臓器の脱出を認めない　□

□　月　日
□　月　日
□　月　日

5．脊柱・殿部
- ・椎体と棘突起が欠損なく並んでいる　□
- ・背中，殿部に異常な隆起を認めない　□

□　月　日
□　月　日

6．四肢
- ・十分な長さの四肢を確認　□

□　月　日

7．羊水
- ・羊水過多も過少も認めない　□

□　月　日

その他気づいた点

図2　レベル2胎児スクリーニング検査（妊娠18〜20週）のチェックリスト

4．［レベル2］産婦人科専門医向けスクリーニング法
A．10〜11週　a．チェック項目の正常像とチェックのポイント

　妊娠初期の超音波検査では，正常な場所に妊娠しているか，胎児（胎芽）が生存しているか（流産していないか）の確認が中心となるが，妊娠10週ともなれば，胎児の形態も少しずつ観察可能となってくる．妊娠週数の決定，発育の評価だけにとどまらず，胎児の形態異常の有無の超音波診断について，「産婦人科研修の必修知識（日本産科婦人科学会編）」の中でも，少なくとも妊娠10〜11週頃に外表の大きな異常のチェックと，妊娠18〜20週頃に外表と内臓のチェックを行うことが望ましいとの記載がある．妊娠12〜15週になると，もう少し胎内の臓器についてもその存在を確認できるようになる．

■**胎児頭部が半球状で不整はないか**（図1）

　胎児頭部を全体的に走査して，頭蓋骨に欠損がないか，きれいな半球を呈しているか確認する．半球状を呈していない不整な場合は，無頭蓋症が疑われる．

■**四肢は4本確認できるか**（図2）

　胎児が大きくなると，胎児全体を観察しづらくなるため，骨格や四肢などの大きな部分は早い時期にチェックしておくのが望ましい．四肢があることだけでなく，肢位についても問題ないか確認をする．

■**胎児全体が羊膜腔の中にあるか**（図3）

　胎児すべての部分が羊膜腔内に存在するかを確認する．羊膜を突き破って外に出ている場合 body stalk anomaly が疑われる．そのような場合，特に臍帯付着部位で異常が起きることが多いので，臍帯を含め，羊膜腔が保たれているかの確認を行う．胎児側の臍帯付着部には生理的な臍帯ヘルニアを認める時期であるので，妊娠12週までは異常と判断しない．

（長谷川潤一）

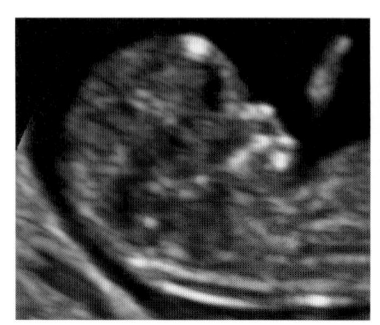

図1　妊娠10週の頭部
半球状で表面は整である．

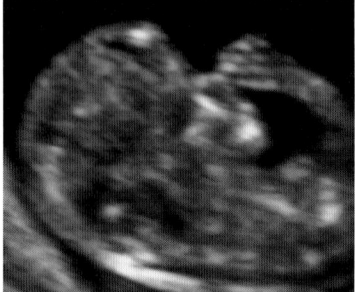

図2　妊娠10週の胎児の四肢
手（左）と下肢（右）

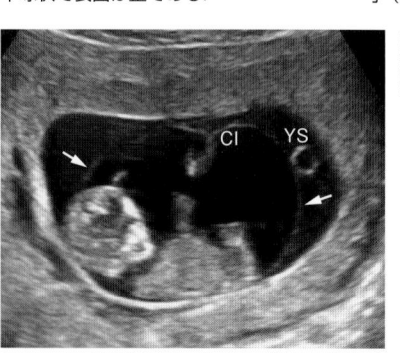

図3　妊娠10週の胎児と羊膜腔
胎児はすべて羊膜（矢印）腔内に存在する．胎盤側の臍帯付着部位（CI）の羊膜に欠損がない．YS：卵黄嚢

4. [レベル2] 産婦人科専門医向けスクリーニング法
A. 10〜11週　b. 発見に至る可能性のある疾患

妊娠初期の胎児の観察は，高周波数（5〜9MHz）で解像度の高い経腟プローブを用いて行うことが多い．最近の超音波機器の進歩により，解像度が高い機器が登場してきたことによって，妊娠10〜11週でも経腹的に観察できるようになってきた．とはいえ，この時期の超音波検査による胎児の観察は，子宮や子宮近傍の臓器の条件によってはアプローチが困難なことがあるので，条件に応じて経腹または経腟的なアプローチの方法を考慮する．条件がよくないなか，経腟超音波検査が長時間に及ぶことで，妊婦の負担は大きくなるためである．

妊娠10〜11週という時期は，胎児頭殿長で4〜6cmほどの大きさであるが，超音波機器の性能がよくなって，0.1mm単位の解像度があるものになってきており，妊娠の早期にみられる形態異常を診断するのに適した時期であるといえる．この時期の胎児における正常超音波所見を確認しておくことで超音波診断できる形態異常もあるため，日頃の診療に際して留意しておきたい．

前項での胎児正常構造が確認できれば，胎児の経過は良好であると考えられるが，この時期でも観察可能な胎児形態異常について本項で解説する．

■胎児頭部が半球状で不整はないか

妊娠10〜11週に超音波で観察可能な胎児形態異常について表1に示す．妊娠初期に診断できる胎児形態異常は，致死的で予後不良な疾患であることが多い．妊娠リスクのふるい分け（スクリーニング）という観点から，この時期に胎児形態異常を診断しておく意義は大きいと考えられる．一方，妊娠10〜11週という時期は，初期流産の時期を超え，胎児心拍が確認でき，分娩予定日が決定後，妊婦にとって妊娠を実感することができることが多いため，この時期に胎児の致死的疾患を診断し，説明することに対して注意が必要である．

表1　妊娠10〜11週に超音波で観察可能と思われる胎児形態異常

全身	胎児浮腫
頭頸部・中枢神経	無頭蓋症 脳瘤 全前脳胞症 cystic hygroma
胸部	胸水 心臓脱出
腹部	臍帯ヘルニア body stalk anormaly 膀胱外反症
四肢	人魚体

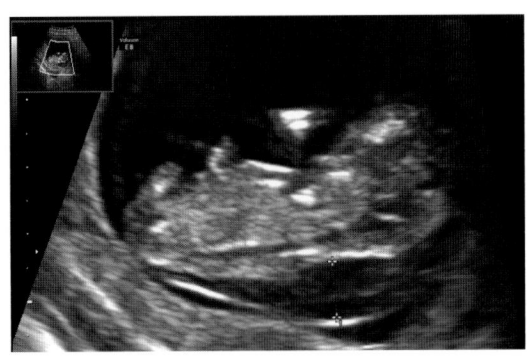

図1　胎児浮腫

◎胎児浮腫

胎児循環が障害されると，妊娠の時期を問わず，胎児浮腫が超音波で観察できる（図1）．胎児に著明な皮下浮腫および腔水症（胸水・腹水の貯留）を認めれば，胎児水腫と診断する．正常胎児にも見られる後頸部浮腫（nuchal translucency：NT）とは，所見の意義が異なるため，NTと胎児皮下浮腫の所見を妊婦へ説明する際には十分に注意が必要である．また，NTの評価は正しい基準断面（別項参照）で計測した胎児頭殿長が45〜84mmである時に限って胎児染色体異常のリスク評価に対する意義があるのであって，この時期，特に妊娠11週未満で頭殿長45mm未満の場合にはNTを評価してはならない．

◎無頭蓋症
　その名の通り，頭蓋骨が形成されない形態異常である．本来，脳実質を保護するための頭蓋骨であるが，それが形成されないため，脳実質は羊水腔内に剥き出しにされた状態である．胎児の正中矢状断面で滑らかな半球状の頭蓋骨が確認できないことによって診断される（図2）．

◎脳瘤
　頭蓋骨の一部が欠損し，脳実質の一部が頭蓋の外に脱出する疾患である．頭蓋骨の欠損孔の大きさによって脳実質の脱出範囲が変わってくる．脳実質の脱出範囲によって神経学的予後への影響は変わってくるが，妊娠10～11週の時期に診断されるものは予後不良であると考えられる．通常は正中部の頭蓋骨の一部が欠損して発生するため，頭部の正中矢状断面を描出すれば，診断可能となる．

◎全前脳胞症
　神経管の頭側は脳に，尾側は脊髄に分化していくのは妊娠5～10週で，脳胞と呼ばれる複数の膨らみが発生し，最も頭側の前脳胞が左右の大脳半球になる．この段階で大脳が左右に正常に分離しなかったことによって起きる疾患である．妊娠10～11週で，眼窩や脈絡叢の分離を超音波で観察できれば，本疾患ではないことが診断できる（図3）．

◎ cystic hygroma
　頸部リンパ管と頸静脈との交通不全や閉塞に起因するリンパ管の拡張，すなわちリンパ管腫がその病態といわれている．形態として，単胞性と多胞性をとることがあり，first trimester から second trimester のはじめには超音波診断可能となり，週数が進むにつれて検出率は低くなる．単胞性か多胞性かは嚢胞内に隔壁が存在するか否か，によって決まる．自然消失することがあるが，second trimester 以降も確認される症例の予後は不良である（図4）．

■四肢は4本確認できるか
◎人魚体
　妊娠5週（胎生3週）頃に胚の尾側中部の原基が欠損することによって起きると考えられ，下肢の癒合，両側腎の無または低形成，鎖肛といった形態異常を伴うことを特徴とする症候群である．超音波診断は，羊水過少や単一臍帯動脈といった

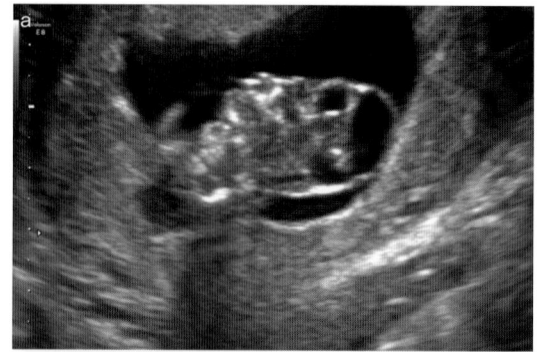

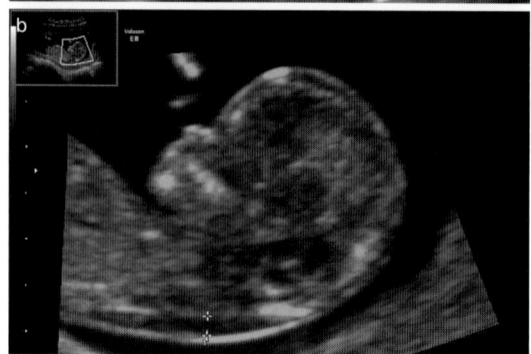

図2　無頭蓋症（a）と正常な頭蓋骨（b）

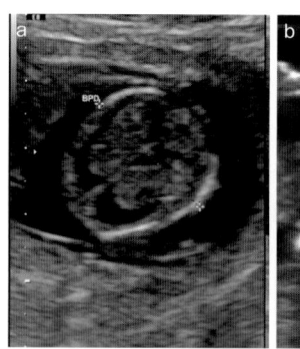

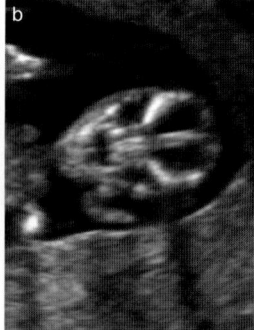

図3　脈絡叢（a）と眼窩（b）

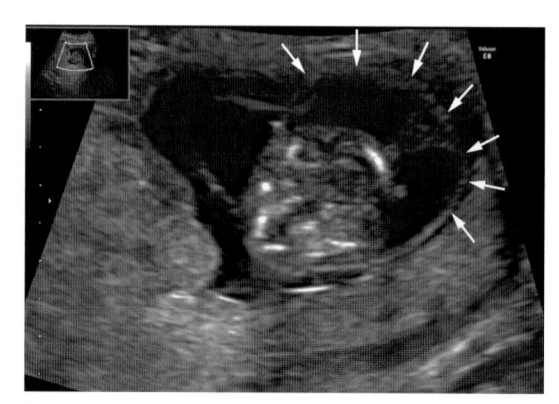

図4　cystic hygroma（頸部）

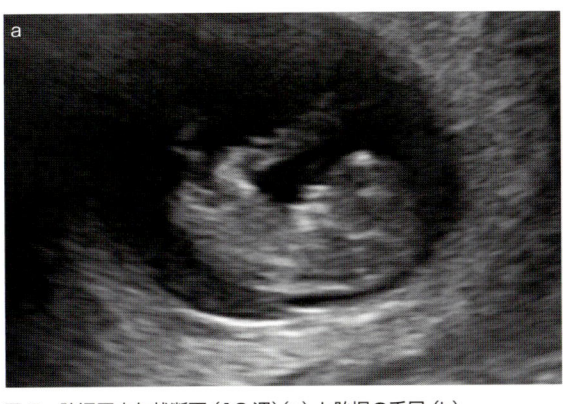

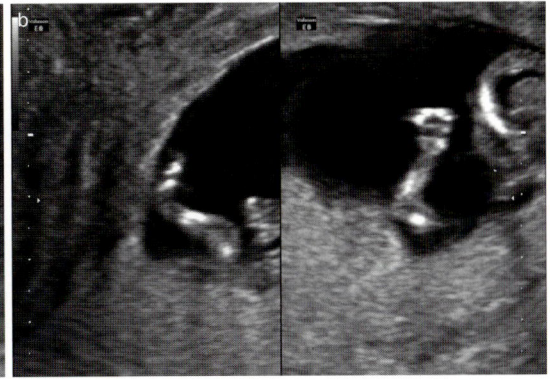

図5 胎児正中矢状断面（10週）(a) と胎児の手足 (b)

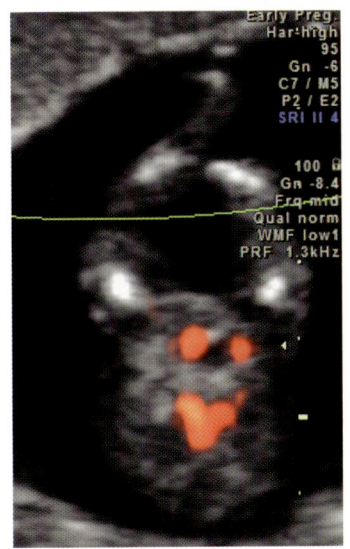

図6 膀胱と臍動脈

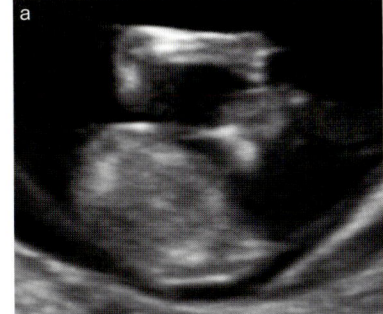

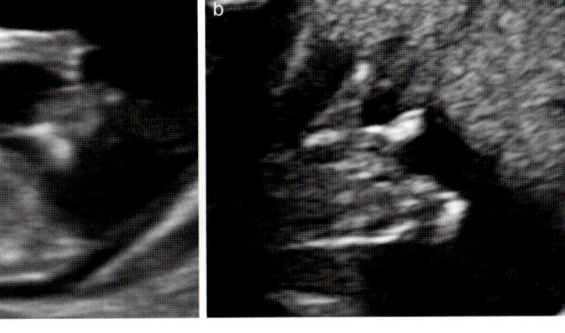

図7 合指症例
a 手指がきれいに描出されず，異常が疑われた症例（11週）
b 本例は20週で合指症と診断した．

所見が役立つといわれているが，妊娠10～11週で図5bのような四肢を超音波で確認することができなければ，羊水過少の所見が認められる時期よりも早期に診断が可能となると考えられる．この時期は，膀胱やその脇の臍動脈2本を超音波で確認できる（図6）ため，その確認により本症候群がないことを診断できる．

■胎児全体が羊膜腔の中にあるか

◎ body stalk anormaly
腹壁の欠損部から肝臓や腸管が脱出し，臍帯が欠損しておりヘルニア嚢は直接胎盤に達する．それに加えて，側彎症，頭蓋異常，四肢異常，過短臍帯といった多発する形態異常を伴う予後不良な疾患である．妊娠10週頃までは生理的臍帯ヘルニアを認めることがあるため，臍帯ヘルニア＝形態異常ではないことに注意する．また，胎児の一部が羊膜腔外に存在することにより，診断することができる．また，胎児の正中矢状断面で脊椎，臍輪部，頭蓋骨が同一断面に描出することができ（図5a），四肢の確認（図5b）を行うことで本疾患を除外診断することができる．また，手指が描出できない場合は異常を疑う必要があり，成長した妊娠中期以降もフォローアップすることが重要である（図7）．

（仲村将光）

4.[レベル2]産婦人科専門医向けスクリーニング法
B. 12〜15週 a. チェック項目の正常像とチェックのポイント

■ 頭部横断面で左右対称に脳や脈絡叢を認めるか（図1）

　胎児頭部を全体的に走査して，頭蓋骨に欠損がないかを確認する．頭部横断面では，正中ラインで左右対照となっているかを確認し，蝶の羽の形をした大きな脈絡叢があるかを確認する[1]．これが認められない場合は，水無脳症や全前脳胞症が疑われる．大横径（biparietal diameter：BPD）は，この頃に誤差が少ないことから，それ以前に妊娠週数が決定されていない場合は，BPDを用いて決定する．

■ 胸部横断面で拍動する心臓がやや左寄りに位置しているか（図2）

　中期に行われる胎児心臓の超音波検査で観察する四腔断面と同じ断面で，胸部・心臓を観察する．この時期では，条件が良ければBモードで四腔断面を観察することができるが，少なくとも心臓を胸腔内で左寄りに位置し，心軸が適切であるか，規則正しい心拍があるかを確認する．心臓の周りの肺野にも異常がないか確認する．胃胞も観察できることが多いので，内臓逆位がないかも観察可能である．

■ 腹壁外に突出した臓器を認めないか（図3）

　腹壁に異常がないか，矢状断面，横断面で確認する．腹部の臍帯付着部にも異常がないかを確認する．

【文献】
1) Souka AP, et al：Assessment of fetal anatomy at the 11-14-week ultrasound examination. Ultrasound Obstet Gynecol 24：730-734, 2004

（長谷川潤一）

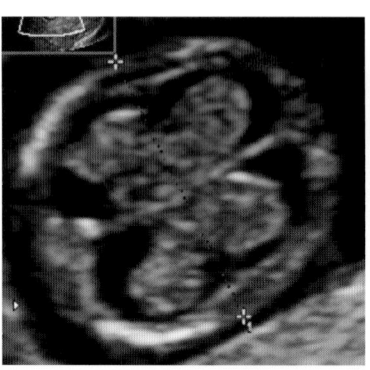

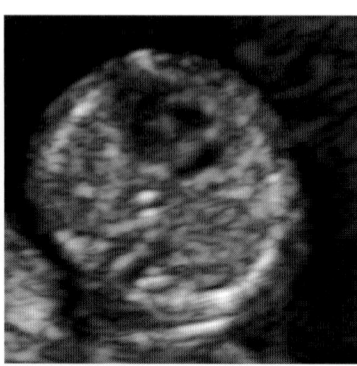

図1（左）　妊娠12週の頭部横断面
大脳鎌で左右対照，蝶の羽の形をした脈絡叢がある．

図2（右）　妊娠12週の胸部・心臓横断面
胸腔内で左寄りに位置し，適切な心軸で，四腔断面が観察できる．肺野にも異常がない．

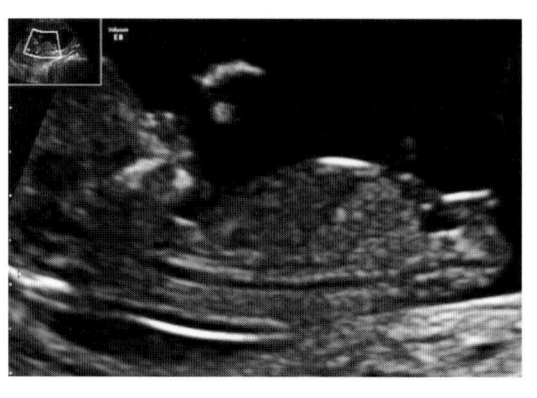

図3　妊娠12週の腹壁矢状断面
腹壁に欠損がなく，腹部の臍帯付着部にも異常がない．

4. ［レベル2］産婦人科専門医向けスクリーニング法
B. 12～15週　b. 発見に至る可能性のある疾患

■ **頭部横断面で左右対称に脳や脈絡叢を認めるか**

頭蓋内に脳がなく液体だけで満たされた水無脳症や，大脳が左右に分離せず側脳室が1つになった全前脳胞症の診断に至ることがある．また，この時期には頭蓋骨が白く明瞭に見えてくるが，それが見えない場合，妊娠10～11週で分かりづらかった無頭蓋症が診断される可能性もある．

■ **胸部横断面で拍動する心臓がやや左寄りに位置しているか**

内臓逆位，先天性横隔膜ヘルニア，先天性嚢胞状腺腫様形成異常（congenital cystic adenomatoid malformation：CCAM），肺分画症などの診断に至ることがある．また胸水が発見されることもある．

■ **腹壁外に突出した臓器を認めないか**

臍帯内に腹腔内臓器が脱出した臍帯ヘルニア，腹壁の欠損部位から腹腔内臓器が羊水中に脱出した腹壁破裂，腹腔内臓器の脱出や側彎などの異常を認める body stalk anomaly などの診断に至る可能性がある．

[妊娠12～15週の胎児形態異常スクリーニング]

胎児形態異常スクリーニングは妊娠中期，特に妊娠20週前後で行われている施設が多いが，近年の超音波診断装置の高性能化によって，条件によっては妊娠12～15週で胎児の詳細な形態が観察可能となってきた．疾患によっては診断時期を早めることができる可能性があり，レベル2の域を超えるが，参考に妊娠12～15週に超音波診断可能と思われる胎児形態異常についても解説する．

1. 頭部

この時期，胎児の頭部は脈絡叢が butterfly 状に観察でき，頭蓋内の大部分を占める（図1a）．脈絡叢が小さく観察される場合は，形態異常として胎児の疾患を疑う．図1bの症例は染色体検査の結果，48, XXYY の核型であった．また，妊娠11～20週の脈絡叢には，3mm以下の脈絡叢嚢胞（choroid plexus cyst）が0.6～2.3％にみられると報告されている[1]．多くは正常で，神経学的予後に寄与しないが，3mm以上で両側にみられる場合は，Trisomy 21，または Trisomy 18 であることが多い[1]．

鼻骨は正中矢状断面で確認する．鼻骨の欠損や低形成は Trisomy 21 との関連が報告され[2]，染色体異常のソフトマーカーとしての意味合いが大きい．

小脳もこの時期に観察可能となる（図2）．小脳大横径は観察可能となってから，胎児発育とともに増大し，20週頃までは週数＝小脳大横径mmであるので，小脳低形成の診断の補助とする目安となる．また，胎児発育不全と胎児染色体異常，Arnold-Chiari 奇形の鑑別の補助となる．

図1　正常脈絡叢図（a）と小さい脈絡叢（b）
BPD計測断面において脈絡叢は頭蓋内の大部分を占める高エコーな蝶形の構造が確認できる（a）が，脈絡叢が小さく無エコー域が目立つ場合（b）は異常を疑う．

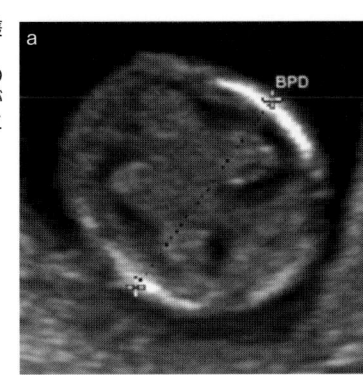

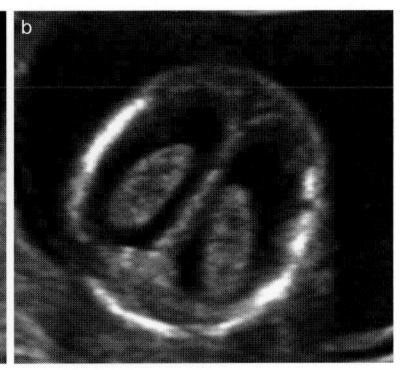

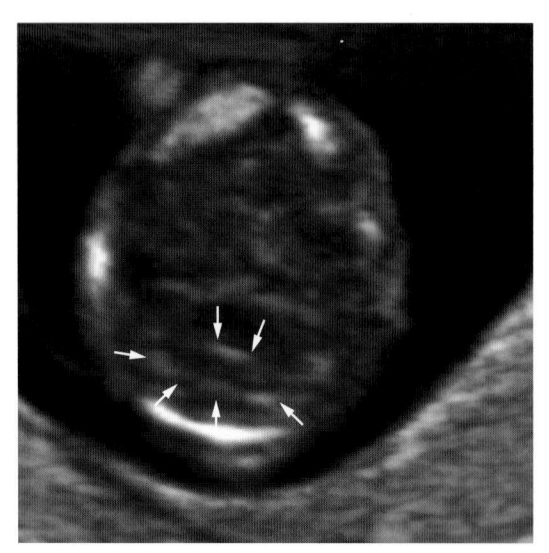

図2　胎児小脳（13週）
13週の胎児小脳は超音波で図のように確認できる．

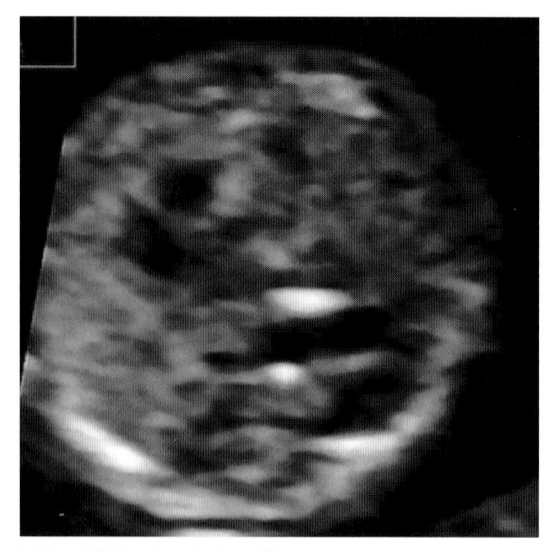

図3　横隔膜ヘルニア（13週）

2. 胸部

　胸部の観察において重要なのは，心臓の観察である．大血管の走行や心房および心室の欠損孔といった細かな構造は，超音波検査で鮮明な画像の得られる妊娠14週以降に観察可能となってくるが，それ以前でも心臓の観察は重要である．

　心軸の左右偏移や，四腔断面でcardiothoracic area ratio（CTAR）が35％以上といった所見を認めた場合，胎児の先天性心疾患を疑う．心軸の向きと胃胞の位置は児の左側であるのが正常な所見であるが，不完全内臓錯位がある場合は心軸の向きと胃胞の位置が逆になる．

　心臓は胸郭内のやや左寄りに位置するのが正常であるが，胸郭内に先天性嚢胞状腺腫様形成異常といった腫瘍，胸水，横隔膜ヘルニアを合併している場合は，心臓がそれらに圧排されて偏移しているのが観察される（図3）．

　胎児胸水の原因の多くは乳び胸で，リンパ管からのリンパ液の漏出が原因で，自然消失する場合もある．しかし，漏出量が増加し，肺実質や心臓への圧迫によって肺成熟や心機能が障害されることがあるため，診断目的を含めて胸水穿刺により胎児胸水の除去が考慮される．胎児の先天性心疾患により胎児心不全をきたし，それが胸水の原因となることがある．また，トキソプラズマ，サイトメガロウイルス，ヒトパルボウイルスといった感染症も胎児胸水の原因となりうる．

3. 腹部

　胃胞はこの時期に確認できるため，それを確認できない場合は消化管閉鎖を疑う．この時期の臍帯ヘルニアは生理的ではないので病的であると認識し，腹壁破裂との鑑別に留意する．それらの鑑別は，ヘルニア嚢を超音波検査で確認できるかどうかで診断する．

　横隔膜は肺実質と腹腔との境界になっているが，欠損孔があってヘルニアを形成していれば，腹腔内の腸管や肝臓といった臓器が胸腔内に脱出していることが確認できる．

　腎泌尿器系の異常がある場合，巨大膀胱や腎盂拡大といった尿の排出障害とPotter症候群のⅠ型のような尿の産生障害に分類される．前者は嚢胞状の膀胱や腎盂が超音波検査で確認でき，後者は膀胱や腎動脈の確認ができないことが診断の補助となる．

4. 骨格

　正中矢状断面で胎児の背側から超音波を当てるようにして椎体を観察する（図4a）．脊髄髄膜瘤は腰仙椎に発生しやすいため，腰仙椎の連続性には特に注意する．正常胎児はneutral positionで脊椎が同一断面内に描出されるが，側弯症がある場合は，脊椎全体を超音波検査で描出することができない．

　妊娠20週前後になると，胎位によって超音波が届きにくいことがあり，胎児の手指がなかなか観察できないことがあるが，この時期の手指の観

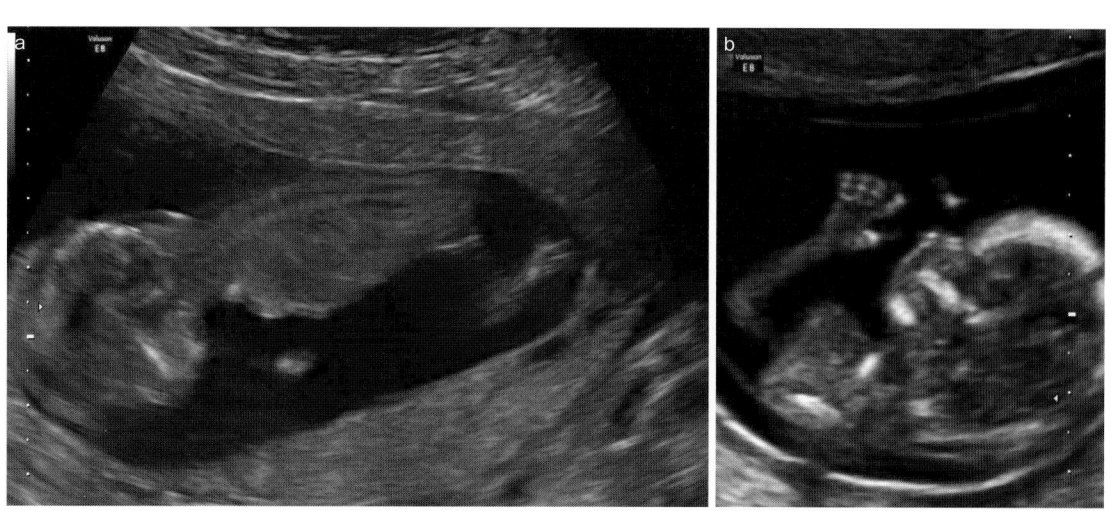

図4 脊椎(a)と手指(b)
胎児脊椎は正中矢状断面で確認できる(a)が,次の背側から超音波ビームを当てることがポイントである.手指は妊娠20週前後よりも観察しやすい(b).

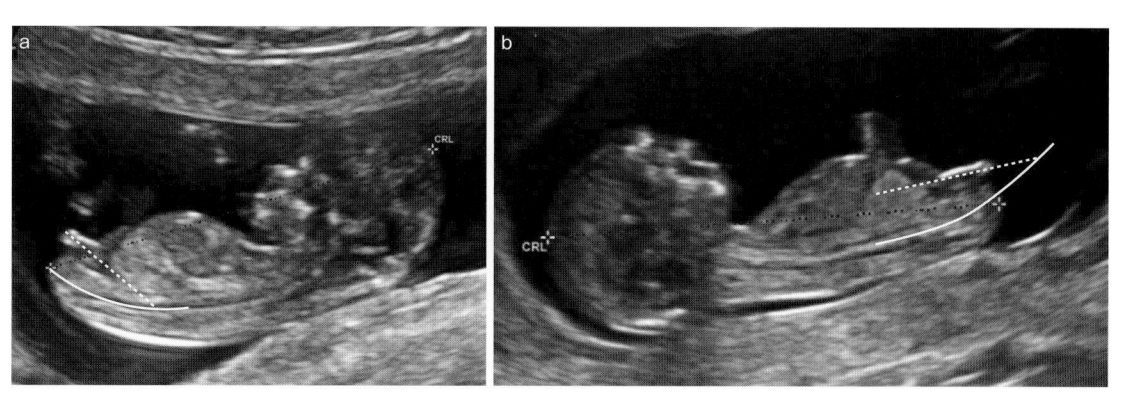

図5 男児(a)と女児(b)
胎児の正中矢状断面で外性器および脊椎の延長線が交わる場所によって児の性別を診断する.胎児内で交われば男児(a),胎児外で交われば女児(b)と診断する.

察は胎位に影響を受けることが少なく観察しやすい(図4b).指先まで確認できるため,前腕欠損,多指症や少指症も観察することができる.

5. 外性器

この時期の外性器は正中矢状断面で描出し,性別を診断する.neutral positionで外性器の延長線が胎児内で脊椎と交差すれば男児(図5a),胎児外で脊椎の延長線と交差すれば女児(図5b)と診断される.頻度に性差のある疾患を合併している場合の性別診断は重要である.

【文献】
1) 小山理恵ほか:産科における超音波画像診断の知見について.産と婦 75:499-503, 2008
2) Maymon R, et al:A model for second-trimester Down syndrome sonographic screening based on facial landmarks and digit length. Ultrasound Obstet Gynecol 27:290-295, 2006

(仲村将光)

4. [レベル2] 産婦人科専門医向けスクリーニング法
C. 18～20週 a. チェック項目の正常像とチェックのポイント 1)頭部 2)上唇

■BPD（児頭大横径）は妊娠週数相当か

　レベル2スクリーニングにおいてもレベル1スクリーニングと同様に大横径（biparietal diameter；BPD）は定量的評価が求められる．すなわちBPDを計測し±1.5SDを超える場合は妊娠週数相当から逸脱していると判断しスクリーニング陽性とする．頭蓋内構造をスクリーニングに沿って確認し，スクリーニング陰性であれば子宮内胎児発育不全や過成長などを疑い，腹囲や大腿骨長など他の計測値と合わせて総合的に評価を行う．図1にBPDの超音波像およびBPD値の妊娠週数に対する回帰曲線を示す[1]．現在使用されている超音波診断装置にはこれらの値がインプットされており，計測値に対するSDおよび対応する妊娠週数が自動表示される．レベル2スクリーニングにおいてもレベル1スクリーニング同様にBPDは定量的評価が求められる．

■頭蓋内は左右対称で異常像を認めないか

　BPD計測断面では正中に大脳鎌が観察されそれを指標に左右の対称性を確認する．すなわち大脳鎌を挟んで脳構造物は位置や大きさが鏡面像のように左右対称に存在する．本断面では通常大脳鎌のほかに透明中隔および透明中隔腔，視床，大脳脚，四丘体槽がそれぞれ左右対称性に観察される．透明中隔は大脳正中部に存在し，左右側脳室前角を分離する薄板である透明中隔葉（側脳室の正中壁を形成）とその間隙である透明中隔腔からなる．中隔腔に存在する液体は生後短期間で吸収され，腔は消失し，左右の中隔葉は癒合する．透明中隔腔の尾側後方はVerga腔と呼ばれ，透明中隔同様に胎児特有の余剰腔であり互いに交通しており同一の腔である．両腔は脳梁の下に存在しともに脳室とは独立した腔である．BPDの断面から上方へ平行移動することで透明中隔腔およびVerga腔が観察される（図2）．妊娠期間を通じてその幅は通常10mmを超えない．

　頭蓋内構造は妊娠週数が進行し胎児頭蓋の骨化が進んでくるとプローブ近位側の頭蓋内構造は観察しにくくなってくるため構造物の確認は難しい．その場合は最低でも大脳鎌から両外側までの距離が等しいことで左右の対称性を確認する．左右対称に描出されない場合は断面が斜めになっていないかを確認した後にその判断を行う．左右非対称である場合や，頭蓋内に異常像を認めた場合スクリーニング陽性とする．スクリーニング陽性の場合は全前脳胞症などの脳発達異常，側脳室の拡大，水頭症，脳腫瘍などの診断に至ることがある．

■頭蓋外に突出する異常像を認めないか

　正常胎児の頭蓋骨は楕円形であり，頭蓋骨は高輝度で描出される．ただし超音波の性質上前頭および後頭の超音波ビームに対して平行となる部分は頭蓋が描出されないこともあるため，プローブを当てる位置を変えるなどしながら，頭蓋骨の連続性をチェックして欠損部位がないことを確認する必要がある．頭蓋外に突出する異常像を認めた場合スクリーニング陽性とする．

■口唇裂はないか

　口唇裂の確認は胎児前額断面で行い，上唇が左右の口端が連続していることを確認する（図3）．左右の上唇の交通が途絶えている場合スクリーニング陽性とし，口唇裂を疑う．描出のコツとしてはやや胎児を顎から見上げるように超音波ビームを当てると描出しやすい．

文献
1) 岡井　崇：「超音波胎児計測の標準化と日本人の基準値」の公示について．J Med Ultrasonics 30：415-440, 2003

（市塚清健）

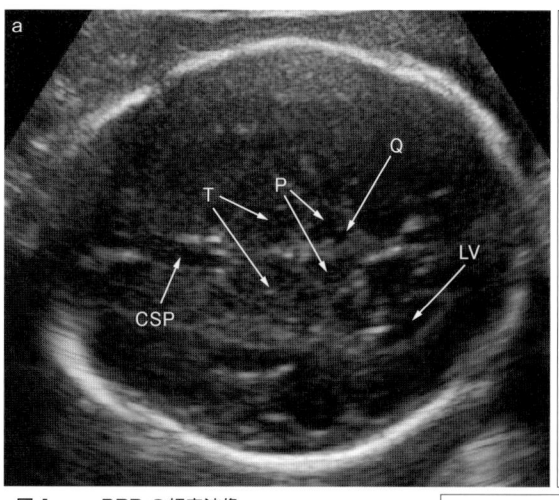

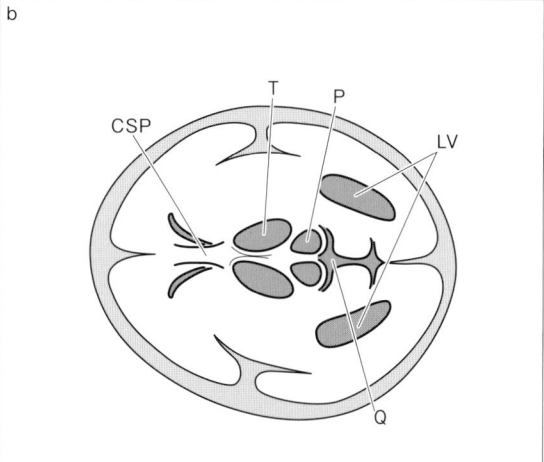

図1 a BPDの超音波像
CSP：cavum septi pellucidi（透明中隔腔），T：thalami，P：cerebral peduncle，Q：quadrigeminal cistern（四丘体槽），LV：lateral ventricle（側脳室）
b BPDの模式図
c BPD値の妊娠週数に対する回帰曲線
（文献1）より引用）

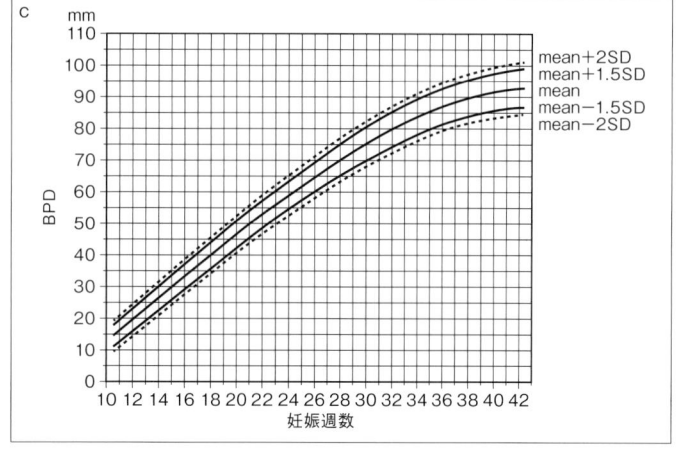

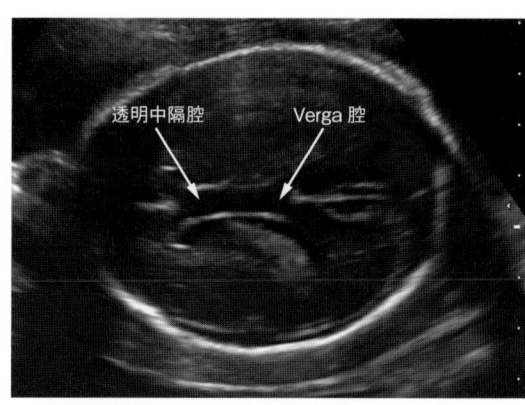

図2 透明中隔腔とBerga腔の超音波像
BPDの断面から上方へ平行移動すると頭蓋正中に透明中隔腔とVerga腔が描出される．ともに胎児特有の余剰腔であり，連続しており脳梁の下に存在する．

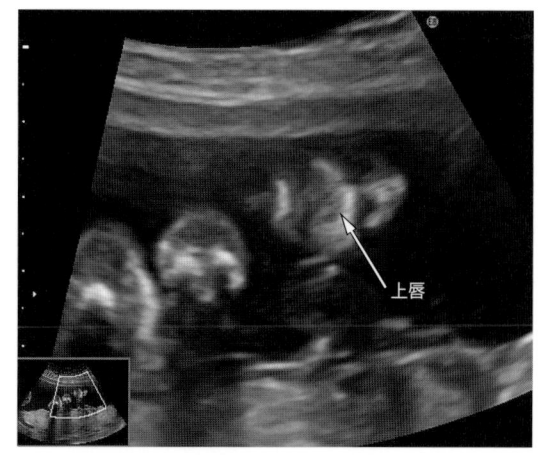

図3 妊娠21週胎児顔面の前額断面超音波像
上唇が左右口端から連続している．

C. 18〜20週 a. チェック項目の正常像とチェックのポイント 1）頭部 2）上唇

4. ［レベル2］産婦人科専門医向けスクリーニング法
C. 18～20週 a. チェック項目の正常像とチェックのポイント 3）胸部

■ 心臓の位置はほぼ正中で軸は左に寄っているか

　胸部横断像で，左右の心房心室の4つの腔が確認できる四腔断面（four-chamber view）で観察する．心臓はその中心が胸腔の左側に位置し，心臓の軸（心室中隔の向き）は左側45±20°である（図1）．

■ 左右心房心室のバランスは良いか

　四腔断面で見ると心臓は，イチゴのような形をしているが，これを心房中隔，心室中隔，三尖弁，僧帽弁で形作られる十文字で仕切られている．4つの腔が確認できない，あるいは4つの腔のどれかが極端に大きい，逆に極端に小さいということがないかをチェックする（図1）．

■ 胸腔内に異常な像を認めないか

　胸部横断像で，心臓の周囲に見えるのは肺であるが，肺と心臓以外に異常像（液体貯留像や，正常の肺と異なる高輝度部分）がないことを確認する（図1）．

[四腔断面に関する参考事項]

　四腔断面で観察すると，心臓の胸腔内の占有は1/3以下で，妊娠中期の左心と右心はほぼ同じ大きさ[1]であり，妊娠後期にかけていくぶん左心に比べ右心が大きくなる．心臓の大きさを定量的に評価する方法には総心横径（TCD）＊と心胸郭断面面積比（CTAR）＊＊がある．

＊TCD：僧帽弁付着部の心外膜から三尖弁付着部の心外膜までの距離を総心横径という．正常値は妊娠22週以降ではほぼ週数mmと同じである．また児の発育が正常範囲内である場合のみに評価できる．

＊＊CTAR：心臓の面積を胸郭の面積で割って％で表したものである．心臓は心外膜の外側，胸郭は肋骨・脊椎を含む胸郭の外側で計測した値を用いる．正常では胸郭の1/3を心臓が占めている．

■ 大動脈と肺動脈が螺旋状に走行しているか
■ 大動脈と肺動脈の太さはほぼ同じか

　レベル1のスクリーニングの項目には無い項目であるが，心疾患のスクリーニングでは流出路の確認も必要となる．正常の心臓では右室が胸腔内で左室に比べ前方に位置しているため，心室から繋がる大血管（大動脈と肺動脈）は心室から出たのち左右・前後に交差（螺旋状）して左右肺動脈と下行大動脈に繋がっている（図2）．一見複雑に見える大血管の構造であるが，レベル2では，ほぼ同じ太さの大動脈と肺動脈が螺旋状に走行しているかを確認すればよい（実際は肺動脈のほうが大動脈より若干太く見えることが多い）．

　この確認方法には2通りのやり方があり，上記のチェック項目が確認できれば，どちらの方法を用いてもよい．

1. プローブを回転させる方法

　図3のように四腔断面を描出した後，プローブを胎児の背中側を頭側に向けるように少し回転していく（この時，左室が画面から消えないように注意する）と，左室から大動脈が出ていく断面を確認できる．大動脈が確認できたら，プローブを前のほうに少しだけ平行移動すると右室から肺動脈が大動脈とクロスするように（螺旋を描くように）出ていくことが確認できる（図4）．この時，同時に大動脈と肺動脈の太さに大きな差がないかもチェックする．この方法は，左右心室と大血管のつながりや大血管の走行を直感的に理解しやすい．

2. プローブを平行移動させる方法

　螺旋状の位置関係になっている両大血管の一断面を観察した像がいわゆる three-vessel view や three-vessel trachea view（図5）である．観察断面を四腔断面から水平に頭側へずらしていって，螺旋状になっている両大血管の位置の変化を断面（図6）で観察し，その断面におけるそれぞれの血管の位置や大きさから異常症例を発見する方法である．

　three-vessel view では血管の太さと位置が，

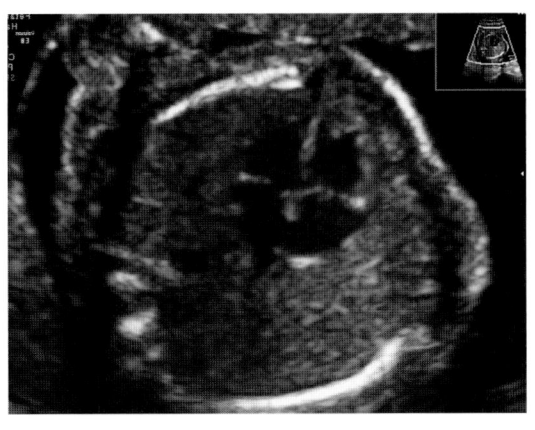

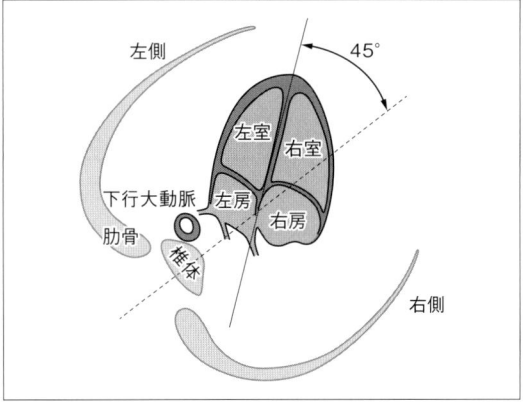

図1　正常四腔断面
正常心臓の軸は胸腔の前後に対して左側45±20°である.

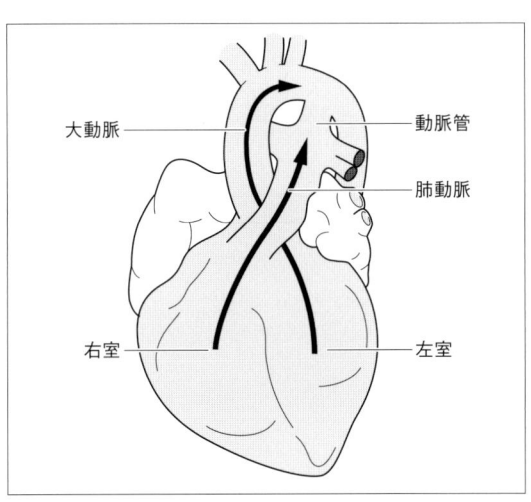

図2　心臓・大血管の位置関係

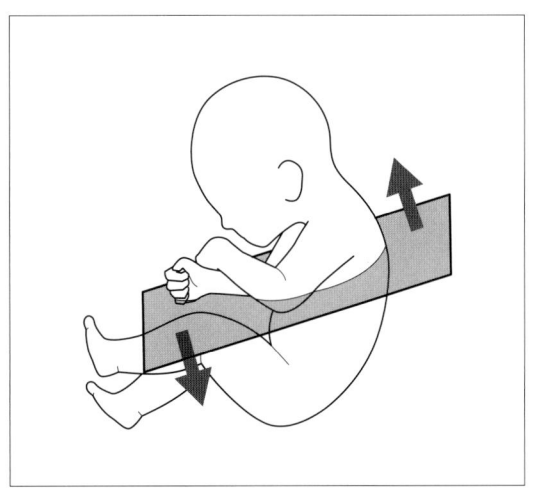

図3　プローブの回転方向
四腔断面を観察している断面から，胎児の背中側を頭側に向けるようにプローブを回転していくと図4のように大動脈と肺動脈の走行が確認できる．

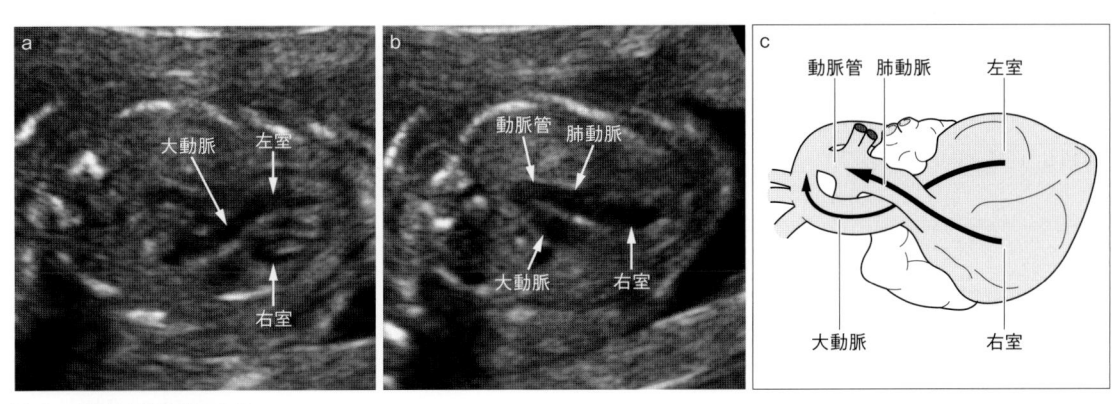

図4　大動脈と肺動脈の走行
aとbの断面はほぼ平行する2断面で，この2つを比べることにより大動脈と肺動脈がらせん状に走行していることと太さがほぼ同じであることが確認できる．
a：この例では，cの模式図のように左室から大動脈が左下方向に走行しているのがわかる．
b：肺動脈はcの模式図のように右室から左上方に走行していることがわかる．この断面では動脈管と大動脈が合流している部分も写っている．

C. 18〜20週　a. チェック項目の正常像とチェックのポイント　3）胸部　53

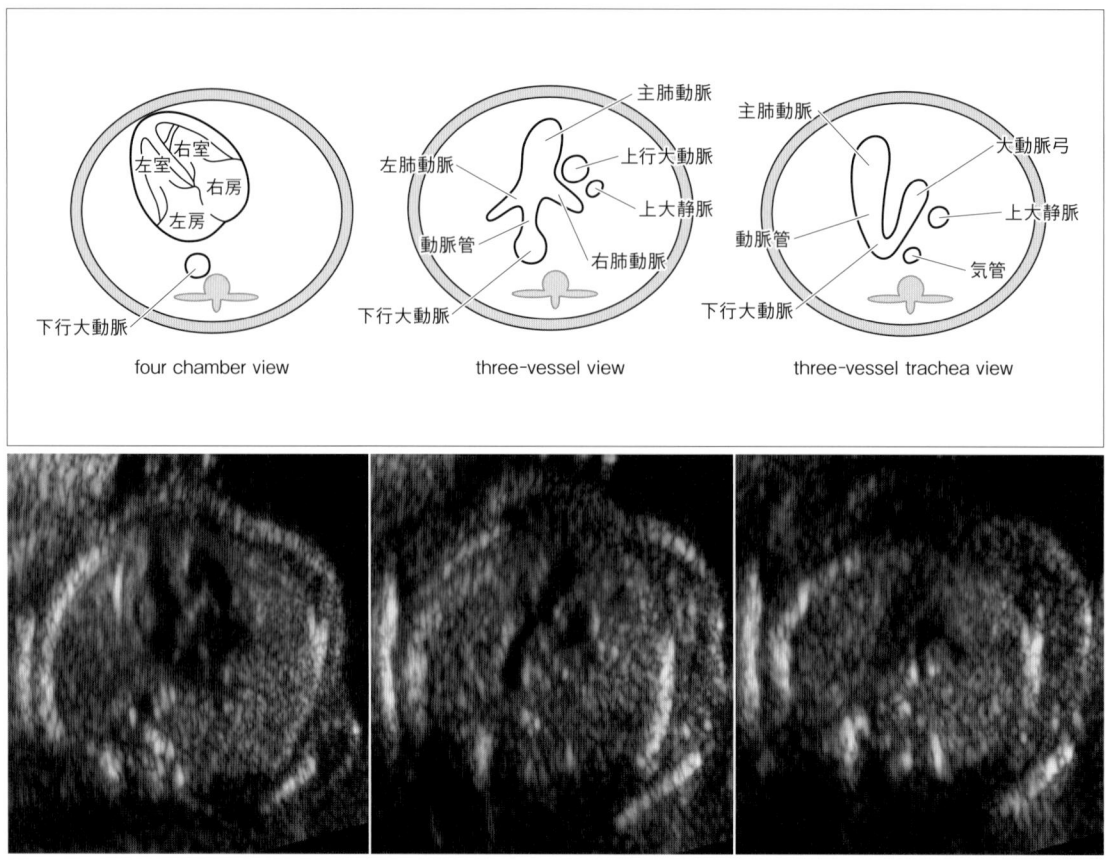

図5 プローブを平行移動させて心臓・大血管の走行を確認する方法

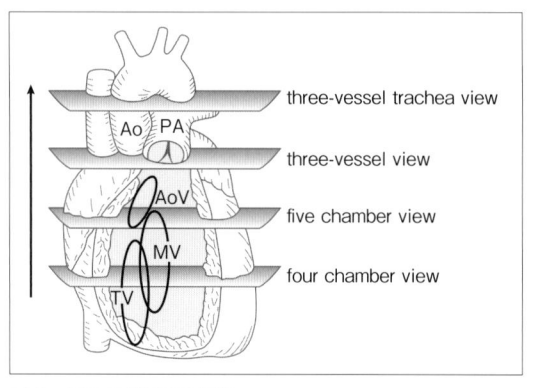

図6 図5の各断面の位置
Ao：大動脈，PA：肺動脈，AoV：大動脈弁，MV：僧帽弁，TV：三尖弁

肺動脈-大動脈-上大静脈で大中小，前中後となっている．つまり，正常においては大動脈に比べ肺動脈が幾分太くなっている．このような断面は観察記録として保存する場合に有用であろう．

【文献】
1) Kirk JS, et al：Fetal cardiac asymmetry：A marker for congenital heart disease. Obstet Gynecol 93：189-192, 1999

（松岡　隆）

4. ［レベル2］産婦人科専門医向けスクリーニング法
C. 18～20週 a. チェック項目の正常像とチェックのポイント 4）腹部

■ 胃胞が左側にあるか

　超音波画像上で胎児腹部横断面において左右を確認する．左右の確認方法は嚢胞様の胃胞が左側に存在することを確認する（図1a）．一方，図1bでは同断面において左側に胃胞が描出されていないことがわかる．正常胎児でも時間経過とともに胃胞が描出されてくることがしばしばあり，最初に胃胞が描出されていないだけでスクリーニング陽性と判断せずに，時間を置いた後に再度描出を試みるのが良い．通常は他のスクリーニング項目へ進み最後に胃胞をチェックする．それでも描出されない場合で，羊水過多傾向などがなければ日を変えて再検査する．図1bの症例もその後に胃胞が正常に描出された．

■ 胃胞，膀胱，胆嚢以外に嚢胞像を認めないか

　腹部には左側に存在する胃胞のほか，右側に胆嚢と下腹部正中に膀胱が嚢胞様構造物として観察される．その他血管も一見嚢胞様構造物として描出されるが，胃胞，胆嚢，膀胱などの嚢胞様構造物は比較的短時間で大きさや形などに変化がみられるが，血管はそれらの変化は認められない．その他これらの鑑別としてカラードプラ法を用いることで容易に鑑別が可能である（図2）．胃胞，胆嚢や膀胱が一見認められない場合でも直ちにスクリーニング陽性とするのではなく，時間を置いて再度観察する必要がある．

■ 腹壁（臍部）からの臓器脱出は認めないか

　臍部を中心に脱出臓器のないことを確認する．腹部から臓器が脱出している場合スクリーニング陽性とする．臍部の脱出臓器のスクリーニングは横断面，矢状断面どちらでも良いが，横断面を用

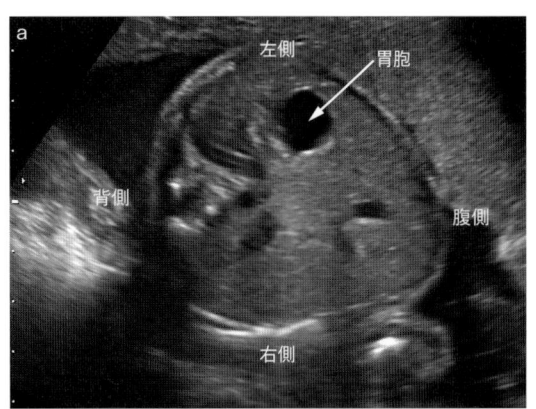

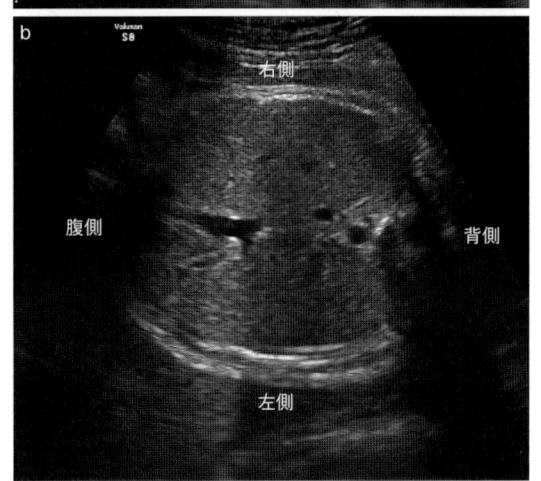

図1　腹部横断画像

いると臍帯動脈の走行がわかるので，脱出臓器と臍帯動脈の関係を確認する場合は横断面の方が良く，さらに同部位をカラードプラで描出すると臍動脈血流が胎児から出て，臍帯で1本に合流する様子が観察可能となる（図3）．臍部の横断面像を図4，矢状断面像を図5に示す．

（市塚清健）

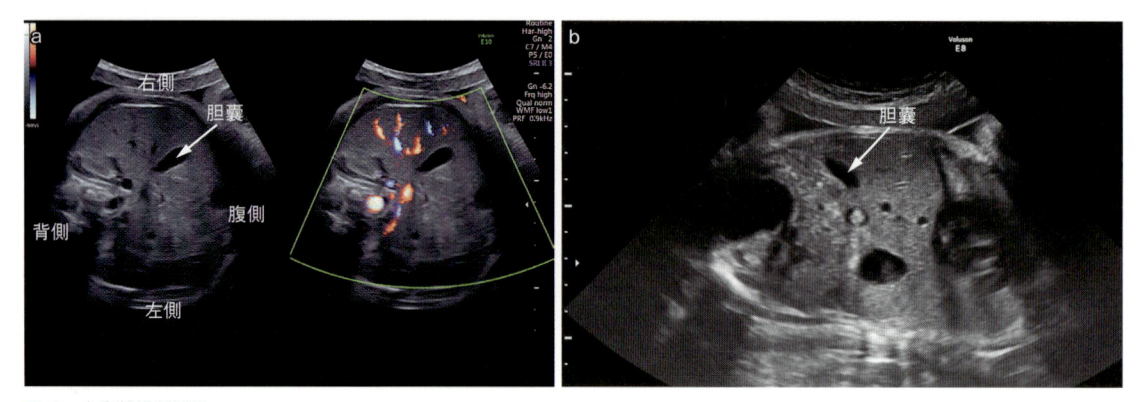

図2 上腹部横断面像
a 胆嚢の横断面像．カラードプラ像で胆嚢には血流はマッピングされない．
b 胆嚢の前額断面像．肝臓内右側にある茄子型の囊胞様エコー像が胆嚢である．肝臓内血管との鑑別が必要となるが，カラードプラ像（a）でカラーマッピングされないことで鑑別可能である．

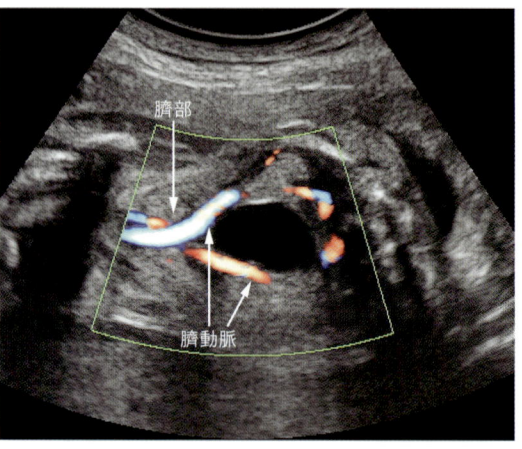

図3 下腹部横断画像

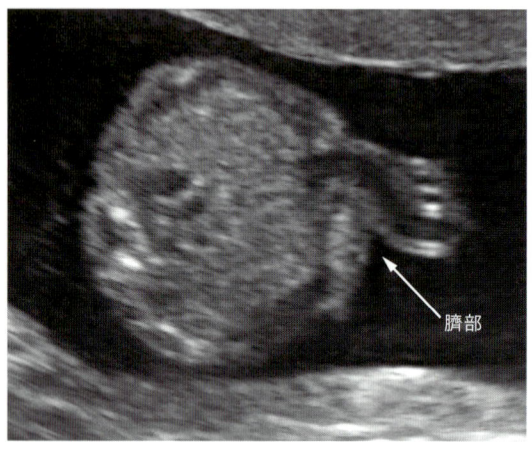

図4 臍部横断画像

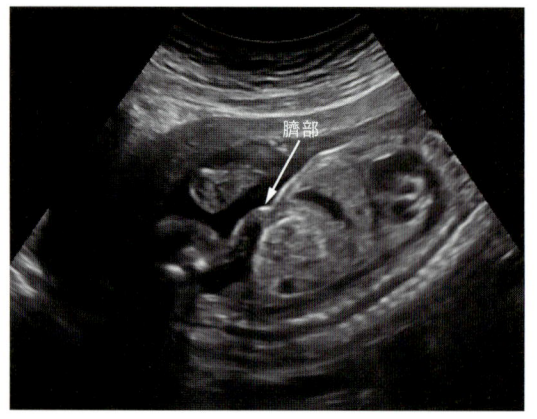

図5 臍部矢状断面像

4. [レベル2] 産婦人科専門医向けスクリーニング法
C. 18〜20週 a. チェック項目の正常像とチェックのポイント 5) 脊柱・殿部 6) 四肢

■ **椎体と棘突起が欠損なく並んでいるか**

レベル1スクリーニングでは椎体と棘突起の観察は要求されないが，レベル2スクリーニングでは椎体と棘突起の観察がスクリーニング項目として加わる．具体的には脊柱を正中矢状断面で観察する．椎体と棘突起が規則正しく整列して描出されることを確認する（double railway）（図1）．実際の椎体は矢状断面で長方形を呈しており，棘突起に比べて大きいが，超音波断層像では椎体と棘突起の大きさは実際ほどの差はなく描出される．また矢状断面における脊柱管内には脊髄円錐（conus medullaris）が低輝度で観察される．脊髄円錐の下端は第2腰椎に一致する（図2）．

■ **異常な隆起を認めないか**

確認方法はレベル1スクリーニングと同じである．背部および殿部の観察は基本的には正中矢状断面で確認する．胎児位置の関係で矢状断面像が得られない場合は頸部から殿部までの横断像を連続的に観察する．いずれかの部位に隆起性病変を認めた場合はスクリーニング陽性とする．

■ **十分な長さの四肢が確認できるか**

レベル1スクリーニングでは四肢の長さを計測する必要はないが，レベル2では大腿骨長を計測する．また可能であれば上肢（前腕・上腕），下肢（大腿・下腿）を長軸に沿って確認することで，手首の異常屈曲や内反足などの発見に繋がることがある．四肢の観察で一見して短い場合（−3〜−4SD以下）は骨系統疾患を疑う．ただし，軟骨無形成症では妊娠20週以降に短縮傾向がみられるので注意が必要である．　　　　　（市塚清健）

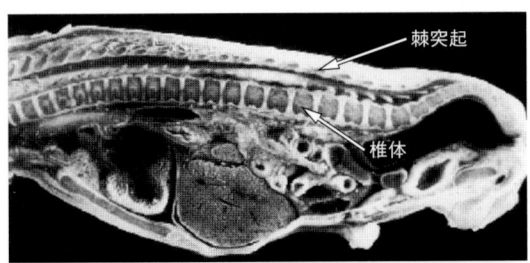

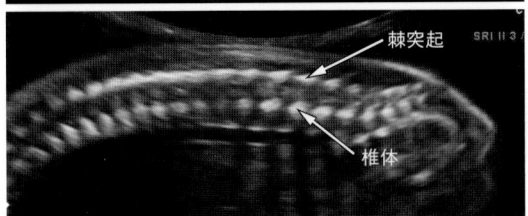

図1　脊椎の解剖標本（上）と超音波像（下）

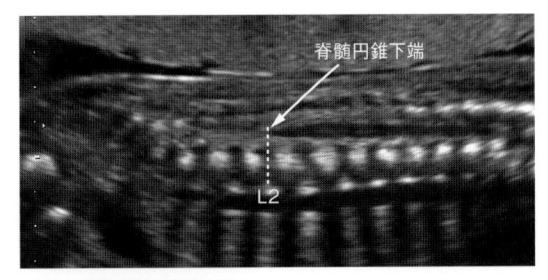

図2　脊髄円錐の超音波像
脊髄円錐は脊柱管内に低輝度で描出され，その最下端はおよそL2に相当する．

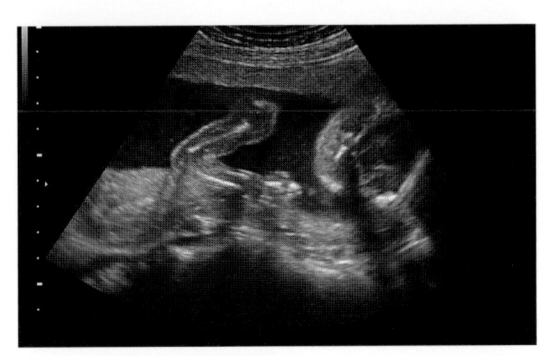

図3　正常胎児上肢の超音波像

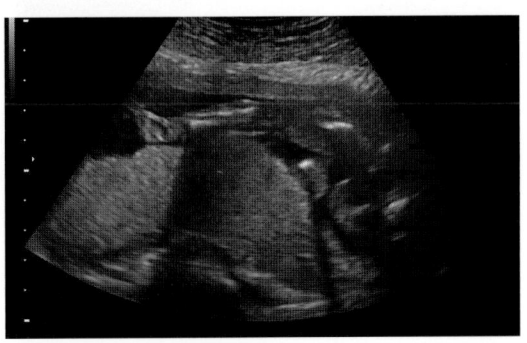

図4　正常胎児下肢の超音波像

4. ［レベル2］産婦人科専門医向けスクリーニング法
C. 18〜20週 a. チェック項目の正常像とチェックのポイント 7）羊水

■羊水過多や過少は認めないか

　レベル1スクリーニングでは羊水量の定量評価は必要ないが，レベル2では羊水量を定量評価する必要がある．羊水量の定量評価方法を示す．

　1）羊水ポケット（amniotic fluid pocket：AP）法：羊水腔の中で胎児部分，臍帯を含まないように円を描き，その円の最大径（図1）．8cm以上を羊水過多，2cm未満を羊水過少と診断する．

　2）最大羊水深度（maximum vertical pocket：MVP）法：羊膜腔内の最大羊水腔を検索し，最も深いものの深さ方向の径（図2）．8cm以上を羊水過多，2cm未満を羊水過少と診断する．双胎間輸血症候群（TTTS）の診断ではAPでなくMVP法を用いる．

　3）amniotic fluid index（AFI）法：プローブを妊婦の長軸に沿って超音波探触子をベッドに対して垂直に立て4分割した子宮それぞれのMPVを求めてそれらを総和する．25以上を羊水過多，5以下を羊水過少と診断する（図3）．

（市塚清健）

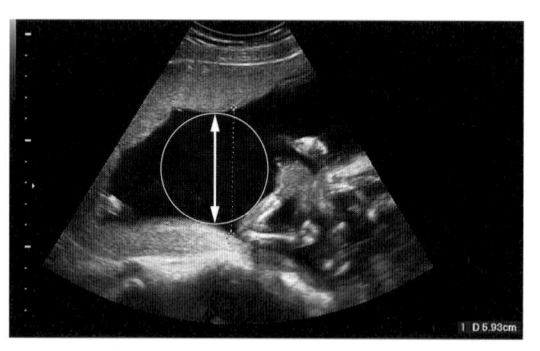

図1　羊水ポケット法

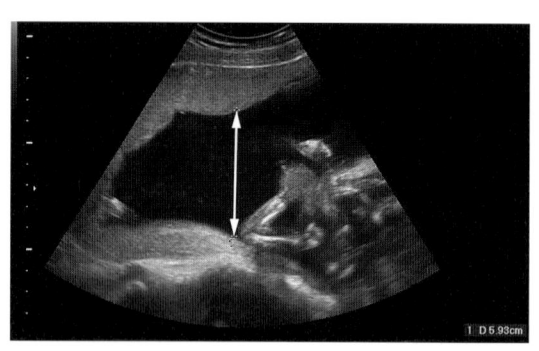

図2　最大羊水深度法

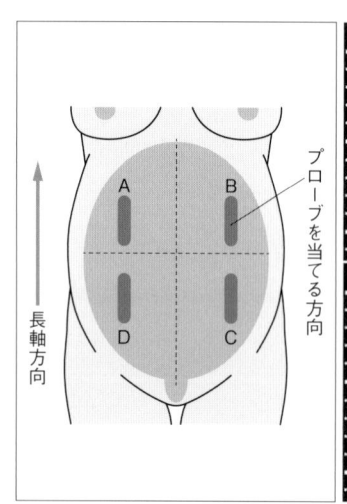

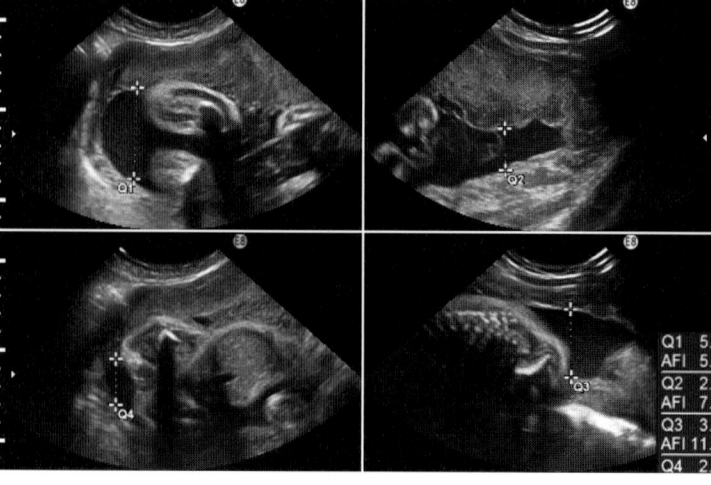

図3　amniotic fluid index法

4.［レベル2］産婦人科専門医向けスクリーニング法
C. 18～20週 b. 発見に至る可能性のある疾患　1）頭部　2）上唇

1）頭部

■BPD（児頭大横径）は妊娠週数相当か

レベル2スクリーニングにおいてもレベル1スクリーニング同様に大横径（BPD）を計測し定量評価を行う．－1.5SDから＋1.5SDの範囲は妊娠週数相当でありスクリーニング陰性とする．－1.5SD以下では小頭症を疑って精査，経過を注意深く観察する．ただし，骨盤位などの胎位による影響や胎盤と児頭の位置，子宮筋腫や胎盤などによる児頭圧迫などでBPDが過小評価されることもしばしばあるため，小頭症の診断は頭囲などの計測値も参考に慎重に行う．胎児発育不全（FGR）に伴う小頭症が日常診療においては遭遇することが多いが，それ以外では13トリソミーなどの染色体異常症，頭蓋骨早期癒合症，TORCH症候群に伴う小頭症などがある．図1に妊娠37週の先天性サイトメガロウイルス感染症にみられた小頭症の超音波像を示す．側脳室周囲が高輝度に描出されており石灰化も認められている．サイトメガロウイルス感染症にみられる脳内石灰化超音波像では音響陰影は伴わないといわれている．一方，＋1.5SD以上では頭囲の拡大を考えるが，＋2.0SD程度であればnormal variantの可能性が多い．妊娠週数に比べ著しくBPDが大きい場合は水頭症や脳腫瘍などに伴う二次的なBPDの増大であることが多く，最初に頭蓋内の異常に気づきスクリーニングが陽性となりBPDの増大が発見されることが多い．図2に側脳室の著明な拡大が認められ，BPDを計測したところ＋3.0SDと週数に比較して大きく，脳圧の亢進が考えられた水頭症の症例を示す．このように水頭症の診断にはBPDが週数に比べ大きいことが脳室拡大との鑑別の点で重要な所見となる（図3）．図3に側脳室および第3脳室の拡大が認められた妊娠20週の水頭症の頭部横断面像を示す．図4に妊娠19週の胎児水頭症の前額断面像を示す．

■頭蓋内は左右対称で異常像を認めないか

頭蓋内構造は正常ではmidlineエコー，大脳鎌を挟んで左右対称である．BPD断面では透明中隔葉，視床，大脳脚，四丘体槽が左右対称に存在する（図5）．側脳室計測断面で側脳室前角および側脳室三角部が左右対称に観察される．側脳室三角部の幅（lateral ventricle arterial width：

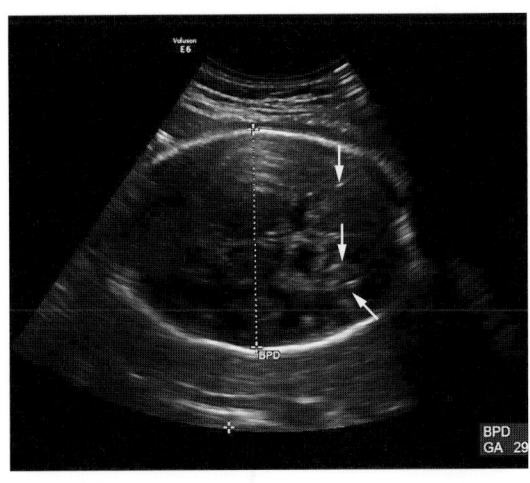

図1　妊娠37週の先天性サイトメガロウイルス感染症のBPD断面
BPD－4.0SDと小さく小頭症と診断された．側脳室周囲が高輝度に描出され石灰化が認められた．

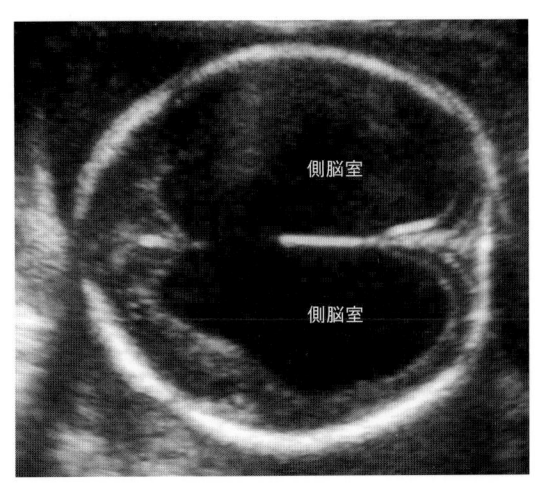

図2　水頭症の超音波像
BPDは＋3.0SDと週数に比較して大きい．両側側脳室が拡大しており，くも膜下腔も描出されず脳圧の亢進が疑われる．

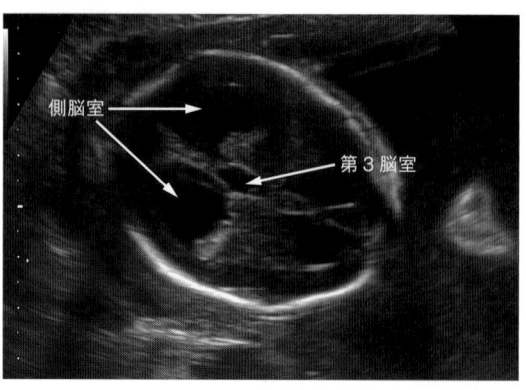

図3 妊娠20週の水頭症の横断面像
両側の側脳室が拡大している．さらに正中に存在する第3脳室も拡大している．

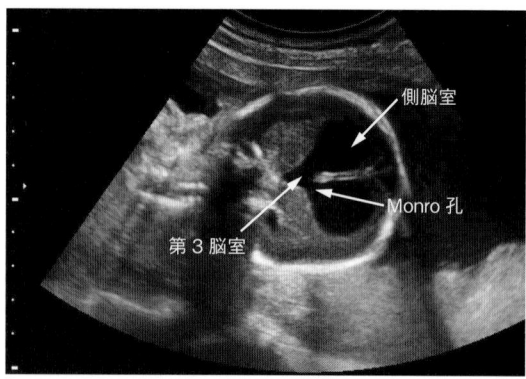

図4 妊娠19週の水頭症の前額断面像
両側側脳室の高度拡大およびMonro孔と第3脳室も拡大している．

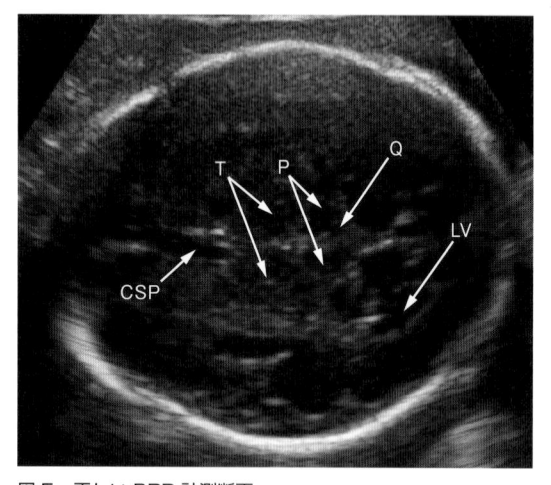

図5 正しいBPD計測断面
CSP：cavum septi pellucidi（透明中隔腔），T：thalami，P：cerebral peduncle（大脳脚），Q：quadrigeminal cistern（四丘体槽），LV：lateral ventricle（側脳室）

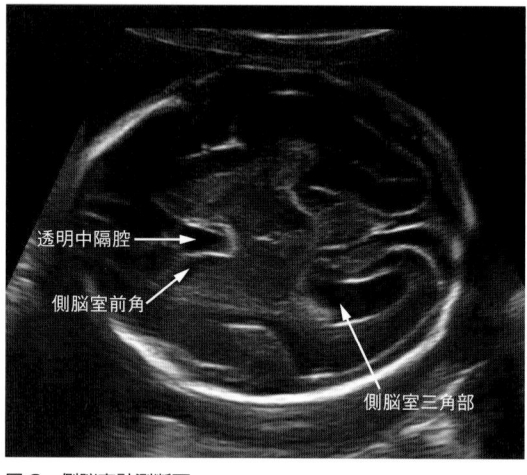

図6 側脳室計測断面
透明中隔腔を挟んで左右対称に側脳室前角が存在する．側脳室三角部（正常は10mm未満）も左右対称に存在するがプローブに近い側は観察しにくい．

LVAW）は全妊娠期間を通じて10mm以下である（図6）．一見して側脳室の拡大が認められた場合はスクリーニング陽性とする．腫瘍や嚢胞が頭蓋内の片側に存在すると左右対称性が失われる．図7に左右対称性が片側の頭蓋内腫瘍により失われた超音波像を示す．図8には頭蓋内正中部に嚢胞様異常像が認められ大脳半球間裂も膜嚢胞の超音波像を示す．本症例ではLVAWも14.8mmと側脳室拡大所見を呈している．

■頭蓋外に突出する異常像を認めないか

頭蓋骨は楕円形に高輝度に描出される．図9に後頭部頭蓋骨の欠損部から突出する異常像を呈した超音波像を示す．突出部分の内部に脳実質像が認められ髄膜脳瘤と診断された．

2) 上唇

■口唇裂はないか

口唇裂の確認は胎児前額断面で行い，上唇が左右の口端が連続していることを確認する．左右の上唇の交通が途絶えている場合スクリーニング陽性とし，口唇裂を疑う．描出のコツとしてはやや胎児を顎から見上げるように超音波ビームを当てると描出しやすい．口唇裂の場合は上唇の連続性が途切れて描出される．（図10）に正常口唇と片側口唇裂の超音波像を示す．

（市塚清健）

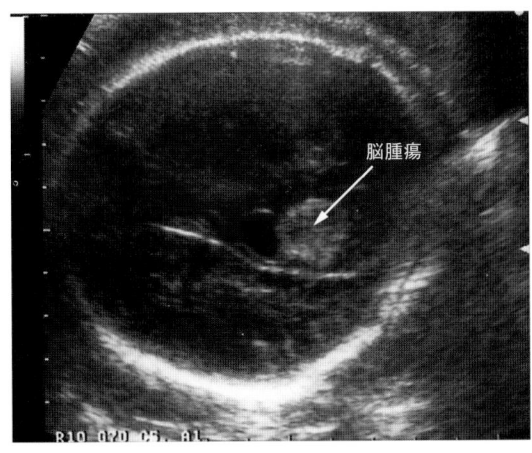

図7 脳腫瘍の超音波像
片側の脳腫瘍により midline エコー像が他側へシフトし左右対称性が失われている．

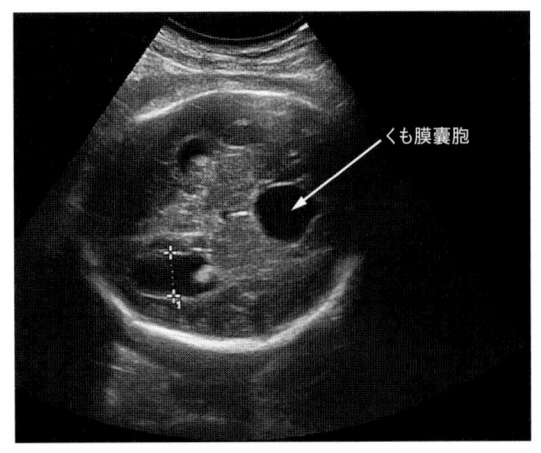

図8 大脳半球間裂くも膜嚢胞の超音波像
頭蓋内正中前方に嚢胞様エコー像を認める．側脳室の拡大も認められる．

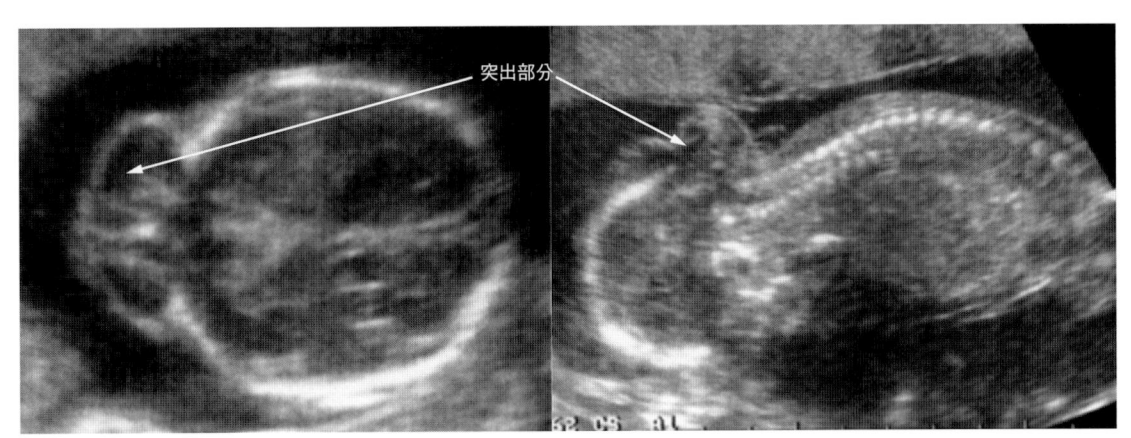

図9 髄膜瘤の超音波像
左：横断像，右：矢状断像

図10 正常口唇（a）と片側口唇裂（b）の超音波像
a：正常な口唇像では左右の口唇に連続性が見られる．
b：上唇の連続性が途絶えており口唇裂と診断された．

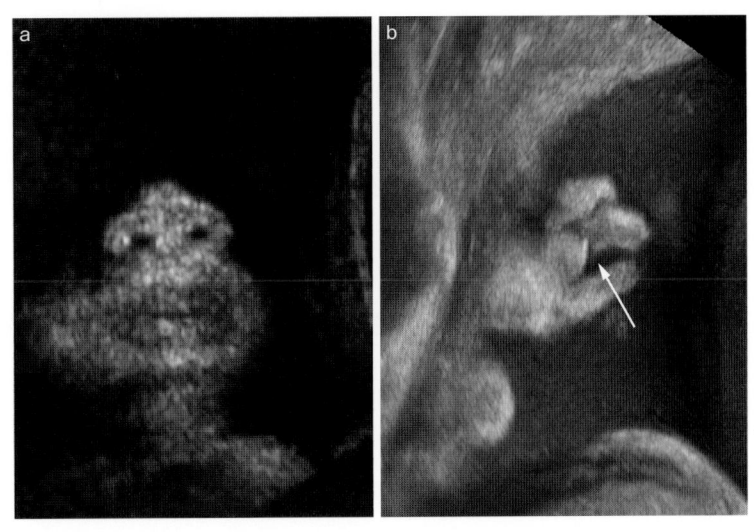

C. 18～20週　b. 発見に至る可能性のある疾患　1）頭部　2）上唇

4. [レベル2] 産婦人科専門医向けスクリーニング法
C. 18～20週 b. 発見に至る可能性のある疾患 3) 胸部

■ 心臓の位置はほぼ正中で軸は左に寄っているか

　レベル1では右胸心のような胸腔内における心臓の位置の異常を胃胞との位置関係により見つける方法を説明したが，レベル2では心臓の位置だけでなく軸の向きにも注意を払いたい．正常心臓の軸は左側 45 ± 20° であり[1]，心臓の位置は胸腔の左側にあっても，軸が極端に左に偏位していたり，正面を向いている場合は四腔断面が正常に見えても先天性心疾患が隠れていることがある．

◎左軸偏位の心臓

　図1は胸腔内の心臓の位置は左側にあり，心拡大もなく，左右心室のサイズもほとんど同じで，一見正常四腔断面のようにみえる．心臓の軸が多少左側にローテーションしている以外は問題なさそうである．しかし，注意深く心内構造を観察すると，心室中隔の心基部に近い部分（いわゆる流出路付近）が欠損しており，同部位に大動脈がまたがっている（大動脈弓騎乗）ことがわかる．精査の結果，Fallot 四徴症と診断された．左軸偏位を起こす典型的な先天性心疾患である．四腔断面が一見正常に見えても，左軸偏位を認める場合は心内構造の注意深い観察が必要となる．

◎軸が正中の心臓

　図2は心臓の軸がほぼ正中を向いている．心拡大も認める．精査の結果，修正大血管転位症と診断された．心臓の軸が正中を向く先天性心疾患の典型例である．心内構造を注意深く観察すると左側にある心室内腔は心尖部付近に肉柱（moderator band）があり，右側にある心室は内腔がスムースな構造をしている．17頁で正常心臓の図にあるように moderator band の構造を持つのが右室である．以上より，左側にある心室は右室で，左側にある心室が右室となる．このように修正大血管転位症は心房と心室の左右の位置関係が入れ替わっている．

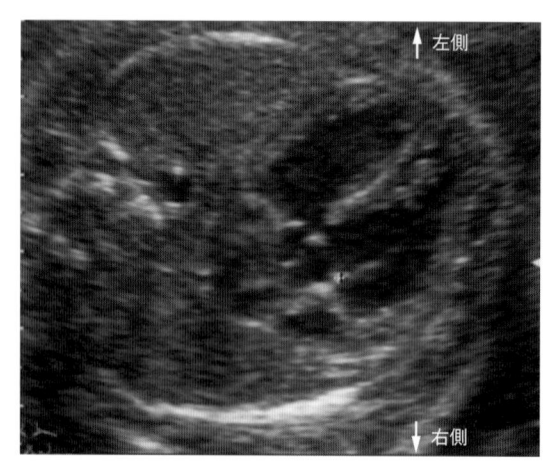

図1　Fallot 四徴症

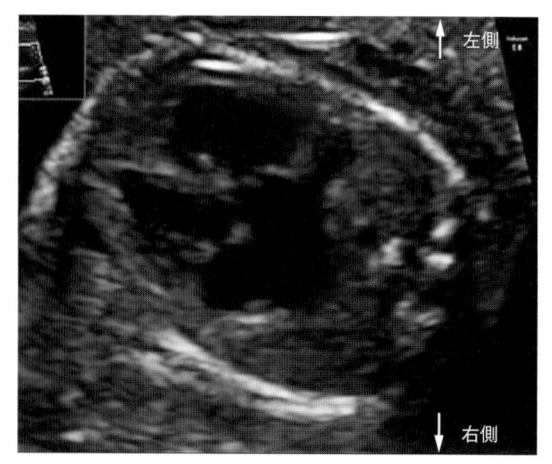

図2　修正大血管転位症

■ 左右心房心室のバランスは良いか

　図3の四腔断面を見ると，一見，心室が一つ（単心室）のように見えるが，心房中隔を隔てて左房，右房が存在し，大きな右室と極端に小さい左室が存在しているのがわかる．精査後の診断は左心低形成症候群であった．左心低形成症候群のように大きな構造異常を伴わないが，左右の心室のバランスが悪くなる原因は流入・流出路の機能

的異常により心室の発育が妨げられているためであり，左心低形成症候群は左房から左室へ流入（僧帽弁狭窄）や左室からの流出（大動脈弁狭窄）異常を伴うことが多い．

■ 胸腔内に異常な像を認めないか

正常胎児の胸腔内臓器は心臓，肺，胸腺である．この断面において，それ以外の像を認める場合は，腫瘍もしくは腹腔内臓器の胸腔内脱出を考える．

図4は四腔断面像において，心臓が右側に偏位して，胸腔内左側に囊胞状の超音波像を認める．囊胞を観察すると時間経過により動いて（蠕動運動）おり，矢状断で腹腔内にあるべき胃胞が胸腔内脱出していた．以上より，先天性横隔膜ヘルニア（左側）と診断できる．26頁で述べたようにCCAM（先天性囊胞性腺腫様奇形）や肺分画症との鑑別は胸腔内異常像が腸管かどうか，つまり，蠕動運動の有無により鑑別することができる．また，先天性横隔膜ヘルニアの約10％の右側発生の場合の脱出臓器は肝臓となる．右側に脱出した肝臓は縦隔を右側に偏位させるが，肝臓は肺と同じく実質臓器であるため，注意深い観察が必要である．

■ 大動脈と肺動脈が螺旋状に走行しているか

33頁で述べたように，先天性心疾患のスクリーニングにおいて，四腔断面観察は多くの情報を持ちスクリーニングの基本断面であるが，流出路の観察によりもっと多くの疾患の発見につながる[2]．図5は両大血管右室起始症の四腔断面と流出路を示している．四腔断面では一見正常に見えるが，流出路の観察を行うと両大血管（大動脈と肺動脈）が平行に心室から出ていることがわかる．正常の心臓では右室が胸腔内で左室に比べ前方に位置しているため，両大血管は左右・前後に交差（螺旋状）にして心室から出ている．この図5，6のように，両大血管が平行に心室から出ている状態を観察できるということは，この螺旋関係を保っていないことになる．精査を進めると，流出路部分に大きな心室中隔欠損，両大血管は右室のみに繋がる，肺動脈と大動脈の位置が左右で逆（大血管転位）であることがわかった．

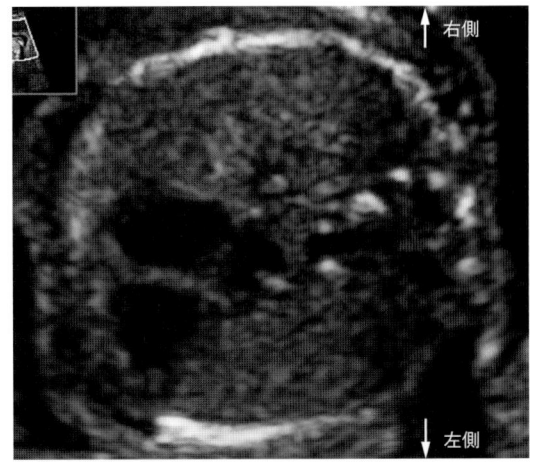

図3 左心低形成症候群

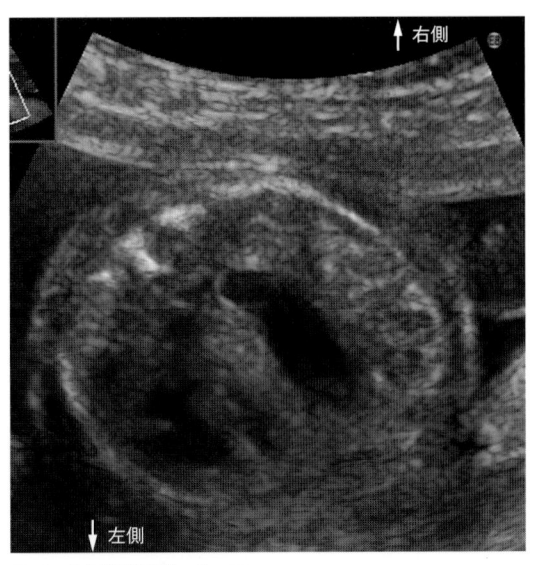

図4 先天性横隔膜ヘルニア

■ 大動脈と肺動脈の太さはほぼ同じか

「左右心房心室の大きさのバランスは良いか」の項で述べたが，流出路の異常は心室圧の上昇（後負荷）により，心筋の肥厚や拡大をきたすことがある．また，狭窄部分で加速した血流が弁を通過した後に渦を巻き，血管径を拡大させることがある．これを post stenotic dilatation（狭窄後拡張）という．この血管径の拡大発見を機に弁狭窄の診断につながることもある．図7はいわゆる three-vessel view であり，上から肺動脈，大動脈，上大静脈である．比べると大動脈血管径に比べ肺動脈血管径が随分大きいことがわかる．カ

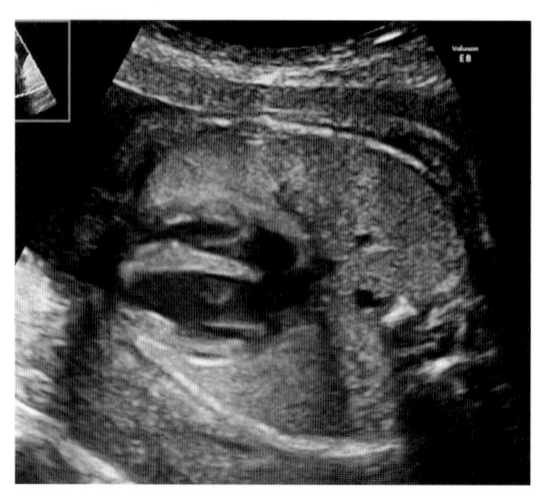

図5　両大血管右室起始症の四腔断面像

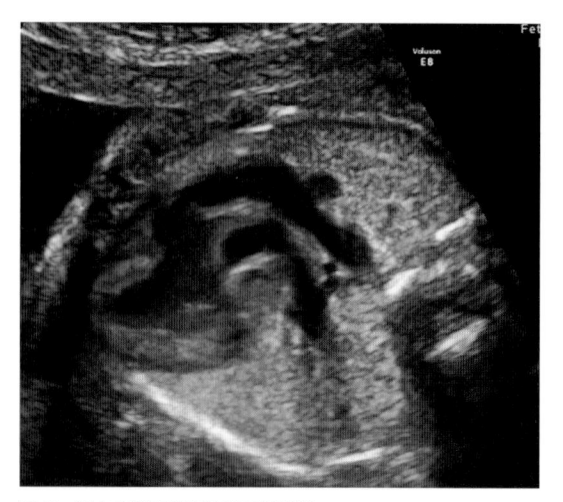

図6　両大血管右室起始症の流出路
肺動脈と大動脈が平行になっている.

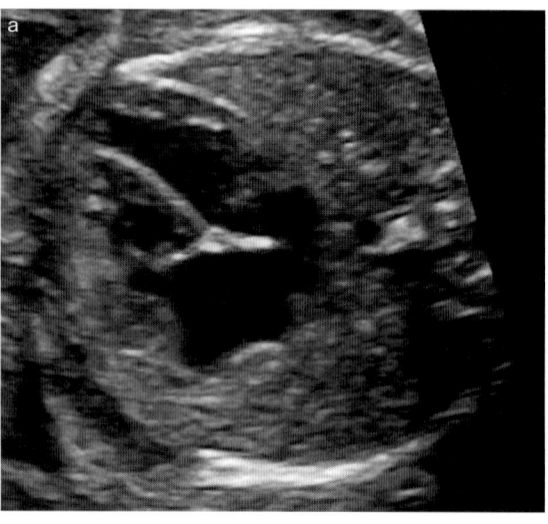

図7　肺動脈狭窄症
a　右室の心筋が肥厚している.
b　肺動脈弁狭窄後拡張が見られる.

ラーフローを用いた精査により，肺動脈弁狭窄による post stenotic dilatation であることがわかった．詳細に観察すると右室心筋の肥厚も認めていた．

【文献】
1) Carvalho JS, et al：ISUOG Practice Guidelines (updated)：sonographic screening examination of the fetal heart. Ultrasound Obstet Gynecol 41：348-359, 2013
2) Kirk JS, et al：Sonographic screening to detect fetal cardiac anomalies：A 5-year experience with 111 abnormal cases. Obstet Gynecol 89：227-232, 1997

（松岡　隆）

4. ［レベル2］産婦人科専門医向けスクリーニング法
C. 18〜20週 b. 発見に至る可能性のある疾患 4）腹部

■ 胃胞が左側にあるか

　正常では胃胞および心臓はともに左側に存在する（図1a）．内臓逆位では胃胞および心臓がともに右側に存在し，他臓器も左右反対に入れ替わっている（図1b）．一方，心臓は左側に位置するが胃胞は右側に存在する場合は内臓錯位である．内臓錯位のうち下行大動脈と下大静脈が同側に存在する無脾症候群（右側相同 right isomerism）（図2a），下大静脈が欠損し上大静脈内に合流する奇静脈または半奇静脈が存在する多脾症候群（左側相同 left isomerism）（図2b）とがある．これら内臓錯位では複雑心奇形をほぼ100％伴う．

■ 胃胞，膀胱，胆囊以外に囊胞像を認めないか

　腹部には左側に存在する胃胞のほか，右側に胆囊と下腹部正中に膀胱が囊胞様構造物として観察される．その他血管も一見囊胞様構造物として描出され，胃胞，胆囊，膀胱などの囊胞様構造物は比較的短時間で大きさや形などに変化がみられるが，血管はそれらの変化は認められない．腹腔内に囊胞エコーが2つ存在する場合（double cysts sign）は十二指腸閉鎖（図3）を，多数認める場合（multiple cysts sign）は小腸閉鎖を疑う．閉塞部

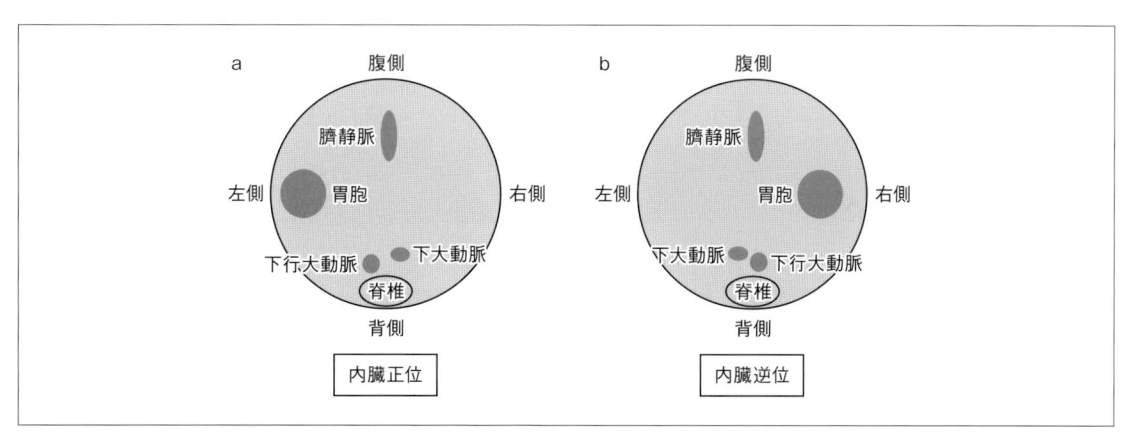

図1　内臓正位（a）と内臓逆位（b）

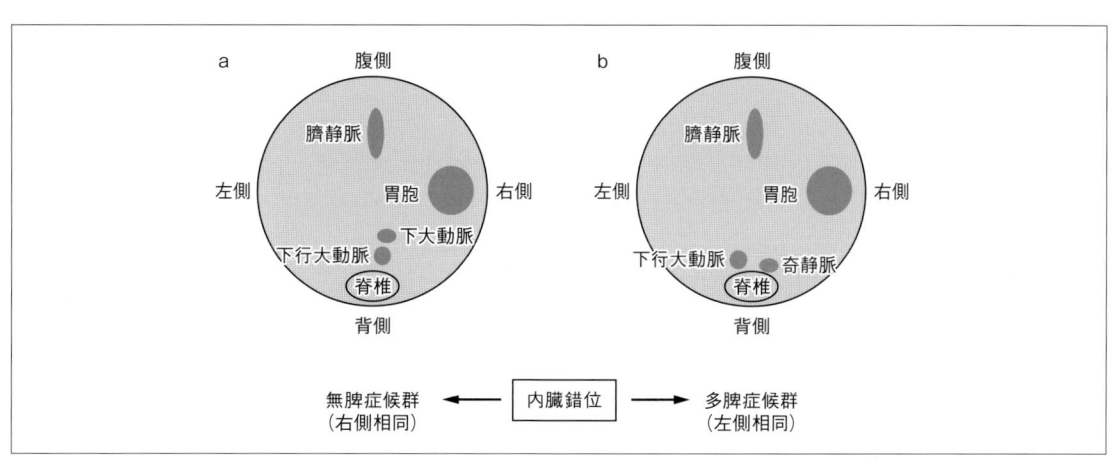

図2　内臓錯位

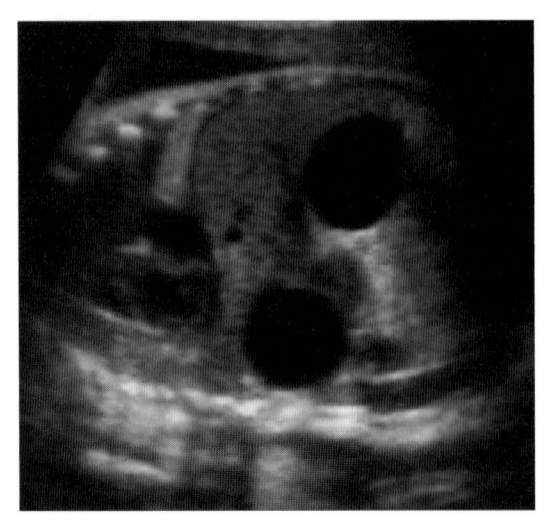

図3 十二指腸閉鎖
double cysts sign を認める.

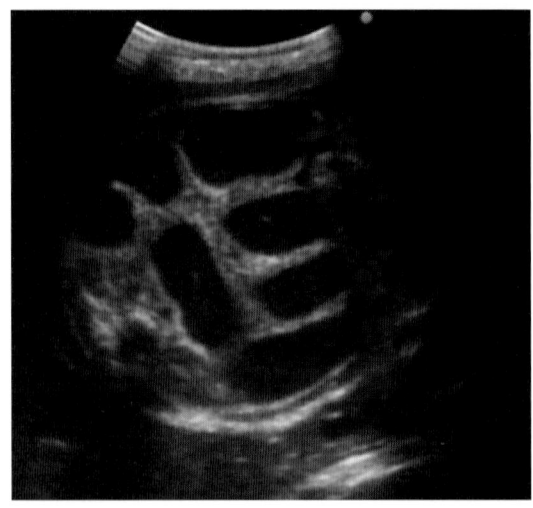

図4 空腸閉鎖
multiple cysts sign を認める.

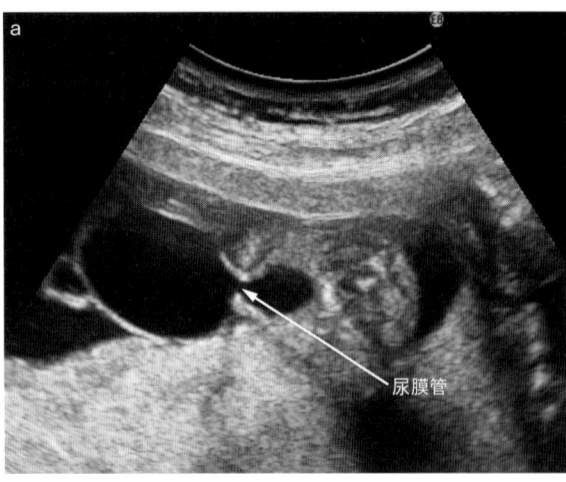

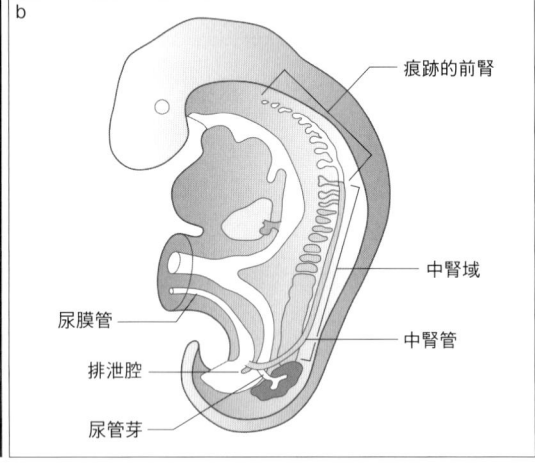

図5 尿膜管嚢胞
a：胎児腹部横断面（妊娠17週）
b：胎齢5週

位より口側に液体貯留を生じ，多数の嚢胞様超音波像を呈する．通常は妊娠24週頃診断可能となる．図4に空腸閉鎖の超音波像を示す．わが国では欧米に比べ頻度は低いが，小腸閉鎖の場合はcystic fibrosisの存在も念頭に入れ診療を進める．腹水を伴い，腸管壁に肥厚所見，石灰化などが認められる場合は胎便性腹膜炎を疑う．腹水穿刺を行い腹水内に扁平上皮細胞を認めた場合に診断可能となる．

■腹壁（臍部）からの臓器脱出は認めないか

臍部を中心に脱出臓器のないことを確認する．腹部から臓器が脱出している場合スクリーニング陽性とする．図5に膀胱と連続する嚢胞様異常像が臍部から脱出している超音波像を示す．本症例は妊娠17週の尿膜管嚢胞である．尿膜管嚢胞とは，本来であれば胎児の発達段階で退縮し索状物となるべき尿膜管が遺残し嚢胞化したものである．尿膜管や膀胱の発生を知っていれば疾患の理解がしやすい（図5b）．排泄腔が尿直腸中隔によって尿生殖洞と肛門管に隔てられ尿生殖洞の上方が膀胱になる．膀胱と連続している嚢胞所見が尿膜管嚢胞の診断につながる．

（市塚清健）

4. [レベル2] 産婦人科専門医向けスクリーニング法
C. 18〜20週 b. 発見に至る可能性のある疾患 5) 脊柱・殿部

■ 椎体と棘突起が欠損なく並んでいるか

　脊柱は矢状断面像で観察し，正常像では椎体と棘突起が2列に規則正しく並んで観察されるが（double railway），棘突起が欠損している二分脊椎では同部位の棘突起が描出されず椎体のみしか観察されない．同部位から囊胞が観察され囊胞内に脊髄が観察されなければ髄膜瘤と診断され，囊胞内に脊髄が観察されれば脊髄髄膜瘤と診断される．しかしながら通常のスクリーニングで髄膜瘤と脊髄髄膜瘤の鑑別は困難なことが多い．図1に正常の脊椎を，図2に二分脊椎の超音波像を示す．また，二分脊椎では部位診断が予後を推定する上で重要になる．部位診断は通常のスクリーニングでは困難であるが，脊髄円錐（conus medullaris）下端を参考にするとよい（図3）．

　二分脊椎は皮膚欠損を伴い髄膜が露出している開放性二分脊椎と皮膚欠損を伴わない非開放性二分脊椎に分類される（図4）．開放性二分脊椎では髄液の漏出を伴うことが多く，小脳ヘルニアを伴うArnold-Chiari奇形Ⅱ型を合併することが多い．一方で非開放性二分脊椎では髄液の漏出がないため頭蓋内の異常は通常伴わない．

■ 異常な隆起を認めないか

　背部や臀部に異常隆起を認める場合は上述の二分脊椎による髄膜瘤などの頻度が比較的高いが，その他のものとしては奇形腫が挙げられる．奇形腫の中では仙尾部奇形腫が最も頻度が高い．仙尾部奇形腫は腫瘍の占拠部位によってtype Ⅰ〜Ⅳに分類するAltman分類[1]が用いられることが多い（図5）．図6に妊娠19週の胎児スクリーニングエコーで発見された仙尾部奇形腫の超音波像を示す．図7は同症例の出生時の新生児である．

　本症例は囊胞型で骨盤腔内への進展も認められるが，骨盤外成分の部分が大きくAltman分類typeⅡと診断された．二分脊椎との鑑別も挙げられるが，仙尾部奇形腫では殿部，腰部に囊胞性腫瘤を認めるものの脊椎はいわゆるdouble rail-

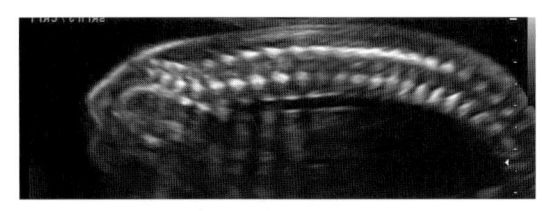

図1　妊娠21週の胎児脊椎矢状断面像（正常）
椎体と棘突起が規則正しく整列していわゆる"double railway"として尾部まで観察されている．

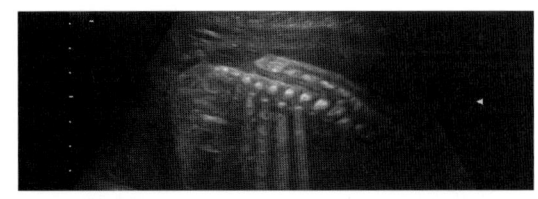

図2　二分脊椎
椎体は尾側まで観察されるが，棘突起は途中から観察されていない．

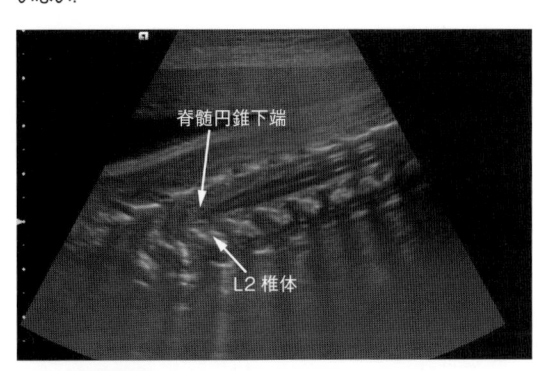

図3　脊髄円錐
脊髄円錐は脊柱管内に低輝度で描出され，その最下端は多くの場合およそL2に相当する．

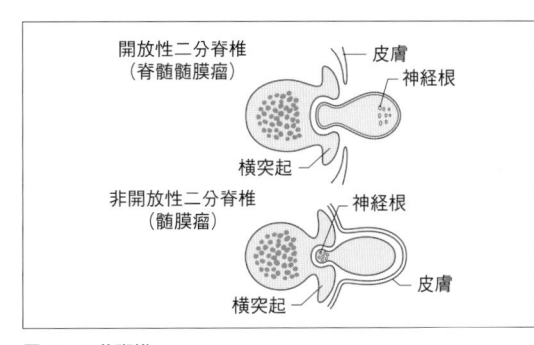

図4　二分脊椎
上は皮膚の欠損を伴っており開放性の二分脊椎である．さらに髄膜瘤内に神経根も描出しており脊髄髄膜瘤である．下は髄膜瘤の表面は皮膚に覆われており非開放性の二分脊椎で，髄膜瘤の内部には脊髄は脱出しておらず髄膜瘤である．

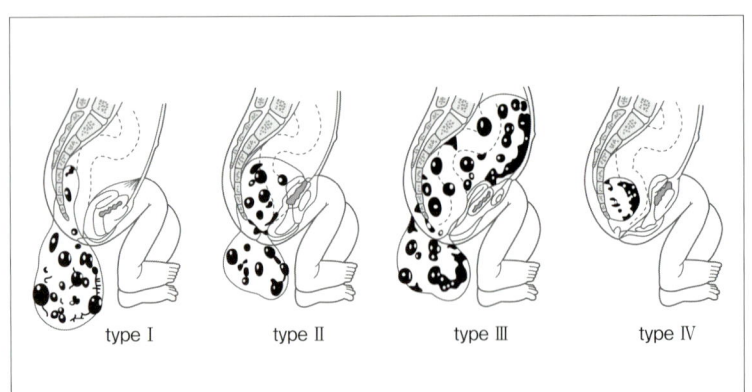

図5　仙尾部奇形腫のAltman分類
type Ⅰ：腫瘍の大部分が骨盤外.
type Ⅱ：腫瘍の一部が骨盤内に進展するが骨盤外が大きい.
type Ⅲ：腫瘍の骨盤内，腹腔内成分の方が骨盤外より大きい.
type Ⅳ：骨盤内，腹腔内に腫瘍が存在し骨盤外発育を認めない.

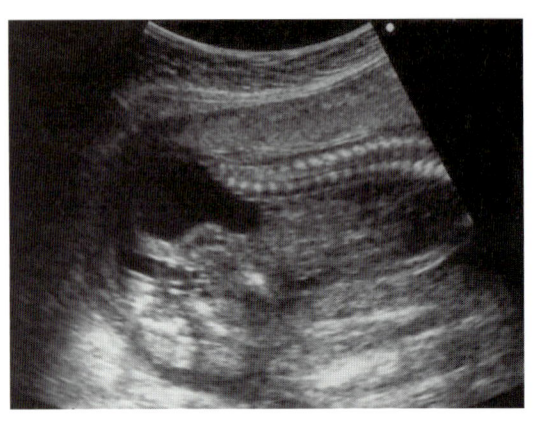

図6　妊娠19週の仙尾部奇形腫の超音波像
囊胞が主体で一部骨盤内に腫瘍が存在しており，Altman分類typeⅡと診断された.

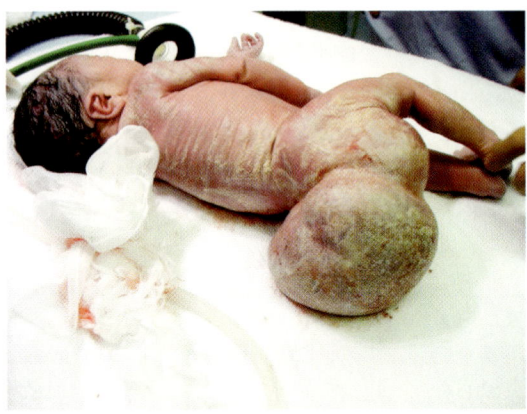

図7　図6と同一例の出生時の新生児
妊娠36週で予定帝王切開で出生し仙尾部奇形腫と診断された.

wayとして椎体と棘突起が欠損なく描出されることや，側脳室の拡大などを呈さない点などから鑑別可能である.

腫瘍は囊胞性，充実性，混合性がある．充実性で血流が豊富な場合は腫瘍の増大も早く，胎児循環血液量が増大し多尿による羊水過多や胎児心不全を併発し予後不良である．新生児予後不良因子としては診断された週数が早いこと，早産児（特に28週未満），胎児心不全合併，充実性腫瘍，出生時被膜破綻，腫瘍出血などが挙げられる[2].

妊娠中は仙尾部奇形腫と診断した後，上記予後不良因子に留意しフォローしていく必要があり，特に超音波では羊水量，胎児心機能評価，腫瘍血流の多寡，腫瘍サイズなどについて経時的に評価する．出生前に診断をつけ，さらに胎児の心機能などの評価をしておくことは，出生後新生児治療の準備に有益な情報をもたらす点で意義が大きい.

【文献】

1) Altman RP, et al：Sacro-coccygeal teratoma. American Academy of Pediatrics Surgical Survey, 1973. J Pediatr Surg 9：389-398, 1974
2) Usui N, et al：Outcomes of prenatally diagnosed sacrococcygeal teratomas：the result of Japanese nationwide survey. J Pediatr Surg 47：441-447, 2012

（市塚清健）

4.［レベル2］産婦人科専門医向けスクリーニング法
C. 18～20週　b. 発見に至る可能性のある疾患　6）四肢

■ **十分な長さの四肢が確認できるか**

　レベル1スクリーニングでは四肢の長さを計測する必要はないが，レベル2では大腿骨長を計測する．軟骨無形成症では妊娠20週以降に短縮傾向がみられるため妊娠中期のスクリーニングでは発見されないことが多いが，タナトフォリック骨異形性症や骨形成不全症などの骨系統疾患では妊娠中期の超音波スクリーニングで－4.0以上の著明な四肢の短縮を認める．タナトフォリック骨異形性では著明な四肢短縮や彎曲（図1）のほか，X線写真でみられる大腿骨の受話器様変形が有名であるが，超音波では条件により認められないこともある．胸郭低形成（図2），羊水過多はほぼ認められる．その他クローバー様頭蓋も特徴的所見である．

　骨形成不全症はⅠ～Ⅳ型に分類されるが，なかでも重症型のⅡ型が胎児期に診断されることが多い．Ⅱ型の超音波所見としては著明な四肢短縮に加え，骨折による骨変形が認められる（図3）．骨以外の所見としては胸郭低形成，また頭蓋骨の骨化は不良であり探触子による圧迫で頭蓋骨が平坦に変形すること（図4）や，超音波の透過性が良好なため脳構造が鮮明に描出されることが特徴的である．タナトフォリック骨異形性とは異なり羊水過多を呈することは少ない．上述のように骨系統疾患では四肢短縮以外にも胸郭低形成などの所見を認めるため，全身的な検索が必要である．

（市塚清健）

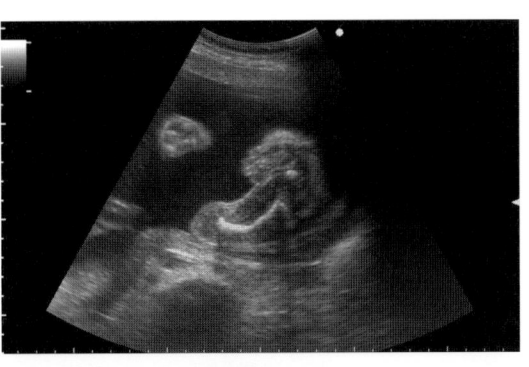

図1　タナトフォリック骨異形性の大腿
大腿骨の短縮および彎曲を認める．

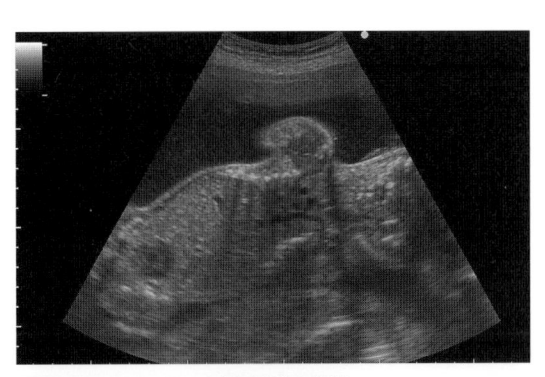

図2　タナトフォリック骨異形性の胸郭
胸郭の低形成（ベル型胸郭）を認める．

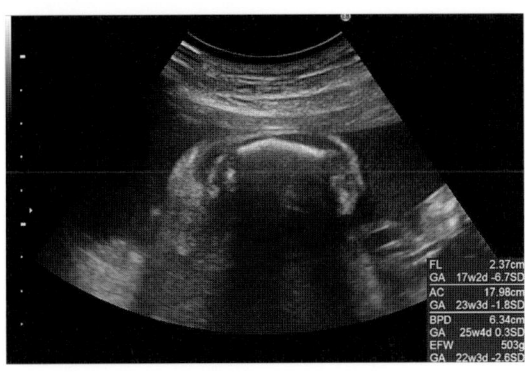

図3　骨形成不全Ⅱ型の大腿
大腿骨は－6.7SDと著明な短縮および骨折による骨変形を認める．

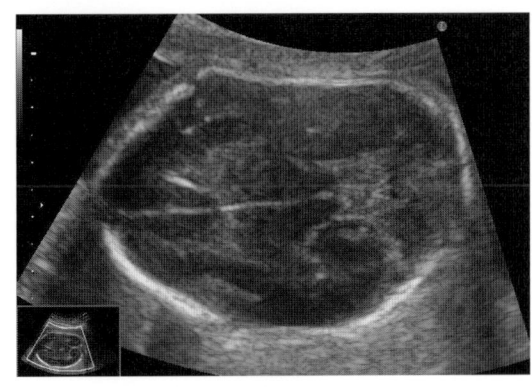

図4　骨形成不全Ⅱ型の頭部横断面
頭蓋骨の骨化が不良のため（膜様頭蓋）探触子による母体腹壁の圧迫で頭蓋骨が容易に平坦に変形する．

4. [レベル2] 産婦人科専門医向けスクリーニング法
C. 18～20週 b. 発見に至る可能性のある疾患 7) 羊水

■羊水過多や過少は認めないか

　羊水過多を示す疾患を表1に示す．妊娠中期以降のレベル2スクリーニングで羊水過多を示す疾患の中で発見に至る可能性のある疾患は消化管閉鎖など器質的異常を示す先天奇形が主体である．

　羊水量の異常がきっかけとなり診断の手がかりとなる典型例として，18トリソミーがあげられる．18トリソミーでは胎児発育不全を呈する．胎児発育不全では通常羊水量は減少し羊水過少に至るケースが多い．一方で，胎児発育不全でありながら羊水量が多い場合は18トリソミーを疑い，その他18トリソミーに特徴的な超音波所見がないかどうか検査を進めていく．また，母体糖尿病の発見のきっかけになることもあるため，羊水過多を認めた場合は母体糖尿病の鑑別も必要となる．

　羊水過少を示す疾患を表2に示す．妊娠中期以降のレベル2スクリーニングで羊水過少を示す疾患の中で発見に至る可能性のある疾患はPotter症候群や尿道閉鎖などの腎泌尿器系の先天奇形が主体となる．

　近年報告が散見されている羊水過少を呈する疾患としてCAOS (chorionic abruption-oligohydramnios sequence) があげられる[1]．CAOS は「(1) 分娩の7日以上前から出血源が同定できない性器出血を認める，(2) はじめは羊水量正常である，(3) 破水の証拠なく羊水過少に至る」と定義されており，さらに新生児慢性肺疾患のリスクが高いことも特徴である．本疾患の原因や病態は現在のところコンセンサスは得られていないが，明らかにこれら症状を呈する類似した症例が存在する．

　　　　　　　　　　　　　　　　（市塚清健）

【文献】
1) Elliott JP, et al : Chorionic abruption-oligohydramnios sequence. J Reprod Med 43 : 418-422, 1998

表1　羊水過多を示す疾患

母体因子	糖尿病 血液型不適合 Ballantyne 症候群	
胎盤因子	胎盤血管腫，巨大胎盤	
胎児因子	1. 髄液・漿液の流出 　中枢神経系奇形 　腹壁異常	**無脳児，開放性二分脊椎** **臍帯ヘルニア，腹壁破裂**
	2. 胎児多尿 　多胎 　腫瘍 　腎・内分泌疾患	**TTTS 受血児** **仙尾部奇形腫** 尿崩症，Bartter 症候群
	3. 嚥下障害 　中枢神経系奇形 　筋・骨格異常 　腫瘍 　染色体異常	**無脳児，水頭症** **タナトフォリック骨異形成，小顎症**，筋緊張性ジストロフィー，筋無力症 頸部奇形腫 **13，18 トリソミー，** **21 トリソミー**
	4. 消化管通過障害 　消化管閉鎖 　胸郭・縦隔異常	**食道閉鎖，十二指腸閉鎖，** 輪状膵 **横隔膜ヘルニア，CCAM，** **肺分画症，気管閉鎖，** UPD-14
	5. 心不全 　胎児水腫	
	6. 感染症	TORCH 症候群
突発性		

太字はレベル2スクリーニングで発見に至る可能性のある疾患．

表2　羊水過少を示す疾患

母体因子	脱水 破水
胎盤因子	胎盤機能不全 CAOS (chorionic abruption-oligohydramnios sequence)
胎児因子	1. 胎児乏尿・無尿 　多胎 　腎泌尿器系疾患 2. 胎児発育不全
	TTTS 供血児 **Potter 症候群（多嚢胞性異形成腎，多嚢胞腎，腎無形成），尿道閉鎖，後部尿道弁**

太字はレベル2スクリーニングで発見に至る可能性のある疾患．

4. [レベル2] 産婦人科専門医向けスクリーニング法
C. 18～20週　c. レベル2では発見に至る可能性が少ない疾患　1) 頭部　2) 上唇

1) 頭部

■ BPD（児頭大横径）は妊娠週数相当か

レベル2においてもレベル1と同様に大横径（BPD）は定量評価されるため、あらかじめ超音波診断装置に正しい妊娠週数や分娩予定日をセットしておけば自動的に標準偏差も表示されるので、妊娠週相当であるか否かの判断は可能である。本来の巨頭症（macrocephaly）の診断基準は頭囲が+2.0SD以上または98パーセンタイル以上、小頭症（microcephaly）は-2.0SD以下または3パーセンタイル以下となっているため、胎児期におけるそれぞれの診断の目安とすればBPDが+2.0SD以上を巨頭症、-2.0SD以下を小頭症として疑い、頭囲を計測し再評価をするのが良いと思われる。特に胎位の関係で骨盤位などではいわゆるbreech headと呼ばれ、BPDが過小評価されることがあるので小頭症の診断は特に慎重に行う。巨頭症や小頭症はあくまで原疾患による二次的変化であり、レベル2でそれらの原疾患の診断は難しいと思われる。図1, 2に巨頭症および小頭症と評価された場合のフローチャートを示す[1]。

■ 頭蓋内は左右対称で異常像を認めないか

BPD計測断面を中心にプローブを水平に移動するだけでは後頭蓋窩や小脳の異常を発見できない可能性がある。後頭蓋窩の過剰液体貯留による拡大や嚢胞性病変を総称してDandy-Walker complexとして分類する（表1）。図3に小脳虫部の欠損および第4脳室の嚢胞上拡大所見を認めるDandy-Walker奇形の超音波像を示す。Dandy-

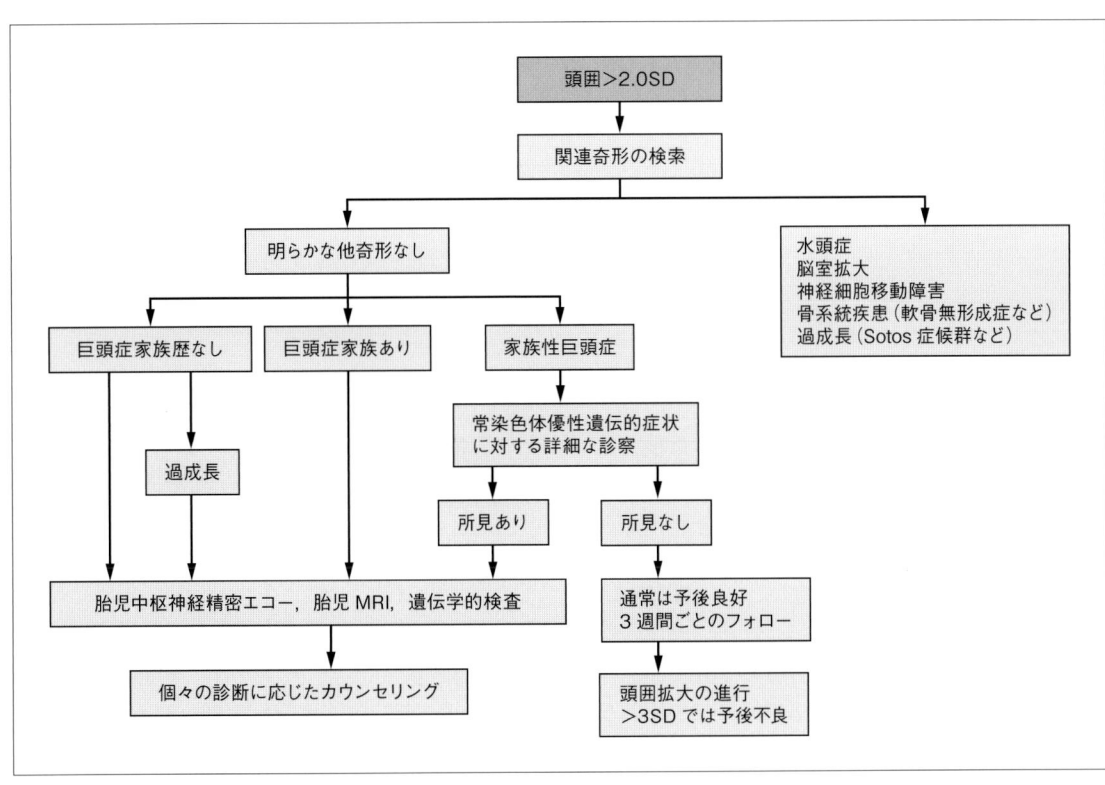

図1　巨頭症と診断した場合のフローチャート
（文献1）より引用改変）

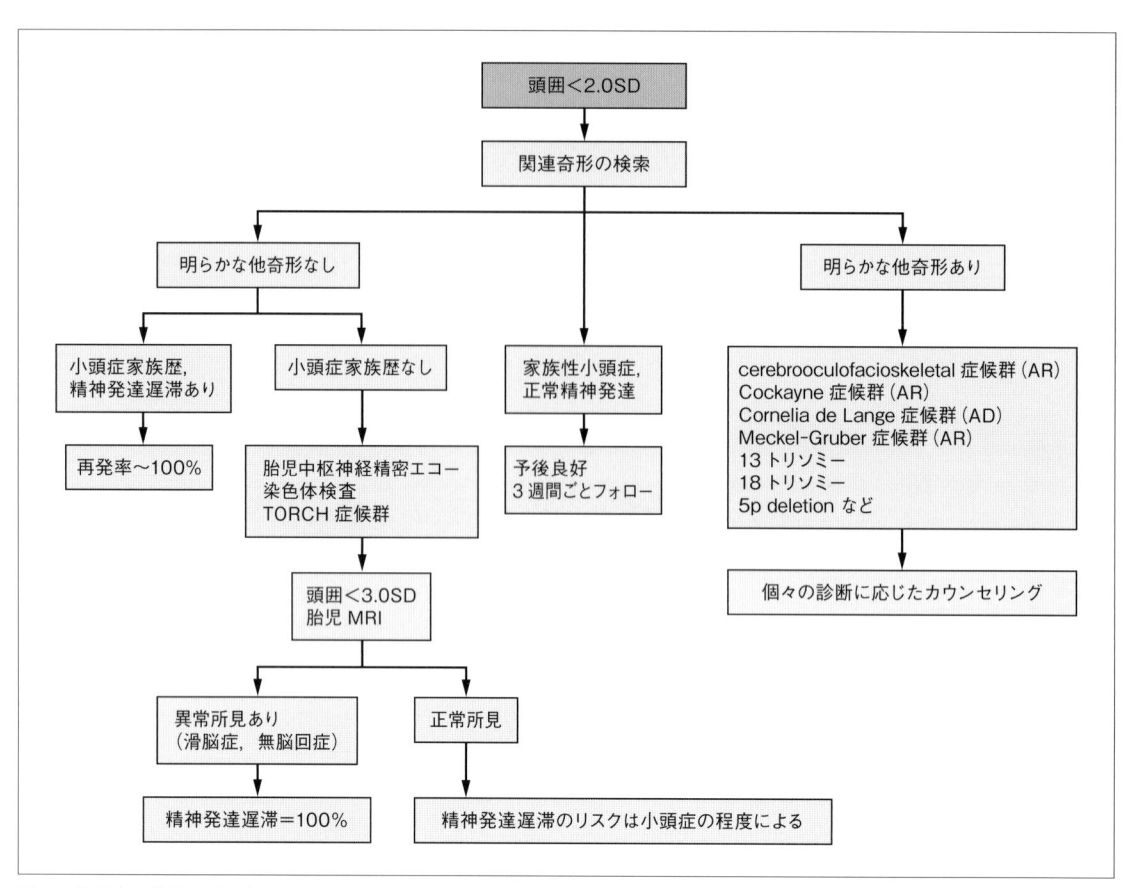

図2 小頭症と診断した場合のフローチャート
AR：常染色体劣性遺伝，AD：常染色体優性遺伝
（文献1）より引用改変）

表1 Dandy-Walker complex

Dandy-Walker 奇形	小脳虫部欠損，第4脳室嚢胞状拡大
Dandy-Walker variant	小脳虫部低形成，第4脳室形態変化軽度 最近ではこの疾患名は用いられない
小脳虫部欠損	他に奇形を伴うことが多い
小脳虫部低形成	以前は Dandy-Walker variant と呼ばれていた
Blake's pouch cyst	小脳虫部は正常．Blake 囊に孔が生じ Magendie 孔が形成されるが，孔が形成されず嚢胞状に拡大したもの
巨大大槽	単独であれば予後良好，病的ではない

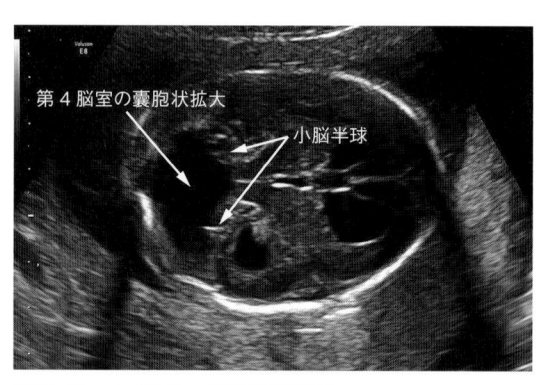

図3 Dandy-Walker 奇形の超音波像
小脳虫部が欠損しているため第4脳室は嚢胞状に拡大し後頭蓋窩を占拠している．

Walker 奇形は最近では妊娠初期に診断可能と報告されている[2]．図4は小脳虫部低形成の症例を示す．Dandy-Walker 奇形と異なり第4脳室は大槽に開口している．頭部横断像では顔面にも異常像を認める場合がある．図5に涙囊ヘルニア（dacrocystocele）を示す．多くの場合外科的処置は必要とせず自然に消失する．涙囊ヘルニアは通常の頭部横断像よりやや尾側にプローブを移動しないと描出されないため，レベル2では発見されない可能性がある．鑑別診断としては奇形腫，血管

図4 小脳虫部低形成
a：小脳半球間に交通がなく（この部位では虫部がない），大槽と第4脳室が交通している．
b：aよりやや上方にプローブを移動させると小脳虫部が描出されているが，低形成のため第4脳室が大きい．

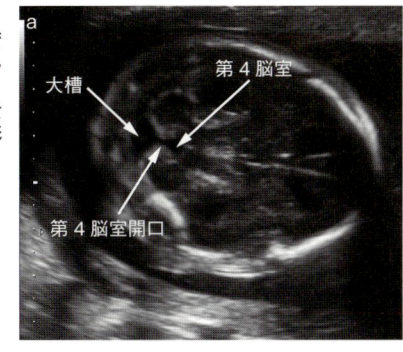

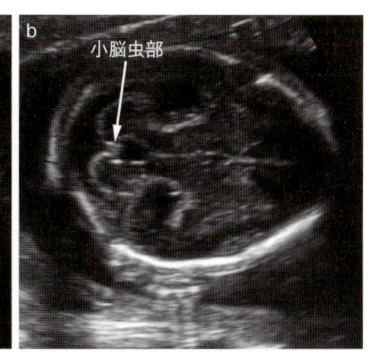

図5 両側性涙嚢ヘルニア（a）と片側性涙嚢ヘルニア（b）

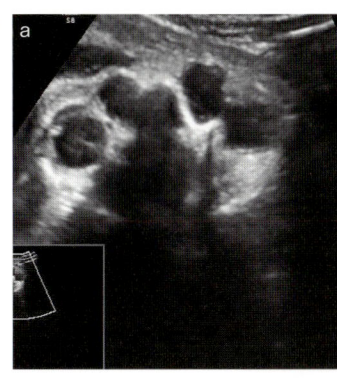

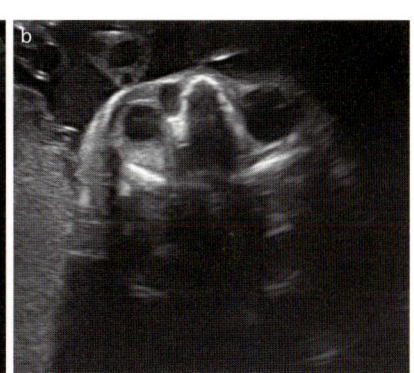

腫，脳瘤などが挙げられるが，内部が無エコー，位置が眼窩と鼻基底部に存在することなどで鑑別する．

■ 頭蓋外に突出する異常像を認めないか

レベル2での頭部の観察では観察部位が比較的上方であるため，顔面部の異常突出が発見されない可能性がある．図6に2D（2次元）エコーで前額部に異常隆起が認められ3D（3次元）エコーで象鼻と診断した13トリソミーの3Dエコー像を示す．13トリソミーでは象鼻のほか全前脳胞症や正中口唇裂など顔面の正中に奇形を伴うことが多い．

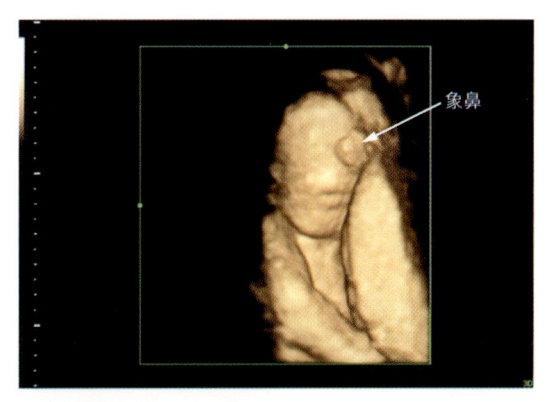

図6 象鼻の3Dエコー像
前額部に2Dエコーで異常隆起が疑われ，3Dエコーを行い象鼻と診断した．

2）上唇

■ 口唇裂はないか

口唇裂はレベル2で発見に至る可能性のある疾患であるが，口蓋裂に関してはレベル2では発見に至る可能性は低い．口蓋は前2/3の骨組織からなる硬口蓋と後1/3の筋組織からなる軟口蓋で形成されている．口蓋と口唇口蓋裂の模式図を図7に示す．図8に矢状断面像で描出される口蓋を示す．口蓋の矢状断面像での描出，特に軟口蓋の描出は比較的難しい．軟口蓋描出のコツは上顎骨の音響陰影に軟口蓋が入らないように胎児の顔面長軸に垂直に超音波ビームを当てるのではなく，斜めに超音波ビームが入るように（画面上胎児頸部を背屈させるようなイメージ）するとよい．

口唇裂ではおよそ70％に顎口蓋裂を伴う．単独の口蓋裂の診断は困難であり，ほとんどの場合は口唇裂が診断のきっかけとなり口蓋裂の合併が診断される場合があるのが現状である．一方，単独の口蓋裂の診断の補助，間接所見として口蓋垂の有無が有用であるとの報告がある[3]．口蓋垂は頭部横断面像または前額断面像で等号のごとく2

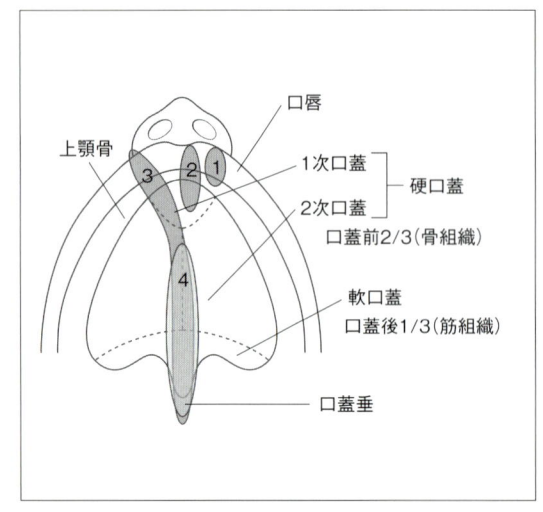

図7 口蓋と口唇口蓋裂の模式図
1：口唇裂，2：口唇顎裂，3：口唇顎口蓋裂，4：口蓋裂

図8 口蓋の矢状断面像

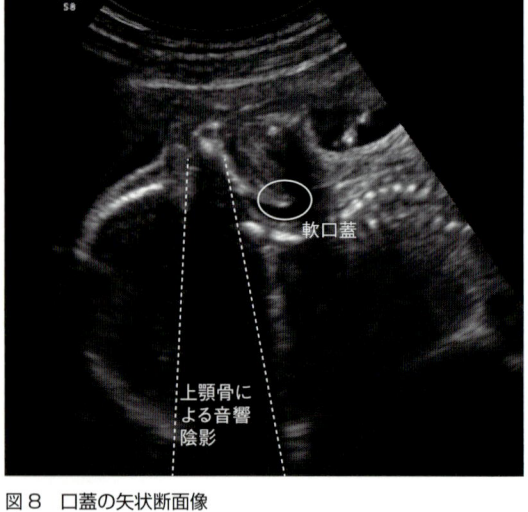

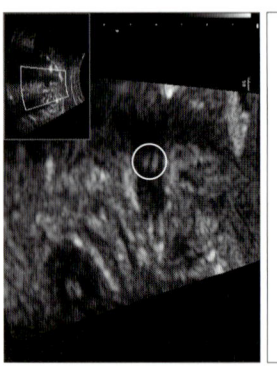

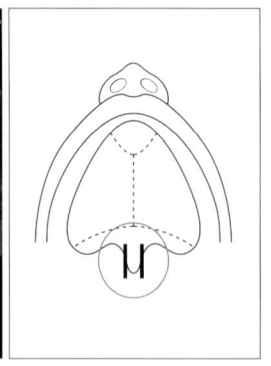

図9 頭部横断面像で観察される口蓋垂（uvula）
equals sign として認識される．

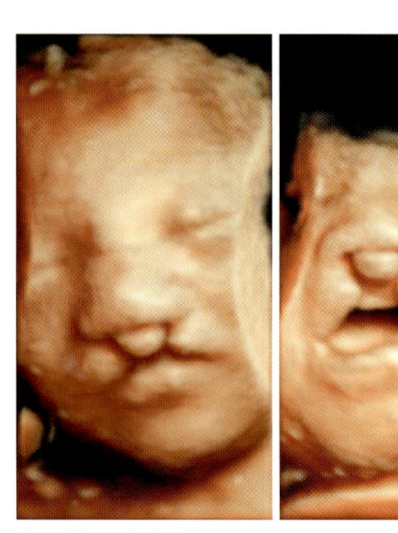

図10 両側口唇裂

本の高輝度線状に描出されるため，その形状から equals sign と呼ばれる（図9）．口蓋裂では equals sign が陰性または口蓋裂に伴う二分口蓋垂では4本のラインが入る．これが診断の補助として有用であるとされている．

　口唇口蓋裂の頻度は1/500程度であり比較的見られる疾患である一方，一般の認知度は決して高くない．2Dエコーで口唇裂の診断は十分可能であるが，妊婦への説明には3Dエコー像は現在の胎児の状況を的確に伝えることが可能になるだけでなく，出産時に初めて対面する時に備える意味でも有用と思われる．図10に両側口唇裂の3D超音波像を示す．

【文献】
1) Malinger G. et al：Malformation of cortical development. Timor-Tritsch IE, et al（ed）：Ultrasonography of the Prenatal Brain, 3rd ed, Mc Graw Hill, China, 247-282, 2012
2) Ichizuka K, et al：Diagnosis of a case of Dandy-Walker malformation aided by measurement of the brainstem-vermis angle at 14 weeks gestation. J Obstet Gynaecol Res 2014 [Epub ahead of print]
3) Wilhelm L, et al：The 'equals sign'：a novel marker in the diagnosis of fetal isolated cleft palate. Ultrasound Obstet Gynecol 36：439-444, 2010

（市塚清健）

4. [レベル2] 産婦人科専門医向けスクリーニング法
C. 18〜20週　c. レベル2では発見に至る可能性が少ない疾患　3）胸部

- 心臓の位置はほぼ正中で軸は左に寄っているか
- 左右心房心室のバランスは良いか
- 胸腔内に異常な像を認めないか
- 大動脈と肺動脈が螺旋状に走行しているか
- 大動脈と肺動脈の太さはほぼ同じか

　レベル2ではレベル1に加え流出路（大動脈と肺動脈）の観察を行う．ほとんどの心疾患はレベル2のスクリーニング法で発見することが可能と思われるが，レベル2で発見に至る可能性の少ない疾患を以下に説明する．

◎大動脈縮窄，離断症

　大動脈は左室から頭側に3本の血管（neck vessel）が分枝し大動脈弓を成し下行大動脈へつながっている．レベル2のスクリーニング法では大動脈と肺動脈の位置関係と太さについての観察を行っており，大動脈弓を一断面で観察を行ってはいない．そのため大動脈弓の途中で狭くなっていたり，途絶している部分があったとしても発見することはむずかしいと思われる．大動脈弓の詳細な観察には矢状断による観察が必要となる（80頁参照）．

◎総肺静脈還流異常症

　左房に還流するはずの肺静脈が4本すべて他の部位につながっている疾患で，出生直後から酸素投与に反応しない呼吸障害をきたす疾患である．発生頻度は先天性心疾患の0.2〜3％（新生児の1/50,000〜1/3,300）と比較的まれで，1/3が複雑心奇形に合併し，2/3が単独の症例である．還流する部位によりⅠ〜Ⅳ型（Darling分類）に分類される．出生後に急変する疾患なので，なるべく出生前に検出しておきたいが，肺循環がほとんどない胎児期の肺静脈は細く，複雑心奇形に合併しない単独の総肺静脈還流異常症をレベル2のスクリーニング法で発見するのは困難といえる．ただ，正確なBモード四腔断面像で肺静脈が左房に流入する像（図1）や，後述のカラー・指向性パワーモードを駆使し肺静脈を同定することは可能であると思われる．しかし，現時点で，コンセンサスを得た有用な総肺静脈還流異常症のスク

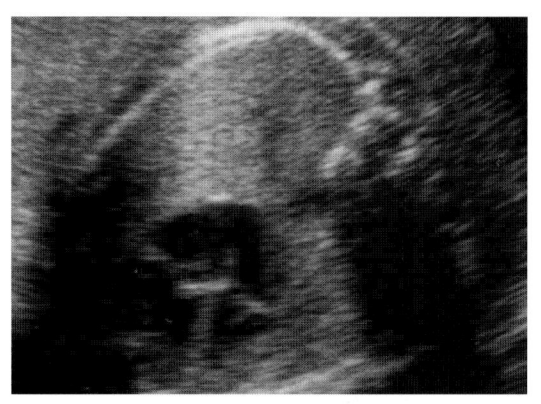

図1　総肺静脈還流異常症（Ⅰ型・上心臓型）
左房に"角"がなく下行大動脈と左房壁との空間が広い．

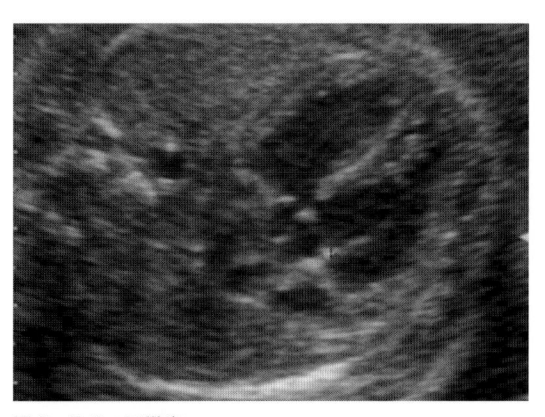

図2　Fallot四徴症
心室中隔と大動脈血管壁の連続性がない．大動脈騎乗と心室中隔欠損の所見である．

リーニング方法は確立されていない．河津らは，総肺静脈還流異常症では四腔断面における左房壁と下行大動脈の空間が広い（図2）ことに注目し，（左房壁−下行大動脈）／（下行大動脈径）＞1.27で8例の単独例と正常101例を分けられたと報告している[1]．簡便で有用な指標になり得る可能性を持っている．

【文献】

1) Kawazu Y, et al : 'Post-LA space index' as a potential novel marker for the prenatal diagnosis of isolated total anomalous pulmonary venous connection. Ultrasound Obstet Gynecol 44：682-687, 2014

（松岡　隆）

4. ［レベル２］産婦人科専門医向けスクリーニング法
C. 18〜20週 c. レベル２では発見に至る可能性が少ない疾患 4）腹部

■胃胞，膀胱，胆嚢以外に嚢胞像を認めないか

　レベル２では嚢胞の有無をチェックするので嚢胞性疾患は発見されることが多い．腎の嚢胞性疾患についてはしばしば混同されていることが少なくない．とりわけ多発性嚢胞腎（polycystic kidney disease：PKD）と多嚢胞性異形成腎（multicystic dysplatic kidney：MCDK）の鑑別は遺伝的，予後などの観点から鑑別が重要である（表１）．図１に常染色体劣性多発性嚢胞腎の超音波像を示す．両側性で腎臓は腫大し腹部は大きい．腎機能がないため羊水過少を伴い予後不良である．図２に多嚢胞性異形成腎の超音波像を示す．片側性，両側性ともにある．両側性は予後不良である．嚢胞は超音波で確認でき，嚢胞の大きさや数などはさまざまで多彩な超音波像を呈する．

　腎臓のエコー輝度が通常より高いいわゆるhyperechogenic kidneyも異常所見であり，高率に腎疾

表１　多囊胞性異形性腎の鑑別

発症時期からの分類	遺伝形式による分類	Potter分類
多発性囊胞腎		
小児型多発性嚢胞腎 infantile polycystic kidney disease：IPKD	常染色体劣性多発性嚢胞腎 autosomal recessive polycystic kidney disease：ARPKD	PotterⅠ型
成人型多発性嚢胞腎 adult polycystic kidney disease：APKD	常染色体優性多発性嚢胞腎 autosomal dominant polycystic kidney disease：ADPKD	PotterⅢ型
多嚢胞性異形成腎		
多嚢胞性異形成腎 multicystic dysplatic kidney：MCDK	通常散発性	PotterⅡ型

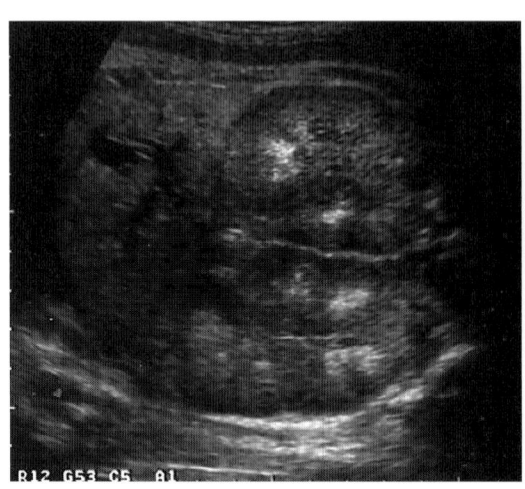

図１　常染色体劣性多発性嚢胞腎（ARPKD）
両側性で腫大した腎臓により腹部は大きい．腎機能がないため羊水過少を伴う．超音波では嚢胞は認められない．

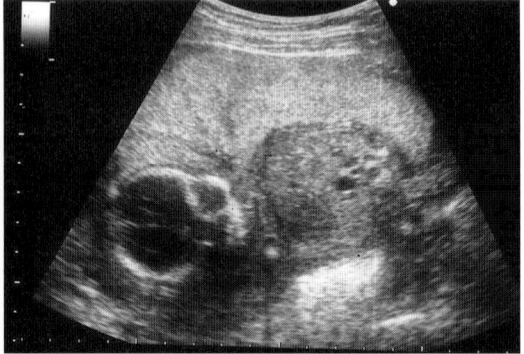

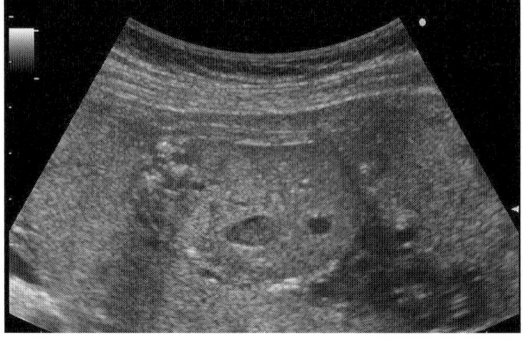

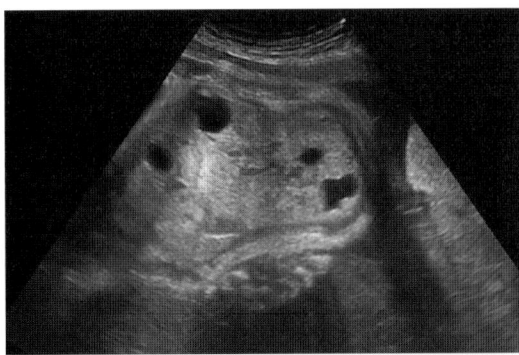

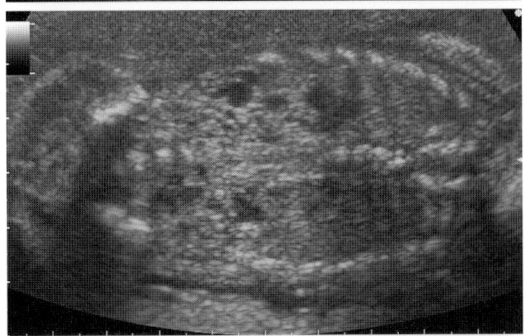

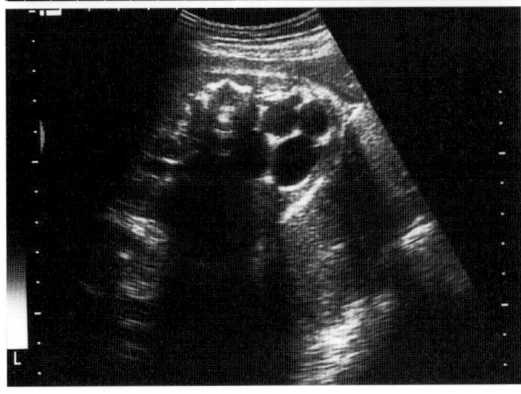

図2 多嚢胞性異形成腎（MCDK）
超音波で多数の嚢胞が確認できる．さまざまな超音波像を呈する．

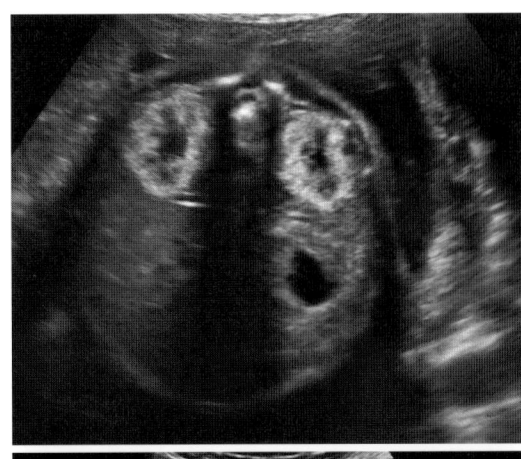

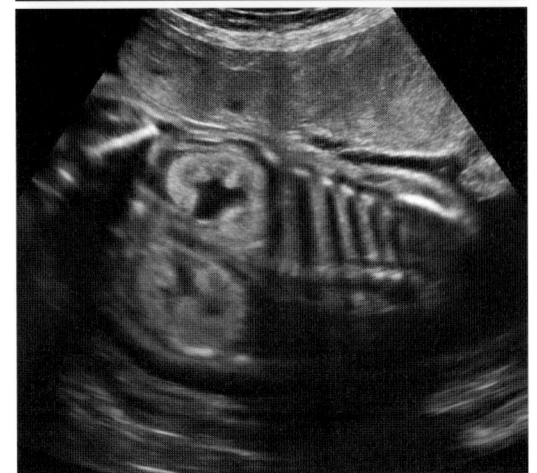

図3 hyperechogenic kidney
上：水平断面，下：前額断面

患を反映した超音波所見である（図3）．しかしながらその所見と疾患を結びつけることは原段階では不可能である．hyperechogenic kidneyでは常染色体劣性多発性嚢胞腎や常染色体優性多発性嚢胞腎，サイトメガロウイルス（CMV）感染，異数性染色体異常症，Meckel-Gruber症候群，renal tubular dysgenesisなどでみられる．hyperechogenic kidneyでは羊水量と腎臓の大きさが予後を示す因子となる[1]．遺伝性のこともあるため母体の腎臓を超音波で確認するとよい．

膀胱の異常では膀胱内に嚢胞を認めることがあり cyst in cyst と呼ばれ，重複尿管による異所性尿管瘤の所見である．また後部尿道弁では後部尿道が拡張しその形態から key-hole sign と呼ばれ，本疾患に特徴的な超音波所見である．

【文献】
1) Tsatsaris V, et al：Prenatal diagnosis of bilateral isolated fetal hyperechogenic kidneys. Is it possible to predict long term outcome? Br J Obstet Gynecol 109：1388-1393, 2002

（市塚清健）

4. [レベル2] 産婦人科専門医向けスクリーニング法
C. 18～20週　c. レベル2では発見に至る可能性が少ない疾患　5) 脊柱・殿部

■椎体と棘突起が欠損なく並んでいるか

　脊椎は矢状断面像で観察し，正常像では椎体と棘突起が2列に規則正しく並んで観察されるが（double railway），棘突起が欠損している二分脊椎では同部位の棘突起が描出されず椎体のみしか観察されない．レベル2ではこの所見をチックすれば二分脊椎の発見は可能であるが，棘突起の欠損を伴わず，椎体に欠損を伴う蝶形椎（butterfly vertebra）は通常の矢状断面で診断をつけることは難しいと思われる．通常の矢状断面で椎体にcleftが疑われた場合（図1)[1]は，横断面像で椎体を確認すれば蝶形椎が描出される（図2)[1].

【文献】
1) Youssef A, et al：Prenatal diagnosis of isolated butterfly vertebra. Ultrasound Obstet Gynecol 44：725-726, 2014

（市塚清健）

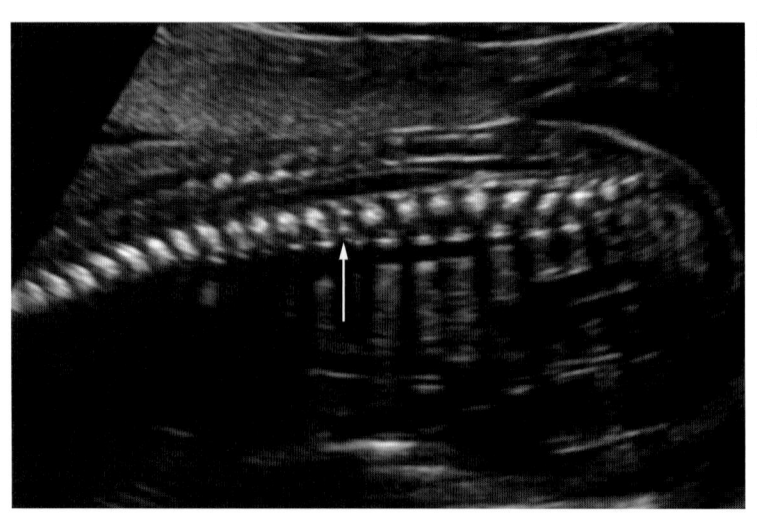

図1　蝶形椎の超音波像（矢状断面）
脊椎の矢状断面では椎体は長方形に描出されるが，蝶形椎では椎体に亀裂が入り椎体が二分されている．
矢印：蝶形椎部分
（文献1）より引用）

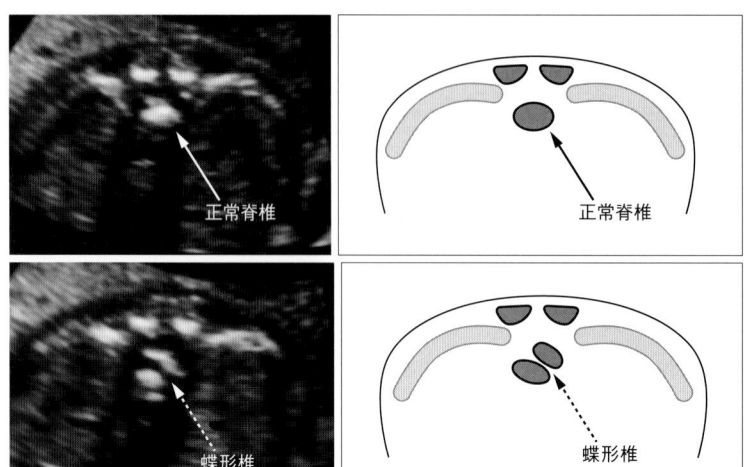

図2　同一症例の脊椎横断面像
蝶形椎では椎体に亀裂が認められる．
上段：Th12，下段：Th11
（文献1）より引用）

5. [レベル2+α]

1）胸部
   肺静脈が少なくとも1本は左心房に流入しているか
   大動脈を左心室から下行大動脈まで追えるか

5. レベル2＋α 1）胸部

■肺静脈が少なくとも1本は左心房に流入しているか

75頁でも述べたように肺静脈の観察はレベル2のスクリーニング法に含まれていないが、Bモードで注意深く四腔断面を観察すると、左心房に肺静脈が流入する部分が"角"のように見えている（図1）。しかし、胎児期の肺循環はほとんど使われないため、肺静脈は細くBモードのみでの肺静脈を観察するのはしばしば難しいといわざるを得ない。そこで、レベル2＋αの検査として肺静脈の観察を行うのであれば、カラー・パワードプラを用いて観察を行うとよい。静脈の観察であるのでサンプリングのスピードは遅め（20cm/sec以下）が適している。肺静脈は左右の肺から2本ずつの計4本があり、この4本は左心房の背側壁に左右上下それぞれ分かれて流入している。しかし、胎位による音響陰影により、4本を確認することが難しいこともありうる。よって、少なくとも1本でも左心房に肺静脈が還流しているのを確認できれば、総肺静脈還流異常症は否定することができるであろう。

[肺静脈観察のコツ]

　カラードプラ、特に指向性パワードプラは肺静脈のような速度の遅い血流観察に優れている。最近の指向性パワードプラは従来のカラードプラやパワードプラに比べ血管のにじみが少なく、細い血管の描出にとても使いやすい。しかし、血流があればそこには信号がのってしまうため、肺静脈が左房に流入しているように見えやすいピットホールも起こしやすい。そこで、Bモードと指向性パワードプラを同時に一画面に描出し、解剖学的位置を確認しながら血流の流入を観察する方法（図2）を用いれば、より確実に左心房への流入を確認することが可能であろう。

■大動脈を左心室から下行大動脈まで追えるか

　これまでの胎児の心臓観察は主に水平断面で行っており、複雑な立体構造である心臓を水平断面で切り取り、位置関係を確認する方法である。左心室から出た大動脈弓は、文字通り弧を描いて下行大動脈へと繋がって、水平断面での観察では、この大動脈弓の全体像を一画面で描出することはできない。矢状断面の観察でのみ大動脈弓全体と一度に観察することができる。図3にあるようにthree-vessel trachea viewの断面から考えると、大動脈弓は脊椎の左後から右前（矢印の方向）の断面で観察でき、その断面が写真に示した大動脈弓である。大動脈弓から頭側に3本の血管（neck vessel）が出ていることもわかる。このように解剖学的位置関係から断面を切り取るように画像を作るとより確実に描出できるであろう。

（松岡　隆）

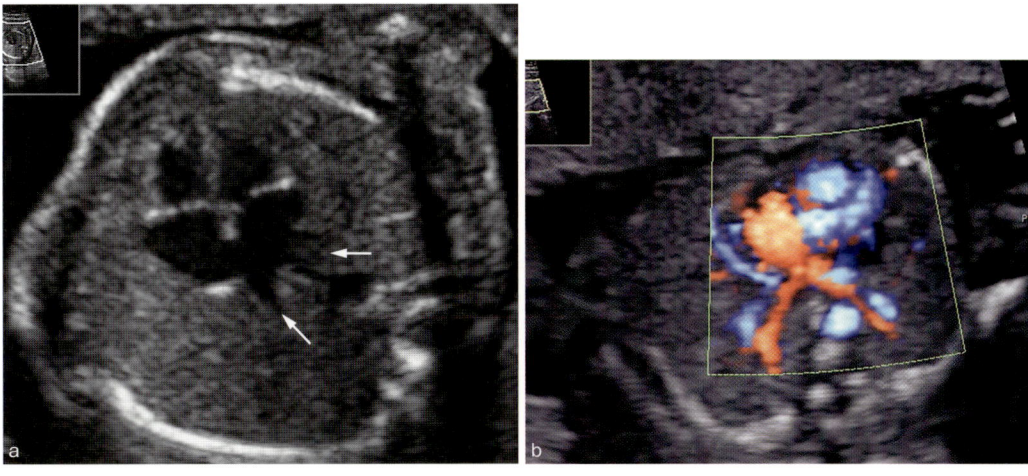

図1 血流の流入を観察する方法
肺静脈が左心房に流入している"角"のように見える（矢印）.

図2
左側にBモード，右側に指向性パワードプラを，同時に肺静脈を描出している.

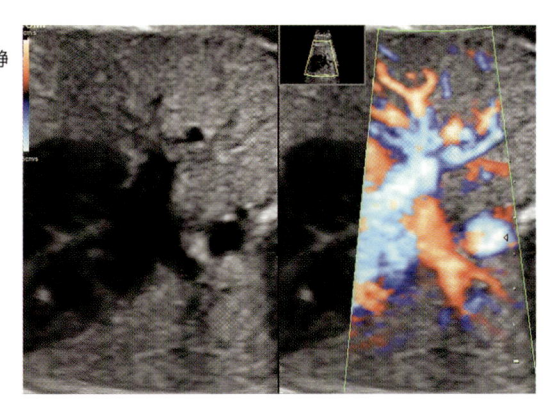

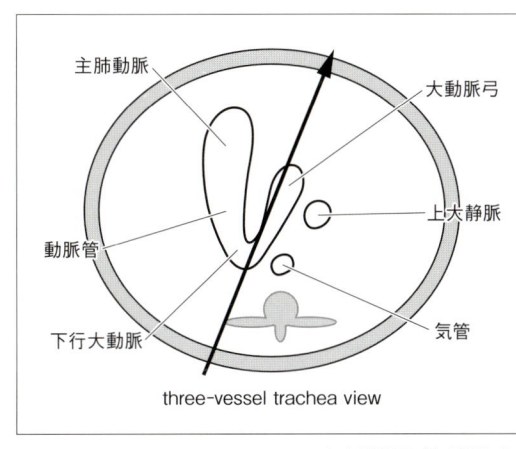

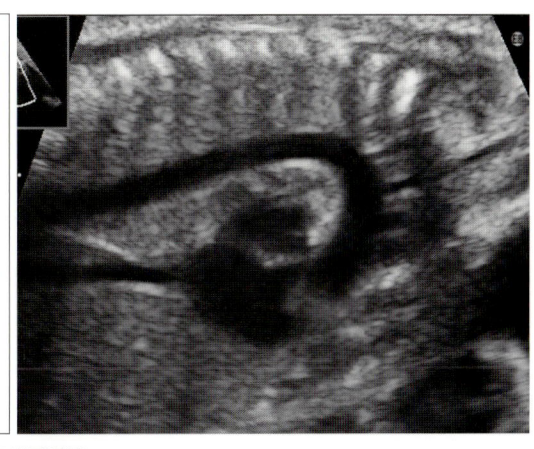

図3 three-vessel trachea view と大動脈弓（矢状断）との位置関係

1）胸部　81

6.［レベル3］少し高度なスクリーニング法

1）頭部
　　透明中隔腔は存在するか
　　大脳鎌は存在するか
　　側脳室は正常か
　　小脳は半球，虫部とも正常か
　　大槽は存在し，拡大所見はないか
　　脳溝は正常か
2）胸部
　　心室中隔は正常か
　　肺静脈は左心房に流入しているか
　　three-vessel view, three-vessel trachea viewは正常か
　　大動脈弓は正常か
　　SVC-RA-IVCは正常か
　　静脈管は存在するか
3）四肢
　　overlapping finger（重積指）はないか
　　手足関節に異常はないか
　　手足指は5本あるか

6.［レベル3］少し高度なスクリーニング法
a.チェック項目の正常像とチェックのポイント　1）頭部

レベル3では胎児頭部を経側脳室断面（側脳室計測断面）（図1），経視床断面（大横径計測断面）（図2），径小脳断面（小脳半球計測断面，大槽計測断面）（図3）の3つの断面から胎児頭部を観察する（図4）．

■透明中隔腔は存在するか

経側脳室断面および経視床断面で透明中隔の存在を確認する．透明中隔が描出されない場合は脳梁欠損の可能性がある．また10mm以上に拡大している場合は透明中隔嚢胞を疑う．

■大脳鎌は存在するか

大脳鎌はいずれの断面においても描出される．大脳鎌が存在しない場合は全前脳胞症を疑う．大脳鎌を中心に頭蓋内が左右対称であることも確認する．

■側脳室は正常か

側脳室三角部幅（arterial width）（図5）の計測を行う（図6）．全妊娠期間を通じて10mm未満である．10～15mm未満を軽度側脳室拡大，15mm以上を高度側脳室拡大と分類する[1]．

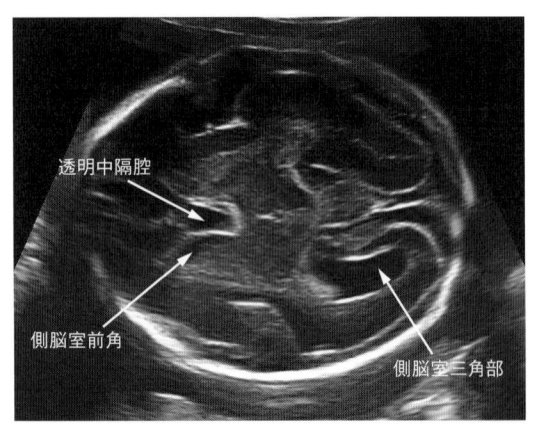

図1　経側脳室断面

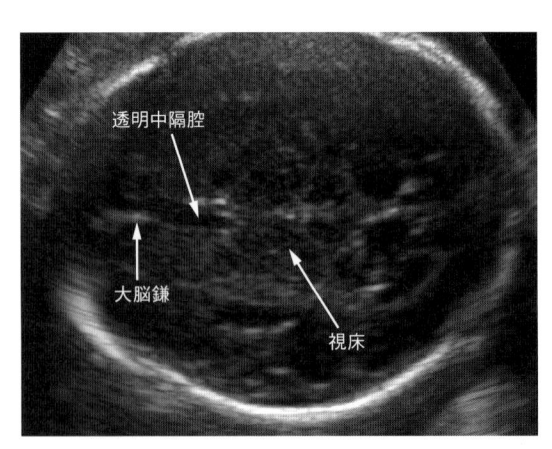

図2　経視床断面

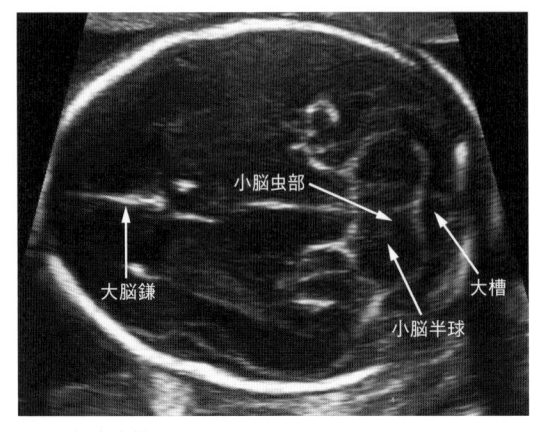

図3　経小脳断面

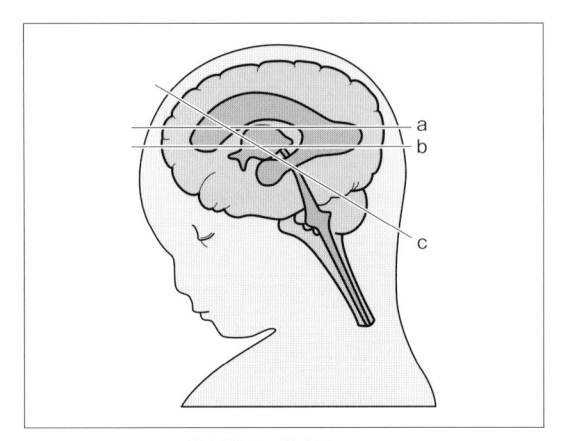

図4　図1～3の描出断面の模式図
a：図1，b：図2，c：図3

図5　側脳室の模式図
中心部，下角が後角に合流する部分が三角部である．

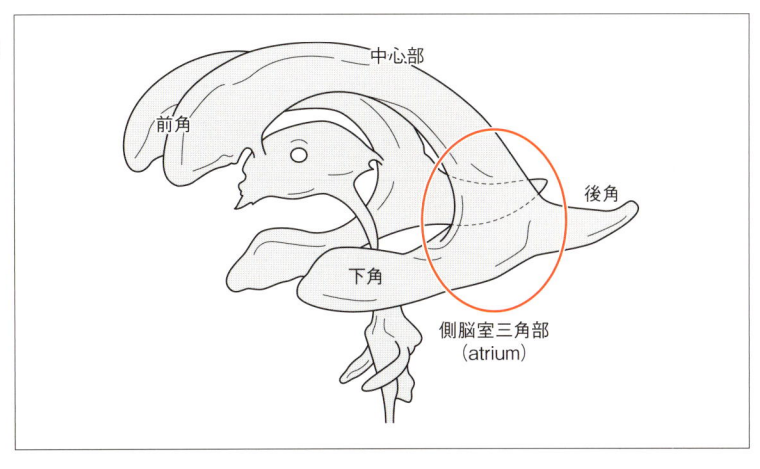

図6　側脳室三角部幅の計測
キャリパーをin-inにセットして計測する．

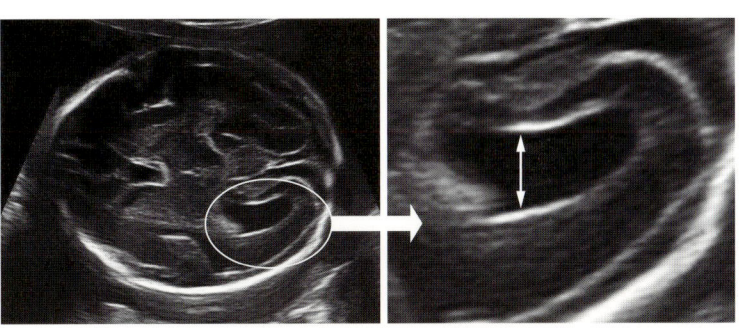

■小脳は半球，虫部とも正常か

　左右の小脳半球はそれぞれ円形で中央部にやや高輝度に描出される虫部で互いが連結している．小脳虫部は妊娠20週以前では完全に形成されていない場合もあり，そのような症例では第4脳室は完全に虫部によって覆われない．20週以降でも小脳虫部が描出されず第4脳室と大槽が交通している場合は虫部欠損などを疑う．小脳半球径は妊娠14週から21週までは妊娠週数と同じmmで表され，1週間あたり1mmずつ大きくなる．この間は大横径（BPD）とともに胎児発育の評価に有用である．

■大槽は存在し，拡大所見はないか

　大槽は全妊娠期間を通じて2〜10mmである．大槽内にはBlake嚢（93頁，図9参照）の遺残など隔壁様構造物が存在する．大槽が10mm以上では大槽拡大として，その原因を調べる．

■脳溝は正常か

　大脳の発達に伴い脳溝が形成されてくる．側脳室計測断面で描出されている頭頂後頭溝とシルビ

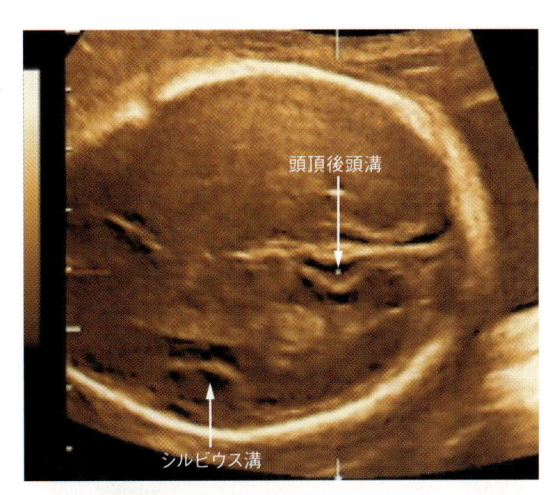

図7　側脳室計測断面における脳溝

ウス溝を示す（図7）．シルビウス溝は妊娠中期では幅広く大脳実質内に食い込んでくるため異常所見と誤らないよう注意が必要である．

【文献】
1) Pagani G, et al：Neurodevelopmental outcome in isolated mild fetal ventriculomegaly：systematic review and meta-analysis. Ultrasound Obstet Gynecol 44：254-260, 2014

（市塚清健）

6. [レベル3] 少し高度なスクリーニング法
a. チェック項目の正常像とチェックのポイント 2)胸部

■ **心室中隔は正常か**

基本断面である四腔断面において心室中隔を観察する．できれば，超音波ビームが心室中隔に平行と直交する両断面において観察を行う．超音波ビームが心室中隔に平行な断面aは房室弁やカラードプラを用いた血流観察を行う断面で，超音波ビームと心室中隔が直交する断面bは房室中隔の観察を行う断面である（図1）．断面aで心室中隔の観察もできないわけではないが，ビームが平行なため心室中隔欠損とアーチファクトの鑑別が困難となる．

■ **肺静脈は左心房に流入しているか**

80頁でも述べたが，肺静脈の左心房への流入の観察にはBモードと指向性パワードプラの併用が有用である．指向性パワードプラはパワードプラに上向きと下向きの血流を色で表示したモードである．指向性パワードプラはカラードプラより血管からの色の浸み出しが少なく，細く血流速度の遅い肺静脈の観察に有用である．繰り返しになるが，図2のようにBモードと見比べながら指向性ドプラの観察は重要と思われる．カラードプラやパワードプラはBモードの上に色を付けているため，解剖学的情報が色によりマスクされてしまうことがある．今見えている血流がどこに入っているのかを確認する上で，同時にBモードとドプラを観察する方法は有用であろう．また，指向性パワードプラは静脈観察に有用と前述したが，血流そのものの感度や，流速分布を見るためにはカラードプラのほうが優れている．よって，カラードプラを用いた肺静脈の観察はより左房に流入していく様子がわかりやすく表現できる．

■ **three-vessel view, three-vessel trachea view は正常か**

53頁で述べた three-vessel view や three-vessel trachea view の観察は螺旋状に位置する大動脈，肺動脈と上大静脈および気管の位置関係を，水平断面を用いて確認する方法である．three-vessel trachea view を見ると気管は大動脈弓と肺動脈でできるV字の外に位置しているのがわかる．また，カラードプラをかけると正常では大動脈と肺動脈の血流方向は一致しているはずなので，色も一致するはずである．もし，色が一致していなければどちらかの血流は逆流しており，精査の対象になる．四腔断面のaからカラーをかけながら平行に頭側へ動かしてくると three-vessel trachea view のカラードプラで観察できる．

■ **大動脈弓は正常か**

80頁で述べたように，水平断面の観察では大動脈弓を一画面に描出することはできない．大動脈弓は脊椎の左後から右前（矢印の方向）の断面で観察でき，その断面が図3に示した大動脈弓である．大動脈弓から頭側に3本の血管（neck vessel）が出ていることもわかる．カラードプラをかければ血流を観察でき，順行性に血液が流れているか，また指向性パワードプラを用いれば neck vessel の同定も容易になる．neck vessel 直後の部分は生理的に大動脈弓が狭窄している部分であり，断面が少しずれると狭窄しているように見える（偽陽性）部分であるので，しっかりとした断面での観察が重要である．

■ **SVC-RA-IVC は正常か**

上大静脈-右心房-下大静脈を一画面に描出したのが SVC-RA-IVC 断面である．大動脈弓の出し方と同じように矢状断面で観察が必要になる．脊椎の右後から前（図4の矢印の方向）で断面を取ると SVC-RA-IVC が描出される．上下大静脈は血管径がほぼ同じである．どちらかが太い場合はその血管に流れ込む血流量が多いことを示している．

■ **静脈管は存在するか**

上記 SVC-RA-IVC 観察断面で少しずらすと肝

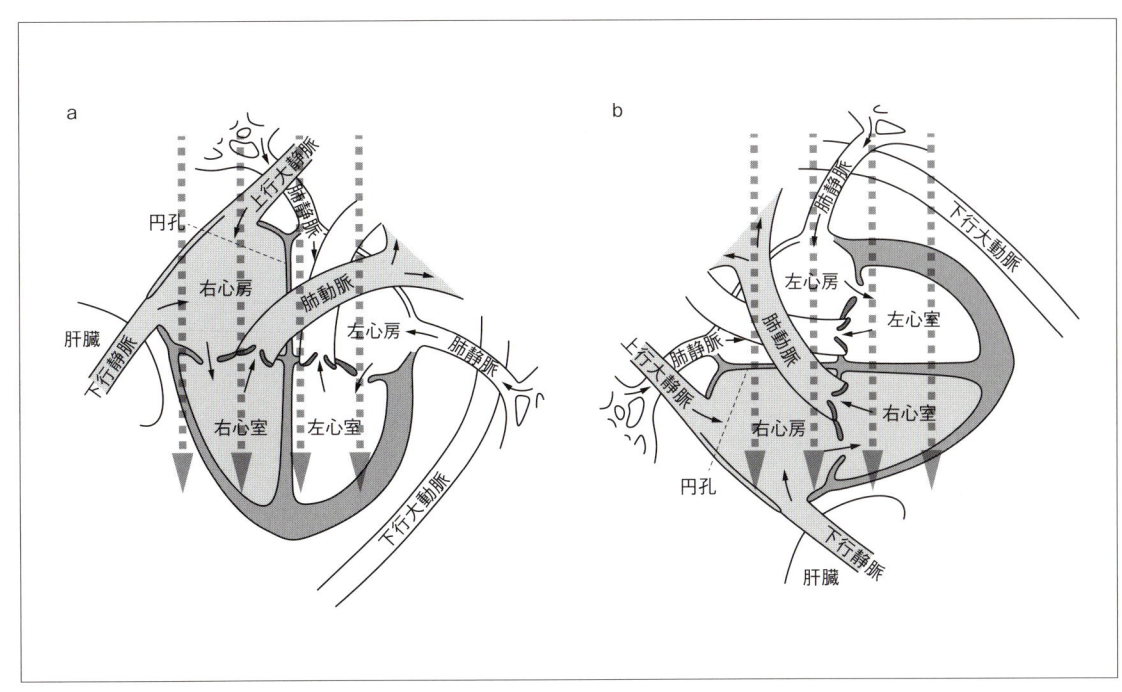

図1　四腔断面の観察方法
a：心室中隔に平行な断面，b：心室中隔に直交する断面

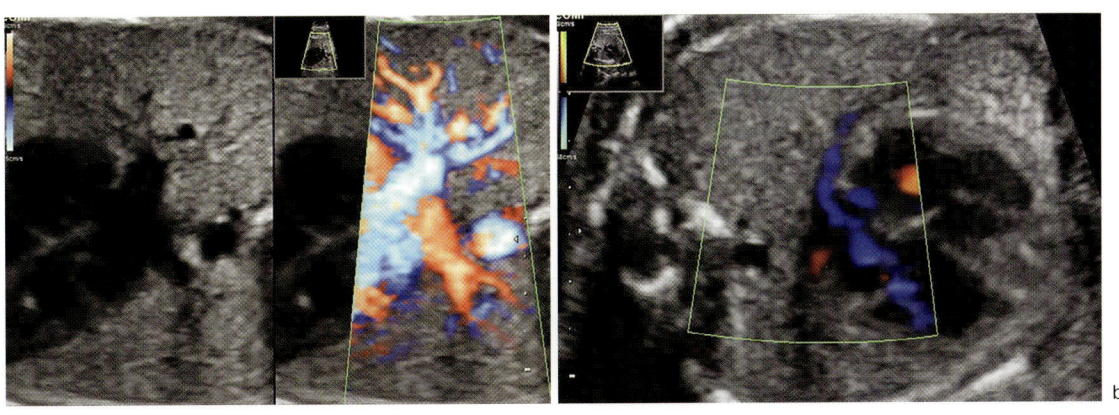

図2　a：Bモードと指向性パワードプラ同時描出
b：カラードプラによる肺静脈の観察
左房への流入血流が描出されている．

内臍帯静脈から右心房に繋がる静脈管を観察できる．静脈管はラッパ状に絞られているため血流速度が早くカラードプラで折り返し現象を起こすことが多いので，カラーをかけて検索すると発見の一助になる．パルスドプラを用いて血流波形を観察すると，IVC波形と異なり拡張期の右心房からの逆流波形を認めない．もちろんBモードだけでも見つけることは可能である．正常では図5のように右心房とIVC合流部分近傍に流入するが，まれに右心房やIVCに直接流入したり，欠損している症例もある．

（松岡　隆）

a．チェック項目の正常像とチェックのポイント　2）胸部

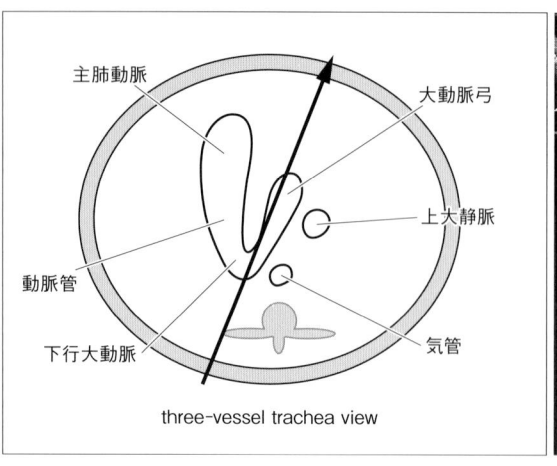

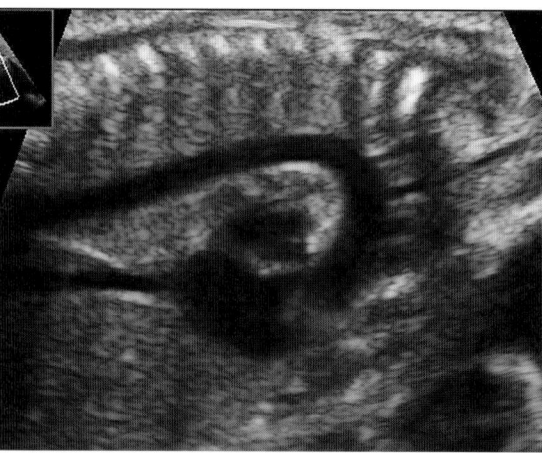

図3 大動脈弓と three-vessel trachea view との位置関係

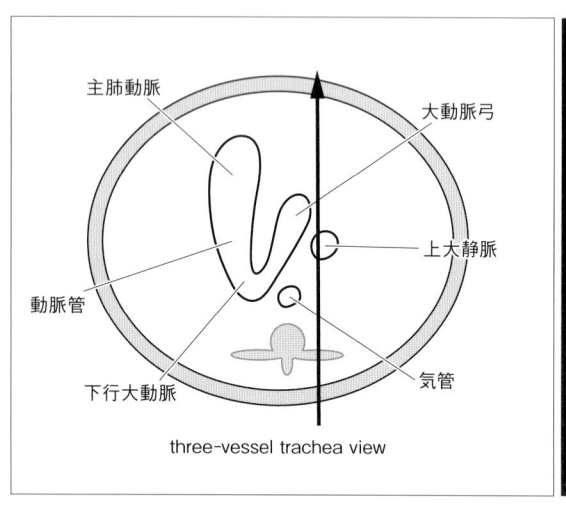

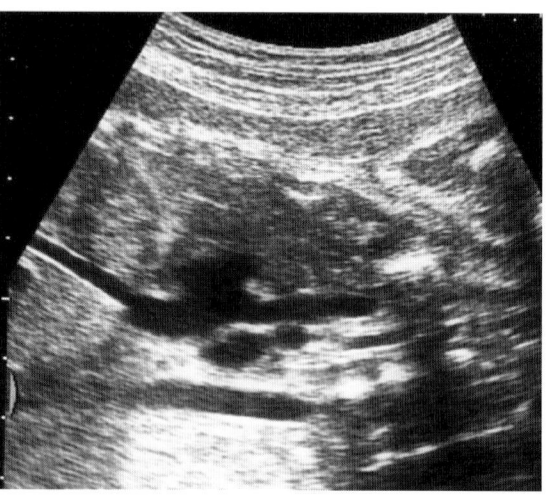

図4 SVC-RA-IVC と three-vessel trachea view との位置関係

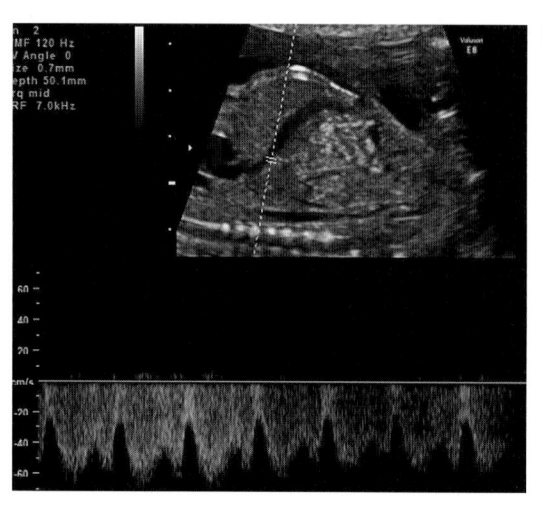

図5 静脈管の血流波形

88　6.［レベル3］少し高度なスクリーニング法

6. ［レベル3］少し高度なスクリーニング法
a. チェック項目の正常像とチェックのポイント　3）四肢

■ overlapping finger（重積指）はないか（図1）
■ 手足指は5本あるか（図4）
■ 手足関節に異常はないか（図2, 3）

（馬場一憲）

図1　正常な手の指
a：第2指から5指までが一直線に並んでおり，overlapping fingerはないことがわかる．拇指を入れると5本であることがわかる．
b：3次元像でもoverlapping fingerがないことがわかる．

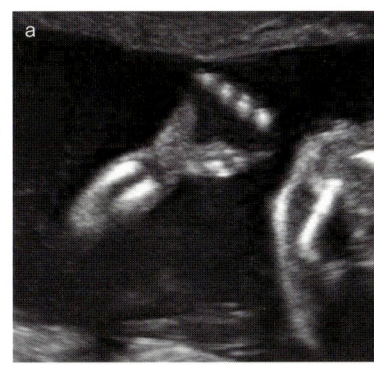

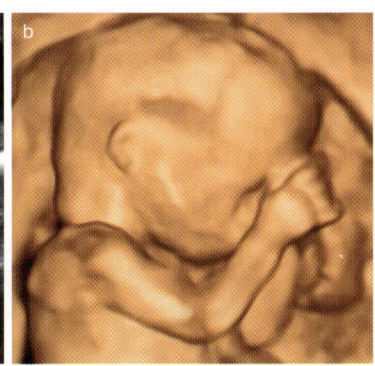

図2　正常な手足関節
a：内反足はない．b：異常な手首の屈曲はない．

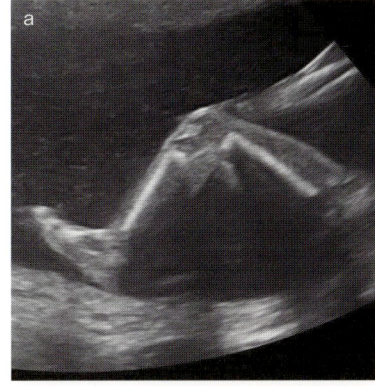

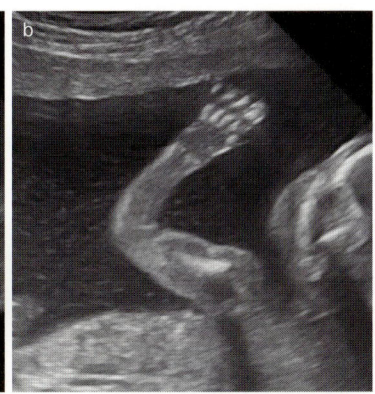

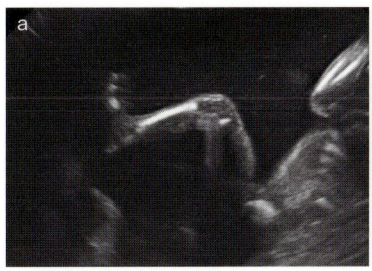

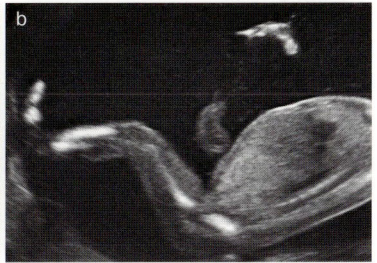

図3　正常な膝関節と股関節
同じ胎児でaとbを比べると，膝関節や股関節を曲げたり伸ばしたりしており，拘縮はないことがわかる．

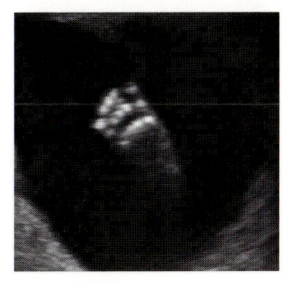

図4　足の指
5本の指が確認できる．手指の数は，図1aのように確認できる．

6. ［レベル3］少し高度なスクリーニング法
b. 発見に至る可能性のある疾患 1）頭部

■ **透明中隔腔は存在するか**

　透明中隔は大脳正中部，脳梁の下方に存在し，左右側脳室前角を分離する薄板である透明中隔葉（側脳室の正中壁を形成）とその間隙である透明中隔腔からなる．透明中隔腔は無エコーで長方形に描出される．透明中隔腔は経側脳室断面，経視床断面，経小脳断面いずれにおいても描出される．脳梁は矢状断面や前額断面で観察しやすい．3D（3次元）直交3断面で描出される脳梁の超音波像を図1に示す．透明中隔腔が描出されない場合は脳梁欠損が疑われる（図2）．横断面において脳梁を描出するのは困難なため，透明中隔腔が描出されないこと，加えて側脳室後角の拡大所見などが脳梁欠損の横断面における間接所見となる．前額断面においても透明中隔腔は描出されず，さらに側脳室前角はコンマ様の形態を呈する．図3に脳梁欠損の前額断面，水平断面の間接所見の模式図を示す．これらの所見が認められた場合は精査を行う．図4に経側脳室断面で透明中隔腔が描出されず，側脳室後角の拡大（colpocephaly）が認められる脳梁欠損の超音波像を示す．

■ **大脳鎌は存在するか**

　大脳鎌が存在しない場合は全前脳胞症を疑う．図5に大脳鎌が存在せず両側側脳室が癒合し単一脳室を呈し，さらに視床も癒合しており，全前脳胞症（無分葉タイプ）と診断された超音波像を示す．

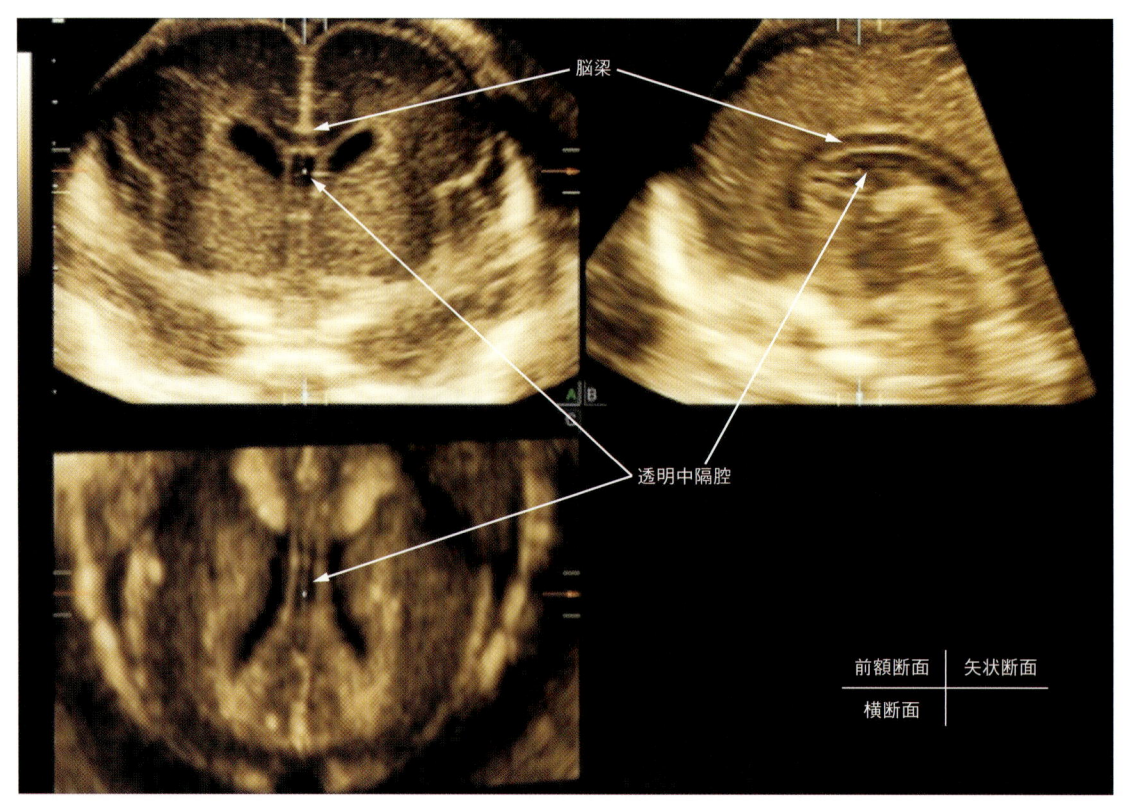

図1　脳梁の直交3断面超音波像
脳梁は比較的低輝度で描出される．

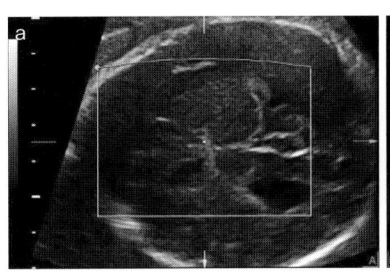

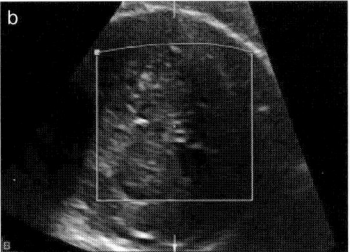

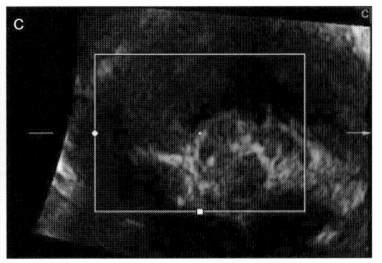

図2　脳梁欠損の直交3断面超音波像
横断面で透明中隔腔が描出されず，前額断面では側脳室前角が垂直に近くなる．矢状断面では透明中隔および脳梁が描出されない．
a　横断面，b　前額断面，c　矢状断面

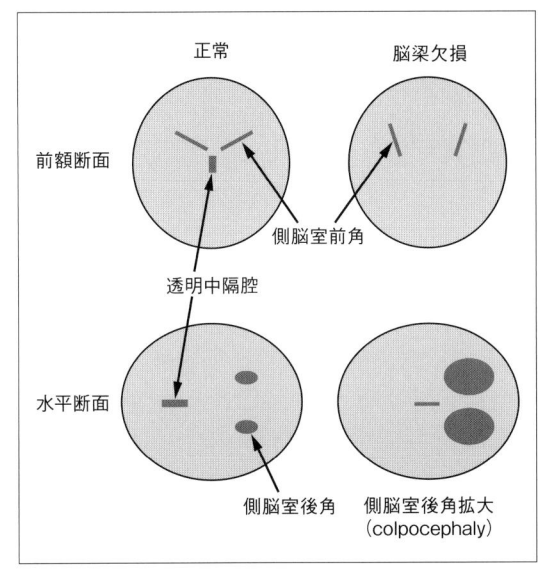

図3　脳梁欠損の間接所見

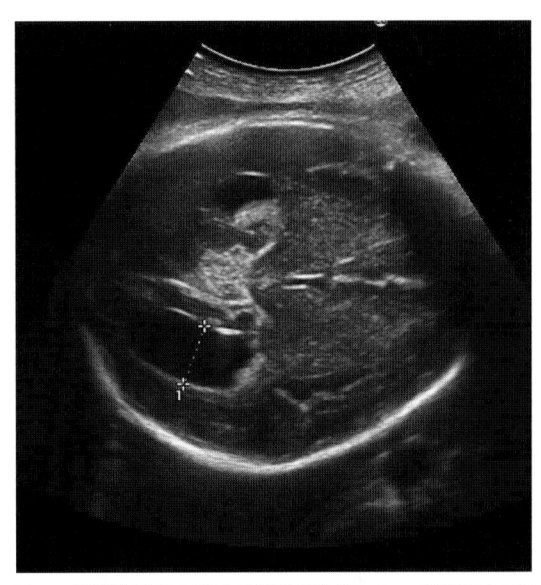

図4　経側脳室断面で透明中隔腔が描出されず，側脳室拡大が認められる脳梁欠損の超音波像

■側脳室は正常か

　側脳室の評価は側脳室三角部幅（arterial width of lateral ventricle）を計測して行う．10 mm以上を側脳室拡大（ventriculomegaly：VM）として扱い精査を行う．側脳室拡大の重症度分類は10〜12 mmを軽度，12〜15 mmを中等度，15 mm以上を高度と3つに分類し予後を検討した報告[1]や10〜15 mmを軽度，15 mm以上を高度と2つに分類して予後を検討した報告[2]などがあり，一定した見解がないのが現状である．このような現状を鑑み最近メタアナリシスが報告された[3]．いずれの場合も最も重要な事項は側脳室拡大が単独であるかどうかである．そのメタアナリシスによると10〜15 mmを軽度，15 mm以上を高度と2つに分類した場合，軽度側脳室と診断された症例では

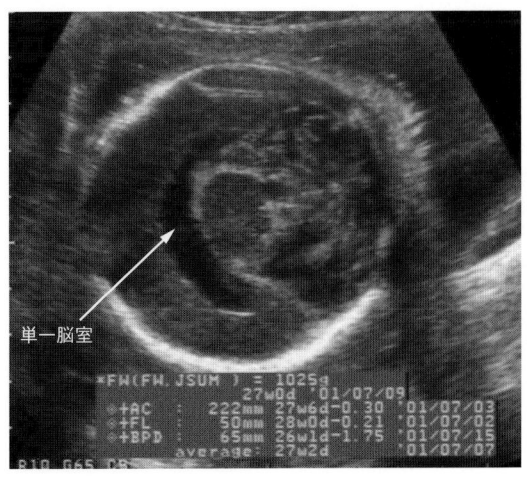

図5　全前脳胞症の超音波像
大脳鎌が存在せず左右の側脳室および視床が癒合している．

b. 発見に至る可能性のある疾患　1）頭部

表1 側脳室拡大を呈する代表的疾患と特徴

疾患	特徴
神経管欠損症	バナナサイン，大槽の消失など後頭蓋窩の所見を伴う
脳梁欠損症	側脳室後角の涙滴状拡大，透明中隔が描出されない
全前脳胞症	大脳鎌が存在せず，単一脳室，小頭症，13トリソミー
透明中隔欠損症	側脳室前角と透明中隔腔が癒合
中脳水道狭窄症	遺伝性水頭症（X-link），母指内転，第3脳室も拡大
Monro孔狭窄症	側脳室のみの拡大
異所性灰白質	側脳室壁は不整で高輝度を呈する
出血	妊娠後期になってはじめて拡大に気づくことが多い．脳室壁は高輝度を呈する
TORCH症候群	サイトメガロウイルス感染では大脳の萎縮に伴いくも膜下腔が拡大する．脳室周囲の石灰化所見

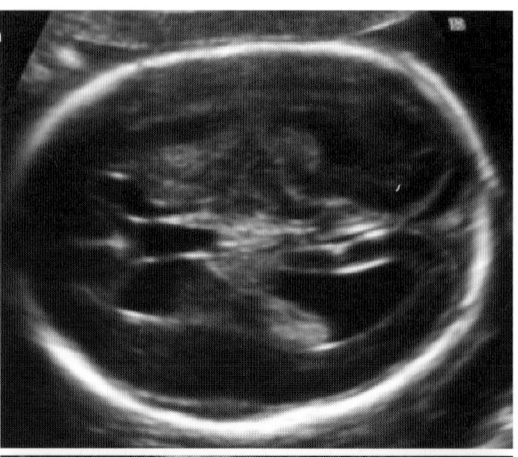

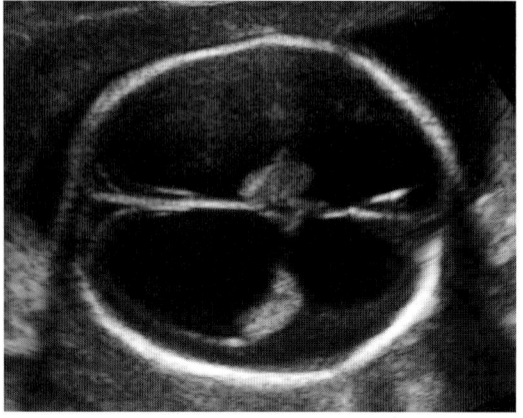

図6 側脳室拡大
上：軽度側脳室の拡大超音波像（10〜15mm），下：高度側脳室拡大（15mm＜）

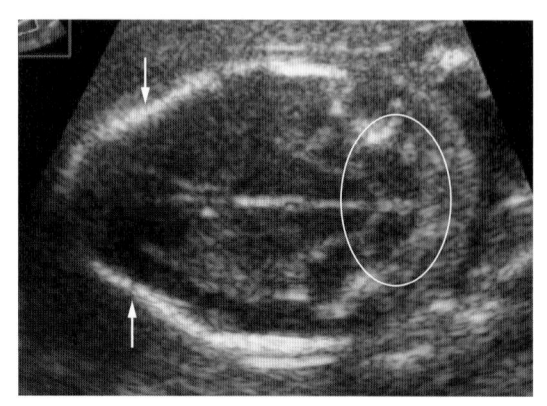

図7 フルーツサインの超音波像
小脳はバナナ様に変形し大槽は描出されていない（バナナサイン）．頭蓋骨はレモン様に変形（→）している（レモンサイン）．

る頻度と有意な違いはないとしている．軽度側脳室拡大は1％弱の頻度で認められ，男児に多く，単独であれば片側性と両側性との予後に変わりはない．高度側脳室拡大では合併奇形の頻度および神経発達障害の頻度は著しく高くなる．軽度側脳室拡大と高度側脳室拡大の超音波像を図6に示す．側脳室拡大を呈する代表的疾患を表1に示す．

■ 小脳は半球，虫部とも正常か
■ 大槽は存在し，拡大所見はないか

　いずれも後頭蓋窩の評価である．大槽が描出されない場合は脊髄髄膜瘤など二分脊椎による小脳の大後頭孔へのヘルニアすなわちChiari奇形II型を疑う．この場合は小脳が後頭蓋に押しつけられるようにバナナ様に変形し，バナナサインと呼ばれる（図7）．一方，大槽が拡大（10mm以上）している場合はDandy-Walker complex（Dandy-Walker奇形，小脳虫部欠損，低形成，Blake pouch cyst，巨大大槽）を疑い精査に進む．Dandy-Walker奇形は小脳虫部の欠損に伴う第4脳室の嚢胞状拡大と小脳テントの上方への挙上が特徴である（図8）．小脳虫部欠損，低形成はDandy-Walker variantと以前は呼ばれていた．小脳虫部は妊娠20週以降で完成されるため，これらの診断は妊娠20週以降で確定する．Blake pouch cystは発達の途中でBlake嚢（第4脳室脈絡叢が

精査により33％に合併奇形が認められたとしており，真の軽度側脳室拡大症例では神経発達障害は7.9％に認められるものの，一般集団にみられ

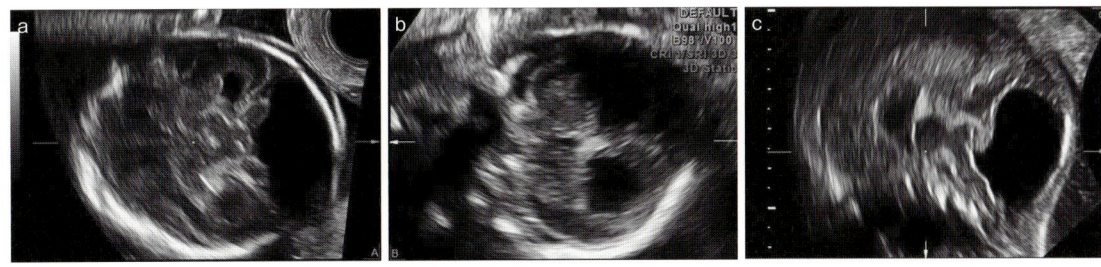

図8　Dandy-Walker奇形の直交3断面超音波像
横断面像では小脳虫部の欠損，矢状断面では小脳虫部の欠損部から嚢胞状に拡大し小脳テントを上方へ挙上しているのがわかる．
a　横断面，b　前額断面，c　矢状断面

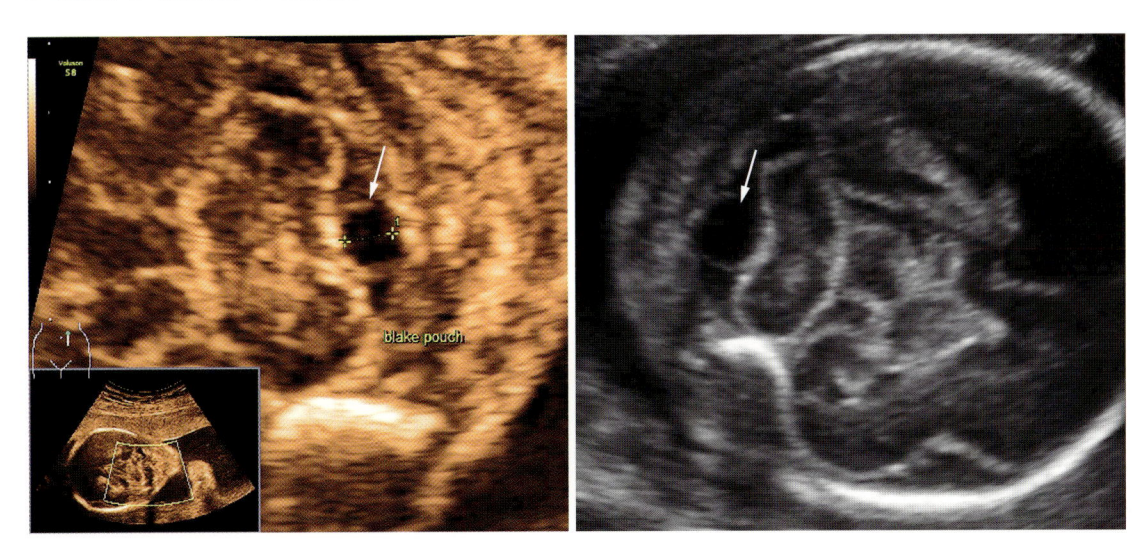

図9　Blake pouch cyst
大槽中央に存在する（矢印）．大槽内の脊髄液と比較すると嚢胞内は低輝度から無エコーに描出される．

退化した組織）が破裂しMagendie孔（第4脳室正中孔）が形成されるが，それが破裂せずに遺残し嚢胞化したものである（図9）．小脳虫部は上方にシフトするが形成は正常である．Blake pouch cyst 内も大槽内も交通しておりともに脳脊髄液で満たされている．Blake pouch cyst は大槽中央部に円形に描出され，嚢胞内部は周囲の大槽に比べ低輝度から無エコーに描出される．いわゆる大槽拡大との鑑別が問題となるが臨床上はともに予後は良好である．

■ 脳溝は正常か

妊娠週数が進んでいるにもかかわらず脳溝形成が認められない場合は滑脳症などを疑う．

【文献】

1) Signorelli M, et al：Width of the fetal lateral ventricular atrium between 10 and 12mm：a simple variation of the norm? Ultrasound Obstet Gynecol 23：14-18, 2004
2) D'Addario V, et al：Neuroimaging of ventriculomegaly in the fetal period. Semin Fetal Neonatl Med 17：310-318, 2012
3) Pagani G, et al：Neurodevelopmental outcome in isolated mild fetal ventriculomegaly：systematic review and meta-analysis. Ultrasound Obstet Gynecol 44：254-260, 2014

（市塚清健）

6. [レベル3] 少し高度なスクリーニング法
b. 発見に至る可能性のある疾患 2) 胸部

■ 心室中隔は正常か

　大きな欠損を伴う心房心室中隔欠損症やFallot四徴症・両大血管右室起始症など流出路異常を伴う疾患に心室中隔欠損症（VSD）が合併している症例はBモードのみの観察で見つけることもできるが，単独VSDをBモードのみで発見するのは容易ではない．特に筋性部のVSDはVSDの中で最も頻度が高く発見が難しい．理論的には両心室に圧較差がある程度あり，心室中隔に欠損孔があれば，VSDはカラードプラで描出されるはずである．したがって，より心室圧が増加する妊娠後期[1]のほうが，筋性部のVSDの観察は有利であろう．十分拡大した四腔断面において，心室中隔に対して垂直にあたる（87頁，図1のb断面）断面を作り，ROI（関心領域）を絞り，心尖部からゆっくり心基部方向に観察するとよい．サンプリングのスピードは遅い方が血流を拾える可能性が高くなるが，遅すぎると信号が多すぎて判定が難しくなる．経験的ではあるが40 cm/sec以下に下げる必要はないと思われる．図1は妊娠26週の胎児の筋性部単独のVSDである．左にBモード，右に指向性パワードプラを一画面に表示している．左のBモードでは心室中隔欠損の発見は困難であるが，右の指向性パワードプラでは心室中隔中央にVSDがあるのがわかる．VSDを流れる血流は拡張期・収縮期に一致せず右心室-左心室を行き交うように"チラチラ"見えるのが特徴である．心周期の両心室の圧較差によって血流が起きるのがその要因と思われる．

■ 肺静脈は左心房に流入しているか

　75頁で述べたように総肺静脈還流異常症とは4本の肺静脈がすべて左心房に戻ってこない疾患で，還流する部位によりⅠ〜Ⅳ型（Darling分類）に分類される（図2）．Ⅰ型は左心房の背側で共通肺静脈腔をなし無名静脈を通してもしくは直接上大静脈へ（上心臓型），Ⅱ型は左心房背側にある冠静脈洞を通してもしくは直接右心房へ（傍心臓型），Ⅲ型は共通肺静脈腔から尾側へ伸びた垂直静脈が門脈・静脈管・肝静脈・下大静脈へ（下心臓型）肺静脈が還流している．Ⅳ型は混合型である．共通肺静脈腔の存在や左心房以外へ繋がる垂直静脈や肺静脈を同定できれば診断可能である．前述のように総肺静脈還流異常症のスクリーニング法でコンセンサスを得ている方法は現時点でない．間接所見として，内臓錯位（無脾症候群・多脾症候群）が高率に合併し，四腔断面で左右のバランス（右≫左）により精査を行い診断に至ることもある．86頁で述べたように後述のカラー・指向性パワーモードを駆使し肺静脈を同定することは可能であるが，適切なプリセットと十分拡大された画像で注意深く観察することが要件となる．図3は無脾症候群における総肺静脈還流異常で肺静脈が右心房へ直接還流している画像である．左肺静脈が左心房の背側を通って右心房まで繋がっている像（青いドプラ信号）がわかる．図4は単独の総肺静脈還流異常ⅡA型である．左心房の背側にある冠静脈洞に肺静脈が還流し右心房へ流れている．正常の心房間血流は右心房から卵円孔を通して左心房へ流れている血流がカラードプラで赤く描出される．本図では右心房から左心房へ流れる青いドプラ信号が描出されている．

■ three-vessel view, three-vessel trachea viewは正常か

　胎生初期には左右2本ある大動脈は，右側が退縮し左側が残存し大動脈弓となる．この退縮機構の異常により気管や食道を取り囲むように血管が輪状になったものを血管輪という．出生後に呼吸障害や哺乳障害を起こす可能性のある疾患である．図5,6は同じ胎児のthree-vessel viewとthree-vessel trachea viewである．矢印は気管であり，図5では血管と気管の位置関係は正常であるが，図6では大動脈弓と肺動脈弓の間に気管が位置しており，血管輪と診断した．

図1　妊娠26週胎児VSD症例

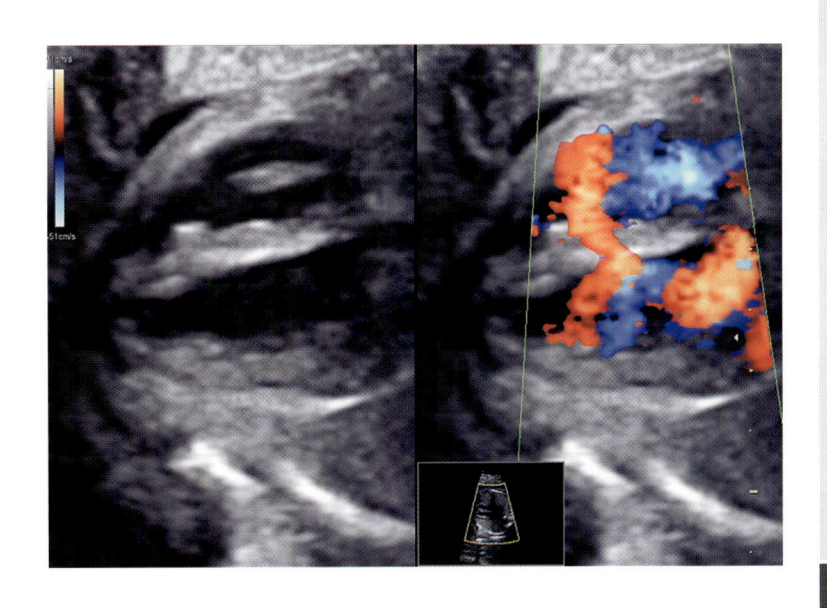

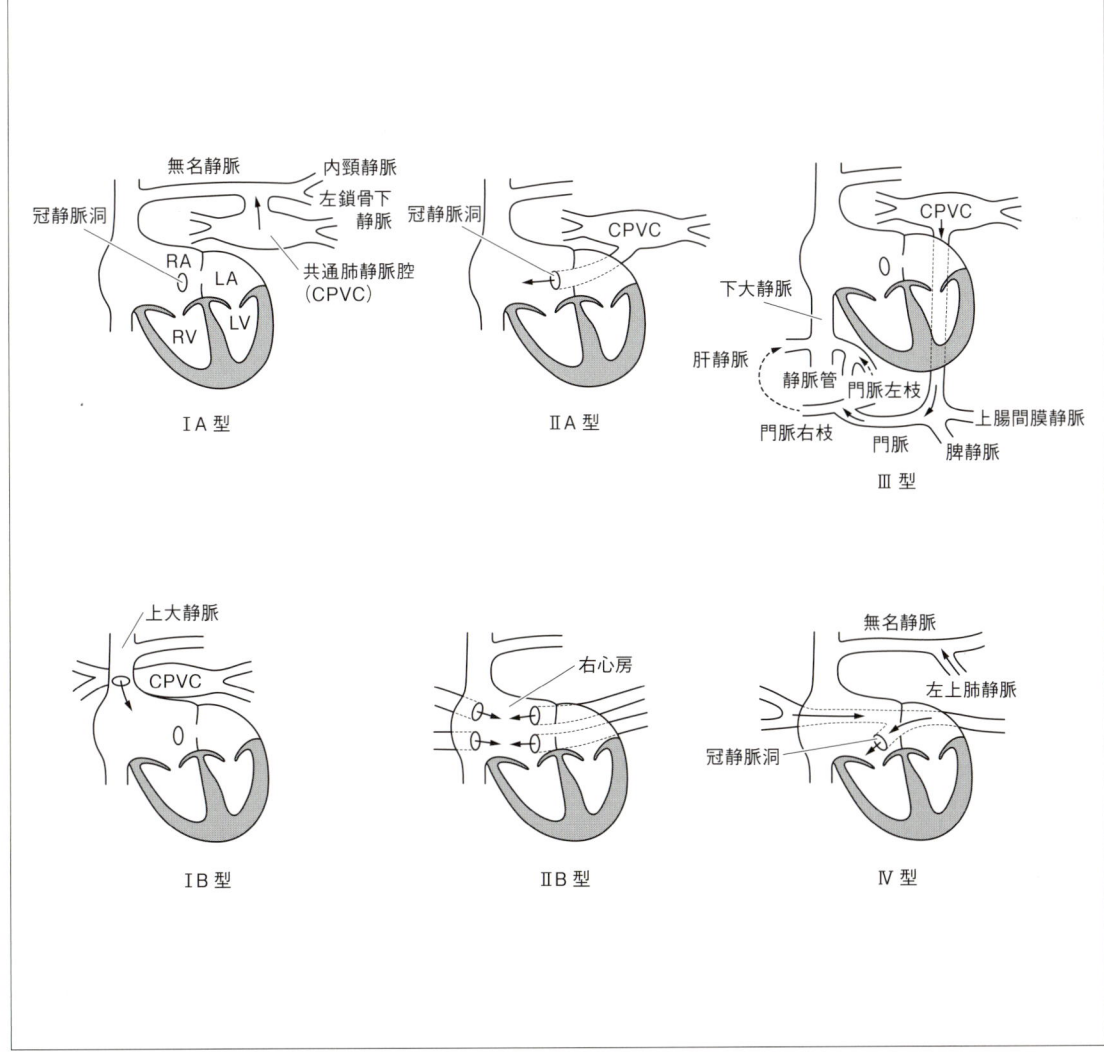

図2　総肺静脈還流異常症の病型分類（Darling分類）

b. 発見に至る可能性のある疾患　2）胸部

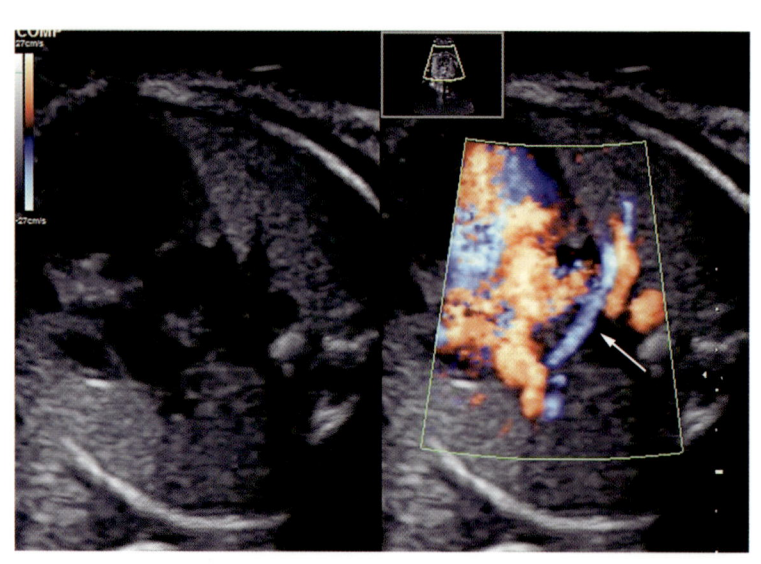

図3　総肺静脈還流異常ⅡB型
無脾症候群に合併していた.

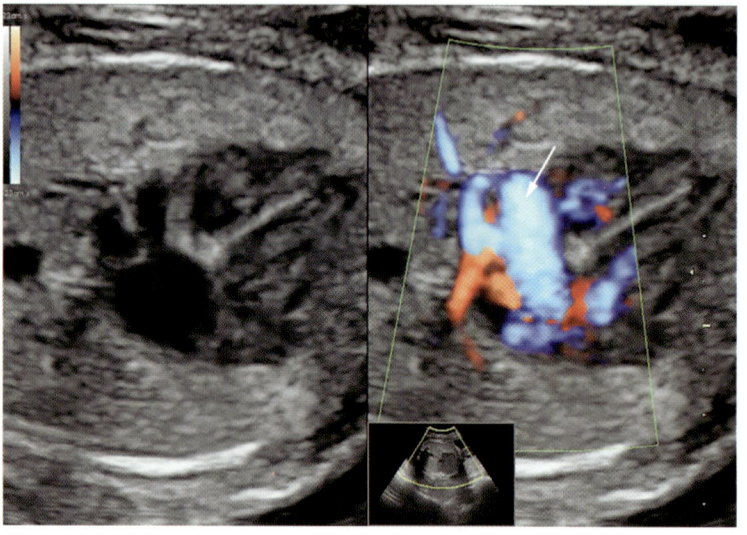

図4　総肺静脈還流異常ⅡA型
単独所見であり他の心奇形を合併していなかった.

■大動脈弓は正常か

　80頁および86頁で述べたように，大動脈弓の観察は矢状断で左心室から下行大動脈までのつながりを確認する．大動脈は頭部に向けて3本の動脈（neck vessel：腕頭動脈，左総頸動脈，左鎖骨下動脈）が出ているのを確認すれば，肺動脈-動脈管-大動脈（ductal arch）と区別することができる．図7は大動脈離断症である．neck vessel 2本目の左総頸動脈と3本目の左鎖骨下動脈の間が離断している．

■SVC-RA-IVCは正常か

　シャント血管や血管床の増大により，拍出しなければならない血流量が増加し心不全に陥っている状態を高拍出性心不全という．血流量増大を起こしている部位が心臓より上部・下部のいずれかに限局している（例：Galen静脈奇形，仙尾部奇形腫）場合は，局所における血流量増大により上大・下大静脈のいずれかが拡大する．高拍出性心不全に陥っている心臓に構造異常や不整脈がなく，上大静脈と下大静脈の血管径に差がある場合は，血管径の増大している先に病巣がある可能性が高く，異常血管の精査を行う必要がある．

■静脈管は存在するか

　胎児循環で臍帯静脈に次いで酸素濃度の高い静脈管は，ラッパ状の構造により血流速度を速め，

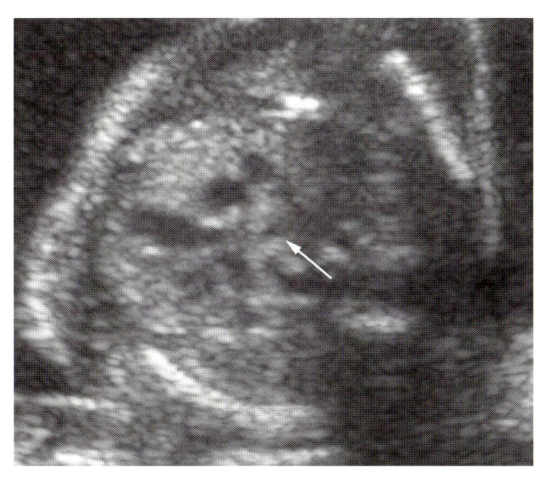

図5 three-vessel view
矢印は気管.

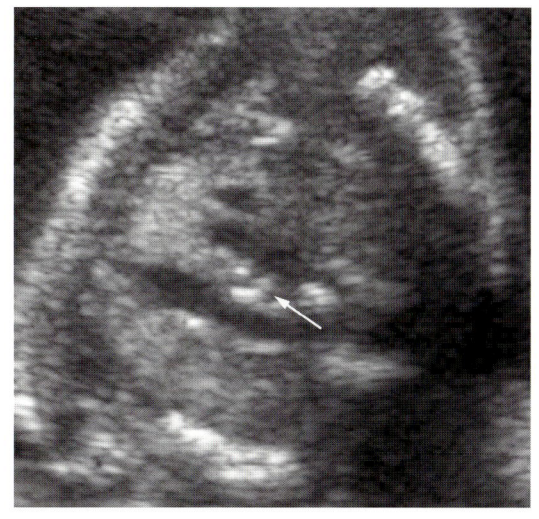

図6 three-vessel trachea view
肺動脈と大動脈の間に気管（矢印）が挟まっている.

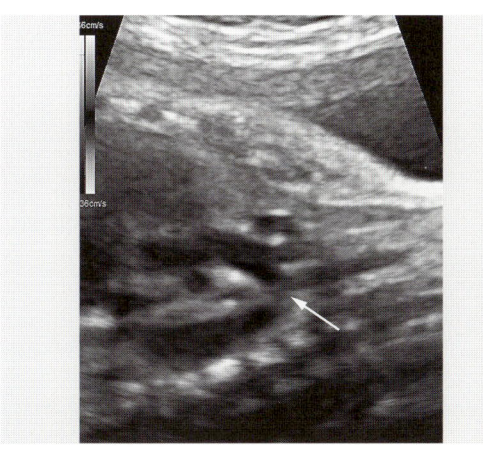

図7 大動脈離断症
左総頸動脈と左鎖骨下動脈の間が離断している.

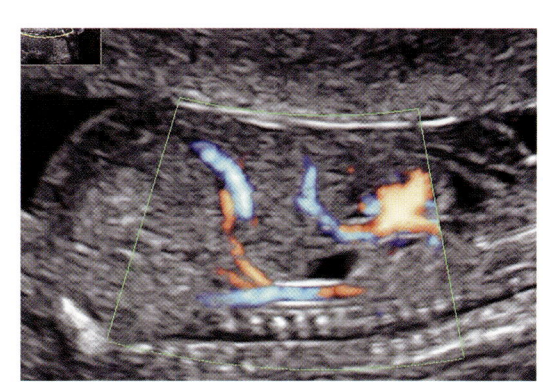

図8 静脈管欠損症

右心室から卵円孔を通って左心房へ直接流入し，左心室から大動脈，neck vesselを通って効率良く頭部へ酸素を運ぶ重要な血管である．静脈管欠損症は発生頻度が約1/2,500で染色体異常，胎児心不全，胎児水腫，門脈無発生と関連があるといわれていて，右心房，下大静脈へ直接流入し，高拍出性心不全の原因となることがある[2]．図8は胎児水腫の症例で静脈管が完全に欠損していた．

【文献】
1) Johnson P, et al：Intracardiac pressures in the human fetus. Heart 84：59-63, 2000
2) Thomas JT, et al：Absent ductus venosus—outcomes and implications from a tertiary centre. Prenat Diagn 32：686-691, 2012

（松岡　隆）

6. [レベル3] 少し高度なスクリーニング法
b. 発見に至る可能性のある疾患 3)四肢

■overlapping finger（重積指）はないか

overlapping finger を合併する疾患は多岐にわたるが，overlapping finger のみを呈する例は少なく，ほかにも合併奇形を伴い，そのうちの一つとして同合併症を認めることがほとんどである．18トリソミーでは約90％にoverlapping finger を認める．18トリソミーで認められることのある超音波所見を表1に示す．したがって，スクリーニングをする際には他に奇形が認められた場合には指の並びを注意深く観察すると効率的である．図1aに正常指のBモード超音波像を，図1bにoverlapping finger の超音波像を示す．Bモードでも十分診断は可能であるが，3D超音波を併用することで，診断がより確実になりさらに妊婦への説明にも有用となる．図2に3D超音波像を示す．いずれも18トリソミー症例に合併していたoverlapping finger である．

■手足関節に異常はないか

手関節に過屈曲や拘縮がないか確認する．18トリソミーでは手関節が拘縮し，過屈曲になっていることがあり，足関節では内反足を合併していることもある．その他，足底は揺り椅子状で踵骨が突出していわゆるハンマー状を呈することもある．

■手足指は5本あるか

手足の指の数も確認は可能であるが，単独の多指症などは生命予後も良好で出生前診断の意義とスクリーニングの効率を考えると，一般のスクリーニングに手足の指の本数を数えることは含まれていないことがほとんどである．しかしながら，他に奇形を認めた場合は多指症などが症候性の場合もあるため確認することもある．図3に多趾症の超音波像を示す．

（市塚清健）

表1 18トリソミーに認められる超音波所見

・FGR	・心奇形
・羊水過多	・手関節屈曲
・小脳低形成	・overlapping finger
・大槽拡大	・揺り椅子様足底
・イチゴ型頭蓋	・内反足
・脈絡叢嚢胞	・臍帯ヘルニア
・小顎症	・臍帯嚢胞
・耳介低位	・比較的大きな膀胱

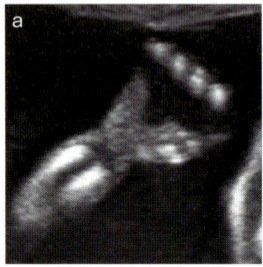

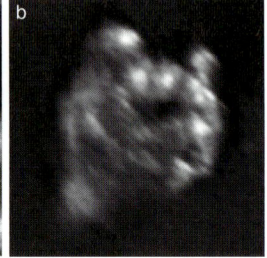

図1 正常指(a)と重積指(b)の超音波像

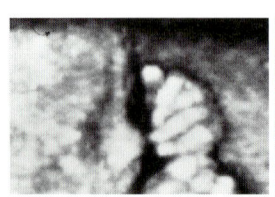

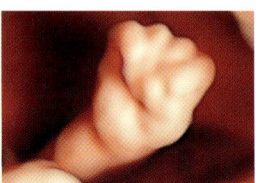

図2 重積指の3D超音波像

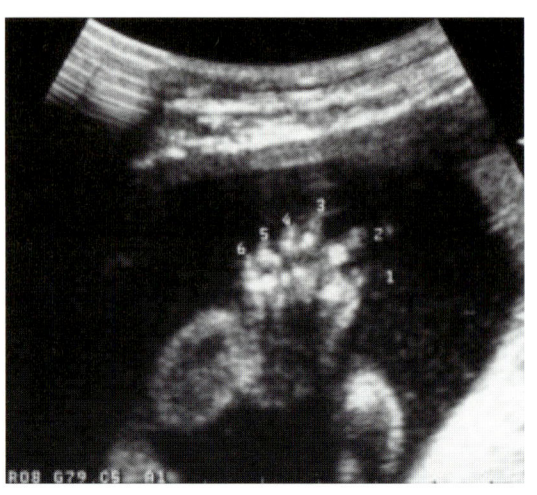

図3 多趾症の超音波像

7. 胎児計測による
   胎児発育異常のスクリーニング法
8. 胎児付属物異常のスクリーニング法
9. 切迫早産のスクリーニング法

7. 胎児計測による胎児発育異常のスクリーニング法

　胎児発育の評価は，妊婦健診において子宮底長を測定することによって行われ，母子手帳に記載することになっている．現在では，産婦人科診療の中心である超音波検査を用いた胎児計測による胎児発育評価が広く普及し，妊婦健診で行われるようになってきた．妊婦健診中に胎児発育不全と診断し，発育不全の原因精査と児の well-being の評価を行うことが，出生前の胎児評価として重要である．そのような意味で，超音波計測による胎児推定体重測定は，産婦人科医としてまず計測，評価できるようになるべき手技の一つである．胎児発育の評価に超音波胎児計測が重要である一方，その計測においては超音波機器の特徴を知り，誤差を少なくするための超音波画像の描出および超音波計測のコツや限界があることを知っておく必要があるため，それらのことを本項で解説する．

■児頭大横径（BPD）計測法

　日本超音波医学会では，児頭大横径（bi-parietal diameter；BPD）は，胎児頭部の正中線エコー（midline echo）が中央に描出され，さらに透明中隔（septum pellucium）と四丘体槽（cisterna corpora quadrigemina）が描出される断面で計測するとしている（図1）[1]．その断面で，超音波プローブに近い頭蓋骨の外側から対側の頭蓋骨内側までの距離を垂直かつ最大になる距離を計測する．これは，超音波画像構築の特徴として，超音波プローブ近側の頭蓋骨による音響陰影（acoustic shadow）を加味して評価しているためであり，図1のように超音波ビームが胎児頭蓋骨に垂直に入るような断面で BPD を計測することが重要である．

　また，胎児の児頭は柔らかく，flexible であるため，超音波プローブによって過度に圧迫を受けると頭蓋骨が変形して BPD が短く計測されてしまう．計測した妊娠週数や計測条件（胎位，子宮筋腫合併）によって過小評価されることがあるため，そのような場合には計測値の評価に注意が必要である．

■腹囲（AC）計測法

　計測断面は胎児腹部大動脈に直交する断面で，胎児の腹壁から脊椎までの距離の前方 1/3〜1/4 の部位に肝内臍静脈および胃胞が描出される断面である（図2）．このように描出した断面で腹部の外周を Ellipse 法で計測する．腹囲（abdominal circumference；AC）計測断面描出の際は，肝内臍静脈ができるだけ長く描出される断面を推奨するものがあるが，解剖的に肝内臍静脈は躯幹の長軸に垂直でないことに注意する．胎児推定体重の測定にあたって，胎児の躯幹の長軸に垂直な断面を描出することが重要であることを念頭に置く必要がある．

　近似楕円計測（Ellipse 法），または腹部前後径（antero-posterior trunk diameter；APTD）および直交する横径（transverse trunk diameter；TTD）により計測された AC によって胎児推定体重を計測する．両者の精度は日本超音波医学会の「超音波胎児計測の標準化と日本人の基準値」[2] で検討され，Ellipse 法，および APTD と TTD を計測する方法の胎児体重推定精度を超音波専門医による計測誤差を比較した結果，同等か，Ellipse 法のほうが胎児体重の推定精度が高いことが確認されたため，Ellipse 法を用いて計測することになっている．

■大腿骨長（FL）計測法

　大腿骨長（femur length；FL）の計測断面は，大腿骨の長軸が最も長く，両端の骨端部までが描出される断面である（図3）．この断面で超音波を吸収して輝度が高く描出される部分は，化骨している部分であり，大腿骨全体の像を見ているわけではない．骨端部分も条件を変えることにより認識できるようになることがあるが，児の体重を推定するために計測するのは，大腿骨の化骨部分であることに注意する．

　BPD 同様，計測する大腿骨に超音波ビームを

図1 BPD 計測断面
SP：septum pellucidum（透明中隔），M：midline echo（正中線エコー），CC：cisterna corpora quadrigemina（四丘体槽）

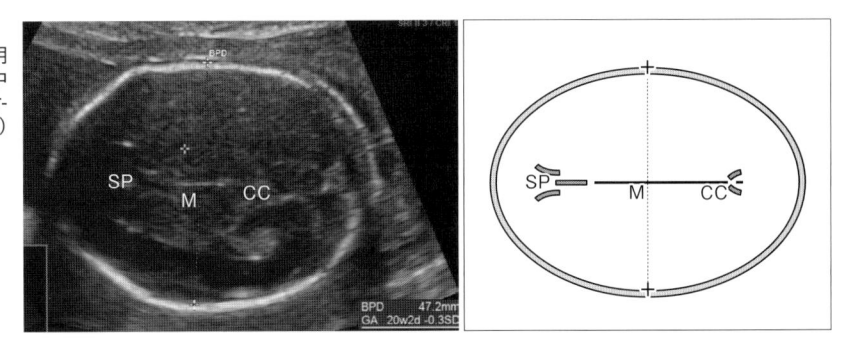

図2 AC 計測断面
U：umbilical vein（肝内臍静脈），S：stomach（胃胞），D：descending aorta（下行大動脈）

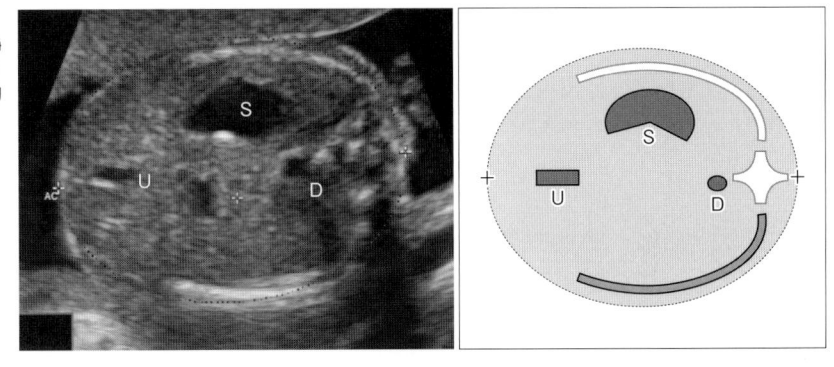

図3 FL 計測断面

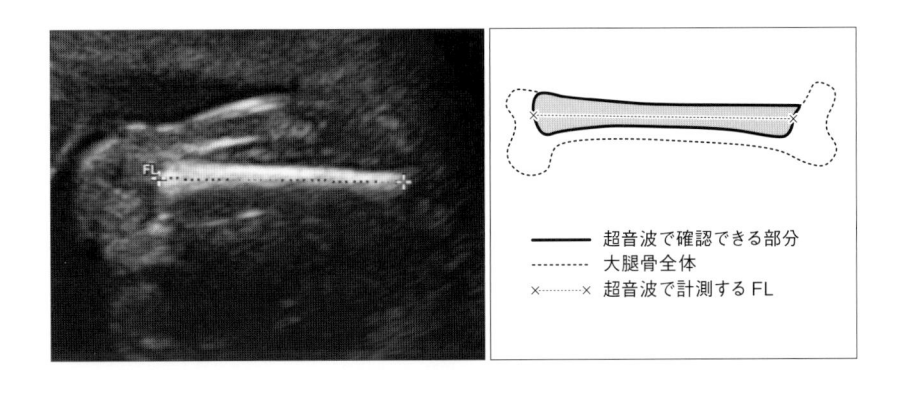

― 超音波で確認できる部分
---- 大腿骨全体
× 超音波で計測するFL

垂直に当てなければ，誤差が大きくなり正しく計測できないことがあるので注意する．

■ 胎児頭殿長（CRL）計測法

妊娠第1三半期（first trimester）に妊娠週数を決定するために，胎児頭殿長（crown-rump length；CRL）の計測は重要な所見であり，また，second trimester 以降の胎児発育を評価する基準となるため，正しく計測することが重要である．

産婦人科診療ガイドライン 2014 において，CRL 計測は日本超音波医学会の基準をもとに，妊娠8～10週に相当する14～41mmの時期に計測し，妊娠日数を決定すること，と記されている．14～41mmで計測された CRL 相当の妊娠日数と実際の妊娠週数の誤差は±4日以内とされており，最終月経が不明な症例や不規則な月経周期の妊婦の分娩予定日決定において最も重要な所見である．また，最終月経開始日からの妊娠日数と CRL 計測による妊娠日数が±5日以上であれば，CRL 計測による妊娠日数を優先して，分娩予定日を決定する．

分娩予定日を決定する時期の CRL 計測については，明確な基準というものはないが，Fetal Medicine Foundation（FMF）では，明確な基準を決めて妊娠11～13週の CRL を計測することとしている．著者の施設では，FMF の基準を

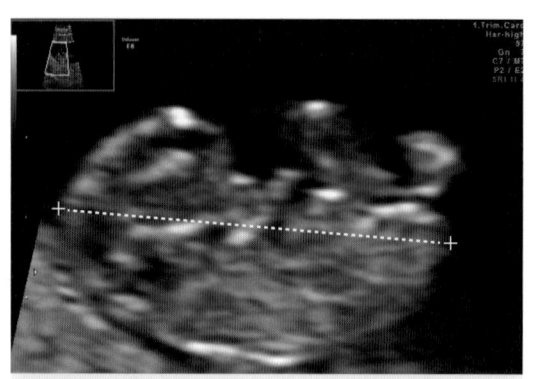

図4 CRL計測断面（8〜10週）

チェックポイント
- 正中矢状断面
- 脳胞・鼻骨・臍輪部・頭頂部および臀部の辺縁がはっきり確認できる断面を描出
- 過度に屈位とならないよう下顎と前胸部の間に羊水が確認できる
- 大腿骨・眼窩が見えている断面は不適切
- CRL計測のカーソルと頭頂部および臀部の辺縁がon to onとなるように計測
- 胎児の向き（仰臥位 or 腹臥位）は問わない
- CRLが画面の3/4以上となるように拡大

図5 CRL計測断面（11〜13週）

チェックポイント
- CRLの全長が画面の75%となるように拡大
- 胎児の仰臥位正中矢状断面
- 屈曲していない胎位で
- 顎と胸郭が中立となる位置で
- 頭部と臀部が端まで明確に同定できる
- 直線距離で計測
 （FMFの基準断面より）

modifyし，妊娠8〜10週のCRL基準断面を決めてCRLを計測することとしている（図4）．超音波計測には，経腹法，経腟法のいずれを用いてもよい．この時期のCRLは，ここで記した基準断面から多少ずれた断面で計測しても誤差は大きくならないかもしれないが，きちんと胎児発育を評価するのであれば，このような厳格な基準断面が必要であると考える．

FMFの提唱しているCRL測定法による妊娠11〜13週の胎児計測に関して，胎児の姿勢や子宮内外の条件によって基準断面の描出は困難なことがあり，超音波プローブの操作には熟練が必要である（図5）．また，厳格な基準断面で計測しなければ誤差も大きくなるため，そのことを念頭に置いた評価が求められる．一方，first trimesterにおけるBPD計測は胎児の姿勢に比較的影響を受けにくく，CRL計測より誤差は少ないと考える．また，日本超音波医学会より出された日本人の標準値があり，その計測によって妊娠11〜16週頃の胎児発育の評価に用いられることが多い．CRLを正確に計測するための基準断面とそのチェックポイントを図5に示す．CRLの計測においては，正確に基準断面を描出し，正しく計測することが最も重要であると考える．

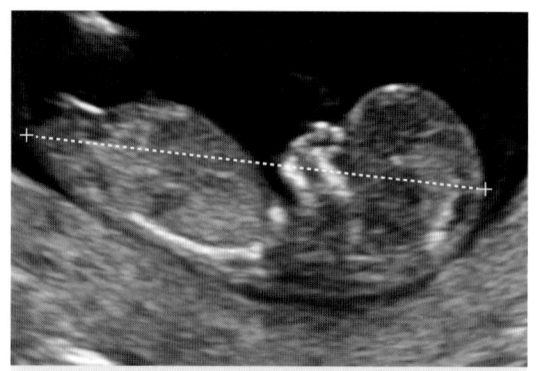

表1 タイプ別に見たFGRの発症時期と原因

	FGRの原因
symmetrical type	染色体異常，TORCH症候群，奇形症候群，遺伝的因子
asymmetrical type	胎盤機能不全，臍帯異常，妊娠高血圧症候群，母体低栄養，喫煙，心疾患，膠原病，腎疾患

■胎児発育不全（fetal growth restriction；FGR）の診断

先に述べたBPD，AC，FLを計測すると胎児体重推定式により胎児推定体重（estimated fetal weight；EFW）が求められ，現在ではほとんどの超音波機器にその推定式が組み込まれている．EFWは値そのものよりも，妊娠週数（〜週〜日）の平均値とどれだけ差があるのか，評価することが重要である．産婦人科診療ガイドライン2014産科編に，「FGRを疑ったときに妊娠新初期計測値等を参考に妊娠週数を再確認する」，とある．つまり，妊娠8〜10週に妊娠週数を正しく決定していたのかがsecond trimester以降の胎児発育評価に重要であると，このことからもいえる．どれだけ差があるのかは標準偏差（standard deviation；SD）を用いて評価され，−1.5SD以

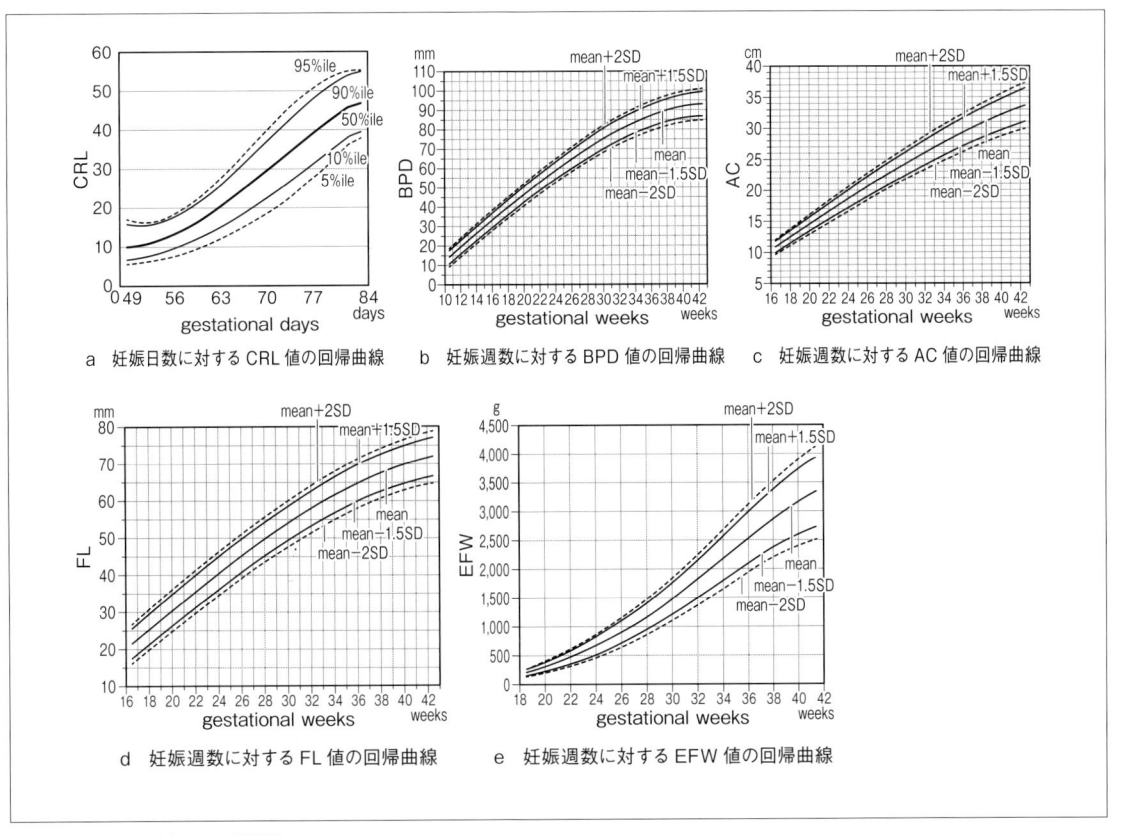

a 妊娠日数に対するCRL値の回帰曲線
b 妊娠週数に対するBPD値の回帰曲線
c 妊娠週数に対するAC値の回帰曲線
d 妊娠週数に対するFL値の回帰曲線
e 妊娠週数に対するEFW値の回帰曲線

図6 妊娠日数に対する回帰曲線

下の場合，FGRと診断され，SD値が小さいほど児の合併症や死亡率が上昇する．特に-2.0SD以下であった場合の死亡率は有意に高くなるため，-2.0SD以下のFGRには注意が必要である．

胎児発育が障害される時期によって，児の頭部と躯幹のproportionの違いが出てくることで，頭部と躯幹ともに標準から逸脱してくるsymmetrical typeと，頭部は週数相当の発育であるが，躯幹が標準よりも小さくなるasymmetrical typeの2つのタイプに分類される．このように分類されたFGRの原因について表1に示す．この違いは，symmetrical typeが遺伝的な細胞増殖の問題で妊娠の比較的早期（16週以下）から妊娠週数の標準を逸脱してくるものであり，asymmetrical typeは細胞増殖に問題はないが，胎児-胎盤循環不全により細胞肥大が障害されるものである，といわれている．しかし，このようにクリアカットに分類できる症例は少ないのが実際の臨床では経験される（図6）．

また，symmetrical typeはその原因からきわめて予後が不良といわれるが，母体の体格も遺伝的因子の一つであり，胎児の個性として推定体重が軽いこと自体が異常ではない場合もある．低身長母体の胎児推定体重は一般的に用いられている発育曲線の標準値よりも基準を下げて考えてもよい，という報告もある[3]．また，胎児超音波音波計測により求めた推定体重は上下10％程度の誤差があるといわれており，FGRの疑いがある場合の評価はさまざまな面からアプローチして周産期管理を行う必要がある．

【文献】
1) 篠塚憲男ほか：超音波胎児計測における基準値の作成．超音波医 23：877-888, 1996
2) 岡井 崇ほか：超音波胎児計測の標準化と日本人の基準値．J Med Ultrasonics 28：416-440, 2003
3) 大瀬寛子ほか：母体体型を考慮した胎児発育の評価に関する検討．超音波医 40：399-405, 2013

（仲村将光）

8. 胎児付属物異常のスクリーニング法
a. チェック項目の正常像とチェックのポイント

1) 胎盤

■胎盤付着部位は正常か

　胎盤は，子宮体部から底部にかけて付着するのが正常である（図1）．経腹超音波プローブを当てて，母体の腹部を広くスキャンすることで胎盤の位置を把握する．子宮の側壁や卵管角周囲は子宮筋からの血流が少ないことから，胎盤が発達しづらく，前壁や後壁が主な胎盤の発育場所となることが多い．それらの場所をまたぐ胎盤の場合は，分葉胎盤，副胎盤となることもしばしばある．

　胎盤の下縁が子宮下部にあり，経腹超音波で描出しづらいときは，前置胎盤や低置胎盤の可能性を疑い，経腟超音波も施行する．経腹超音波でも子宮頸部を描出できる場合があるが，詳細に胎盤と子宮の位置関係を把握できる経腟プローブでの観察が望ましい．

　辺縁前置胎盤や低置胎盤などにおいては，胎盤と見かけ上の内子宮口との位置関係が妊娠週数の経過に伴って変化するため（migration），なるべく分娩直前の超音波診断をもって胎盤の位置の最終診断とすべきであるといわれている．一般には，前置胎盤や低置胎盤の診断は妊娠20週以降に，経腟超音波によって，内子宮口に胎盤が覆っている状態を描出し，診断を確定する．

　診断に際しては，前置胎盤ではない症例を前置胎盤と誤認しないように注意を払う必要がある．一つは後壁の胎盤付着の場合，頸管をプローブで強く押しすぎると前壁が後壁に近づき，あたかも前置胎盤であるかのように描出されることである．

　また，子宮下節が開大（展退）していない状態（時期）で診断する場合も，前置胎盤の誤認につながることが多い．胎盤のmigrationは，妊娠の早い時期に閉じていた子宮下節が中期以降に開大する現象によって起こる．その後の子宮内腔の増大に伴った子宮筋の進展も胎盤のmigrationを起こさせるが，それは前者に比べてわずかである．

　よって，子宮下節の開大した後か否かの判定が

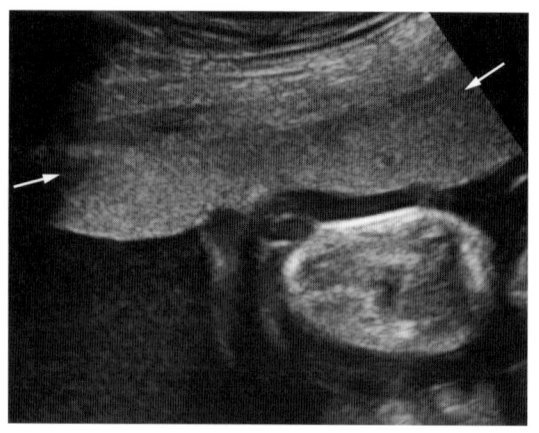

図1　胎盤・臍帯付着部位・胎盤実質・脱落膜領域の確認
経腹超音波プローブを当てて，母体の腹部を広く走査することで胎盤や臍帯付着部の位置を把握する．また，胎盤実質を隅々まで観察し，周囲と異なる腫瘤像などがないか確認する．胎盤実質と子宮筋層の間には，脱落膜や絨毛間腔にあたる低エコーの線状（帯状）領域がある（矢印：clear zone）．この線状領域がほぼ均一な厚さであるか，この脱落膜領域に腫瘤像がないか，胎盤と筋層との隙間が広がっていないかを確認する．

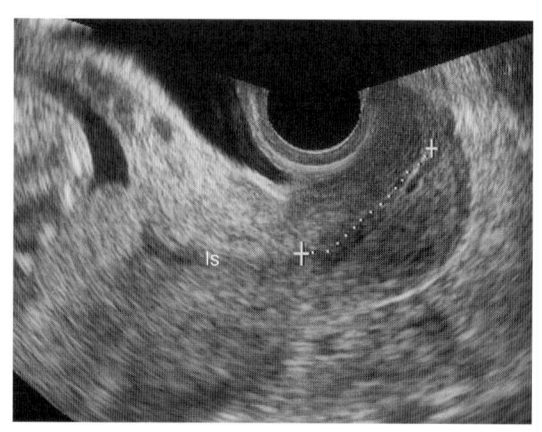

図2　閉じている子宮下節と頸管の区別
頸管は頸管腺の上端（およその組織学的内子宮口）までで，それ以上が閉鎖してみられる場合は下節が閉じていると考える．

重要である．頸管長が極端に長いように思われる場合は，まだ子宮下節が閉じている可能性もあると考える（図2）．

　組織学的内子宮口は，正常では頸管腺組織そのものを描写していると思われるleaf likeに描出さ

れる頸管腺領域が終わるところである．この頸管腺領域を明瞭に描出し，正しく同定することが最も重要であるが，それが不明瞭の時は，子宮底を押しながら超音波で観察すると，組織学的内子宮口よりも子宮体部側の子宮下節に羊水腔が伸びて描出され，組織学的内子宮口が明らかになることがある（図3）．

■胎盤実質に異常はないか

妊娠初期は，絨毛膜は全周にわたって胎盤に発育する能力を有し，高エコー像として描出される．胎盤へと発育する繁生絨毛の部分は妊娠経過とともに徐々に肥厚し，逆に卵膜になる部分は薄くなっていく．妊娠16週頃には，胎盤の辺縁がはっきりするようになる．この頃の胎盤実質は，ほぼ均一なエコー像として描出されるが（Grannum の分類[1] grade 0），さらに胎盤の成長が進むと，cotyledon の輪郭が明確になるように胎児面からコンマ状の切れ込み様の分葉化がみられるようになる（grade I）．胎盤実質内に不規則に散在する点状エコーを認めるようになり（grade II），妊娠末期に胎盤が成熟すると，さらに cotyledon が明確になるとともに，胎盤実質が抜けている部分や高密度域を含んだ混合エコー様となり，石灰化がみられたりすることもある（grade III）．胎盤実質にパワードプラを用いると，胎児面から分岐する絨毛の幹動脈が描出される．

胎盤実質を，大きくプローブを動かして隅々まで観察し，周囲と異なる腫瘤像などがないか確認する（図1）．腫瘤像がみられる場合はカラー（パワー）ドプラをかけて血流が豊富か否かの確認を行う．

■胎盤後血腫・絨毛膜下血腫はないか

胎盤実質と子宮筋層の間には，脱落膜や絨毛間腔にあたる低エコーの線状（帯状）領域がある（clear zone）．この部分にパワードプラを使用すると，比較的血流の多い螺旋動脈が描出される．この線状領域がほぼ均一な厚さであるか，この脱落膜領域に腫瘤像がないか，胎盤と筋層との隙間が広がっていないかを確認する．また，胎盤のない子宮筋層についても広く観察し，子宮筋と卵膜が離れている部分がないか，エコーフリースペースがないかを確認する（図1）．

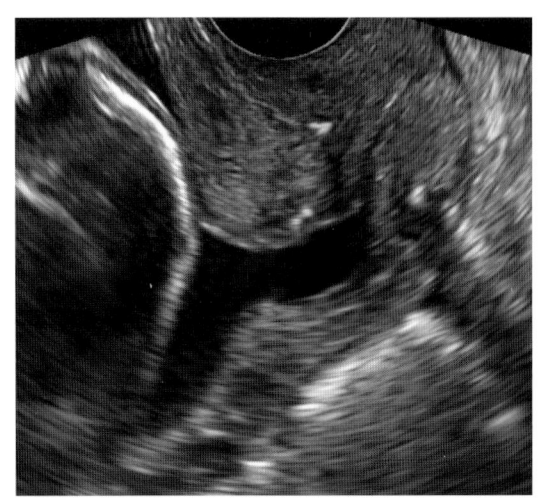

図3 開大しかけている子宮下節
妊娠週数の増加や子宮収縮などに伴って子宮下節が開いてくる．

2）臍帯

■臍帯付着部位は正常か

胎盤側の臍帯付着部位は，正常では胎盤の中心かやや側方にある．プローブを大きく動かしながら胎盤全体を描出して，胎盤実質上に臍帯が付着している所を描写する（図1）．浮遊臍帯を追跡することで付着部が描出できることもある．胎盤実質上に臍帯付着部が見当たらないとき卵膜付着を疑い，胎盤以外の子宮壁を広く描出し，臍帯が子宮壁に付着している場所がないか，卵膜上を子宮壁に沿って走行する卵膜血管がないかを確認する．

■臍帯血管数は正常か

超音波による単一臍帯動脈の診断は，臍帯に直交する断面での血管数の確認で容易にできる．2本の細い臍帯動脈と1本の太い臍帯静脈が描出されれば正常である．臍帯断面の血管の描出が困難なとき，胎児の膀胱の両側を走行する臍帯動脈を確認する．胎児の下腹部の水平断面像でカラードプラを用いて，膀胱の両側から臍輪部に向かって束になる2本の臍帯動脈が描出できる（図4）．

単一臍帯動脈のタイプ分類は，超音波検査では困難である．しかし，複数回の超音波検査で，臍帯動脈の本数が途中で2本から1本になった場合は，閉塞型の可能性が強く示唆される．

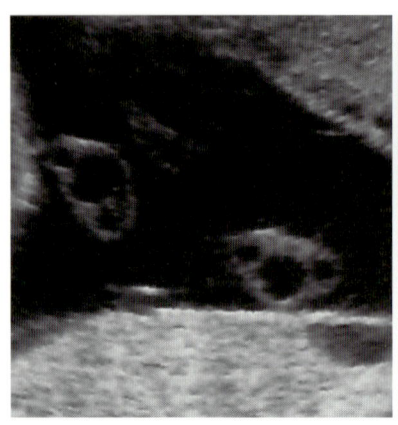

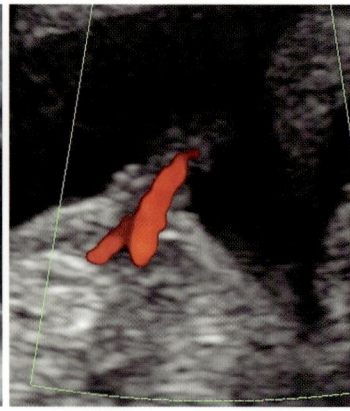

図4 臍帯の血管数の確認
超音波による単一臍帯動脈の診断は，臍帯に直交する断面での血管数の確認で容易にできる（左）．臍帯断面の血管の描出が困難なとき，胎児の膀胱の両側を走行する臍帯動脈を確認する（右）．

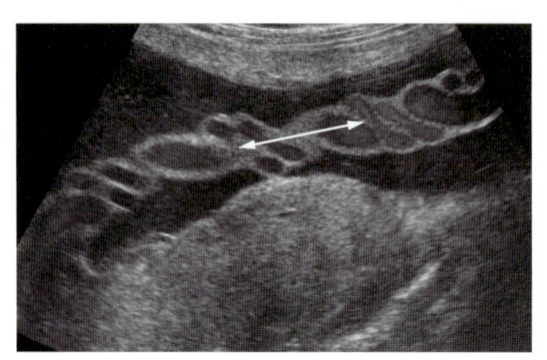

図5 臍帯の形態・捻転の確認
臍帯が均一であるか，捻転が正常であるかを確認する．臍帯1周期の長さを測定（矢印）し，coiling index（1/1 周期の長さ（cm））を求める．

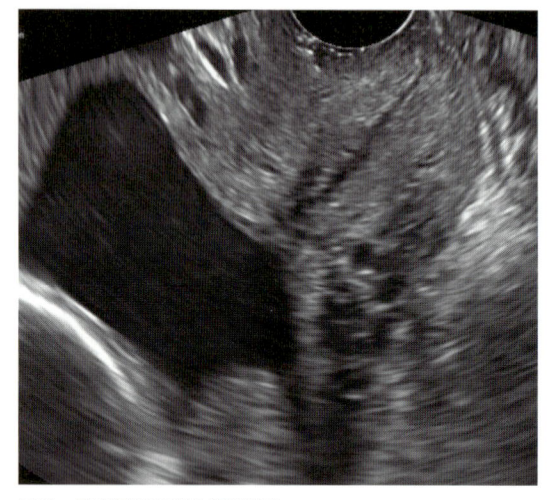

図6 子宮下部の確認（正常像）
子宮頸管・下節の確認とともに子宮口付近に胎盤や臍帯のfree loop，卵膜血管（前置血管）がないかを確認する．

■臍帯捻転は正常か

　臍帯過捻転の診断法としては，超音波検査にて臍帯1周期の長さを測定し，coiling index（1/1周期の長さ（cm））を求める方法[2]などが提唱されている（図5）．coiling index は，妊娠週数が進むにつれて，臍帯の長軸方向への成長のため，小さくなることが知られている[3]．

■臍帯の位置は正常か

　子宮内を大きく走査し，子宮の中で正常の臍帯（free loop）が，おおよそどの辺りを走行しているかを確認する．頭位で児頭が高い時や，非頭位では臍帯下垂が起こりやすいので子宮下部にfree loop がないかを注意深く観察する（図6）．胎盤が子宮内で低い場合は臍帯も子宮下部にあることが多いので注意を要する[4]．実際，臍帯下垂がある可能性がある場合は経腟超音波によってその有無を確認する．

【文献】

1) Grannum PA, et al：The ultrasonic changes in the maturing placenta and their relation to fetal pulmonic maturity. Am J Obstet Gynecol 133：915-922, 1979
2) Degani S, et al：Sonographic estimation of umbilical coiling index and correlation with Doppler flow characteristics. Obstet Gynecol 86：990-993, 1995
3) Kurita M, et al：Ultrasound evaluation of the amount of Wharton's jelly and the umbilical coiling index. Fetal Diagn Ther 26：85-89, 2009
4) Hasegawa J, et al：Cord insertion into the lower third of the uterus in the first trimester is associated with placental and umbilical cord abnormalities. Ultrasound Obstet Gynecol 28：183-186, 2006

（長谷川潤一）

8. 胎児付属物異常のスクリーニング法
b. 発見に至る可能性のある疾患

1）胎盤

■胎盤付着部位は正常か

◎前置胎盤，低置胎盤

　前置胎盤や低置胎盤は，妊娠中には突然の出血，帝王切開中・後では多量出血や癒着胎盤の合併が問題となり，子宮全摘を余儀なくされることがあるため，妊娠中に必ず診断しておかなければならない．

　妊娠20週未満で前置胎盤と診断されるのは1.2〜4.9％あり，実際分娩時にも前置胎盤であるのは0.17〜0.37％に過ぎないという報告がある[1]．これは，妊娠の早い時期に閉じていた子宮の下節が中期以降に開大することで起こる胎盤のmigrationによるためである．これら報告は2000年頃のもので，組織学的内子宮口を同定して診断されておらず，昨今の解像度の高い超音波機器を用いて組織学的内子宮口を確認すれば，それ程多くのfalse positiveはないと考えられる．

　全前置胎盤でしっかりと内子宮口を胎盤が覆っているものは，migrationをほとんどしない場合が多いが，特に，辺縁前置胎盤や低置胎盤においてはmigrationの割合が大きく，なるべく分娩直前の超音波診断をもって最終診断とすべきといわれている（図1）．胎盤辺縁と内子宮口の最短距離が2cm以上ある場合を全前置胎盤，0〜2cmの場合を部分前置胎盤，ちょうど辺縁が内子宮口にかかるものを辺縁前置胎盤と呼ぶ（図2）．低置胎盤は，内子宮口から2cm以内に胎盤下縁がある場合とするが，妊娠20週頃の明らかな低置胎盤（胎盤が組織学的内子宮口を覆っていないことが確実）のほとんどは，妊娠末期に子宮下節が伸展するため，分娩時にはmigrationし常位胎盤になる．

■胎盤実質に異常はないか

◎胎盤梗塞

　胎盤実質内や胎児面に近いところに，胎盤とは異なる不均一な領域を認めた場合は絨毛間腔の拡大（placenta lacunae）や血腫の可能性を考える．ドプラで描出されない程度の，ゆっくりとした流動性を認める場合もある（図3）．そのような場所は，時間が経つにつれて，器質化し，分娩時にはフィブリン沈着や梗塞の所見として観察されることもある．胎盤の部分破綻，梗塞が原因で胎盤機能の低下をきたし，胎児発育遅延となることもあるので，胎児の発育の評価，腫瘤の増大の有無の確認が必要である．しかし，このような所見を認めてもすべてが胎児発育遅延になるともいえないので，説明には注意を要する．

◎胎盤血管腫

　胎盤の腫瘍のうち，頻度が比較的高く，臨床的に重要なのは胎盤血管腫である．胎盤血管腫は絨毛網細血管から発生した胎盤の良性腫瘍で，妊娠中期以降の超音波検査で偶然発見されたり，羊水過多，子宮内胎児発育遅延，胎児心不全，胎児水腫などの原因検索の結果として発見されることもある．肉眼で観察されるものから顕微鏡レベルのものまで含めると発生頻度は1％程度と報告されている．

　超音波所見としては，円形の海綿状の腫瘤として描出されることが多く，胎盤とほぼ同等のエコー輝度を呈し，カラードプラで豊富な血流が描出される．鑑別疾患として重要なのは胎盤早期剥離や絨毛膜下血腫であるが，これらはカラードプラで血流があまり観察されないことで比較的容易に鑑別できる（図4）．

　合併異常を認めないものは経過観察してよいが，前述したような異常を合併する場合もあるので，胎児well beingの悪化がないことを定期的に確認する必要がある．大きさも重要だが，カラードプラでのhyper-vascularityの認められる症例は合併症との関連が強いとの報告もある[2]．

■胎盤後血腫はないか

◎胎盤早期剥離

　妊娠中や分娩中の胎児娩出前に，基底脱落膜の出血に起因してできた胎盤の後血腫が，胎盤を子

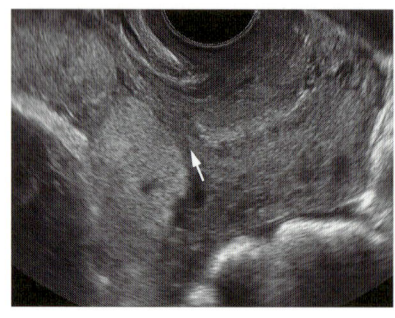

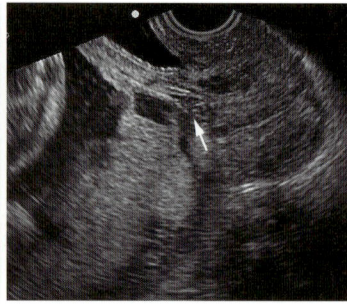

図1 前置胎盤の経腟超音波写真
頸管腺領域をしっかり描出し，組織学的内子宮口（矢印）と思われる場所と胎盤の位置関係で決定する．
左：全前置胎盤，右：部分前置胎盤

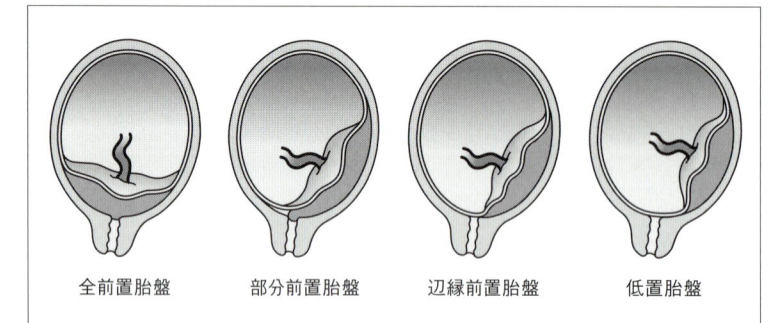

図2 前置胎盤の分類

全前置胎盤　部分前置胎盤　辺縁前置胎盤　低置胎盤

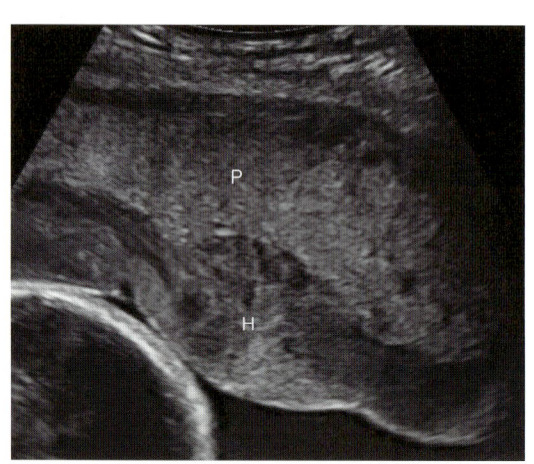

図3 胎盤内血腫（梗塞）
胎盤胎児面に胎盤実質より低エコー域が広く描出されている．出血，血腫，梗塞と時間経過とともに異なるエコー像を呈する場合も多い．
P：胎盤，H：血腫

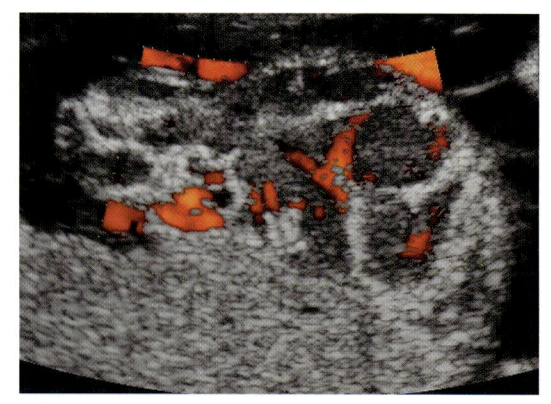

図4 胎盤血管腫
胎盤実質に腫瘤像を認め，カラードプラで豊富な血流像を認める．

宮壁より剥離させ，そのコネクション喪失による母体の大出血，胎児低酸素に関連する胎児機能不全，胎児死亡，脳性麻痺などの合併が胎盤早期剥離の本態である．胎盤剥離後の子宮からの出血は，子宮収縮による止血機転（生理的結紮）が起こらなければ止血できず，出血コントロールのつかない胎盤早期剥離では，ただちに妊娠を終了させ，胎盤を娩出し，子宮収縮を促さなければならない．その時期を逸すると，母体は播種性血管内凝固症候群（DIC）となり危機的状態となる．

胎盤早期剥離は全妊娠の約1％に発症する．既往に胎盤早期剥離があるとその頻度は10倍になる．リスク因子として，高齢，多産，喫煙，麻薬使用，多胎，高血圧，妊娠高血圧症候群，前期破水，羊水過少，絨毛膜羊膜炎，栄養不良，外傷，血栓性素因，低フィブリノーゲン血症，羊水過多，子宮内感染，胎児発育遅延，母体貧血，早産期の子宮収縮[3,4]などが報告されている．これらのことからも，胎盤早期剥離の発症は多因子，多岐にわたり，発症要因・重症度はケースバイケー

スである．胎児死亡に至っている場合は，胎盤の剝離面積が大きかったり，時間が経っていることが考えられ，母体のDICが進行していると考える．

胎盤早期剝離の典型的な症状は，腹痛と性器出血である．子宮口の開大を伴わず，急激に剝離し，多量の血液で子宮内圧が上がるような場合が，板状硬と表現される強い子宮収縮による激痛となる．胎盤早期剝離による出血が子宮内に閉じ込められるようなconcealed abruptionの場合，腹痛が顕著であることが多い．一方，子宮口が開大している場合（revealed abruption）は，腹痛よりも多量な性器出血が症状の主体である．

しかし，緩徐に胎盤早期剝離が起こる場合は，軽い腹部緊満感，腹痛，腰背部痛，少量の性器出血などの切迫流早産様の症状にとどまることも多い．低酸素による胎児機能不全，胎児死亡によって胎動減少を主訴とする場合も多いので細心の注意が必要である．

超音波診断で典型的なものは，胎盤内血腫，胎盤後血腫，胎盤辺縁血腫，絨毛膜下血腫（図5）である．発生してから時間の経っていない胎盤早期剝離による出血（血腫）は，胎盤と同等のエコー輝度であるため，胎盤との区別がつきにくいことから肥厚した胎盤様に描出されることもある．初期の胎盤早期剝離の診断は難しく，超音波で画像所見がないことで胎盤早期剝離を完全に否定することはできない[5]．

切迫早産徴候のある妊婦や，超音波検査で明らかな胎盤早期剝離所見をみつけられない場合，採血で貧血やDICの有無を確認することも必要である．また，胎児心拍数図によって胎盤早期剝離を確信することもある．子宮収縮波形では，過強陣痛や，不規則な細かい頻回な子宮収縮（さざ波様所見）を示すことが多い．胎児心拍数では，基線細変動消失，遅発一過性徐脈などの胎児機能不全の所見が臨床症状や超音波所見に先行してみられることがしばしばある．

2）臍帯

■臍帯付着部位は正常か

◎卵膜付着・前置血管

卵膜付着では，ワルトン膠質に包まれないむき出しの臍帯血管が臍帯付着部位と胎盤実質との間

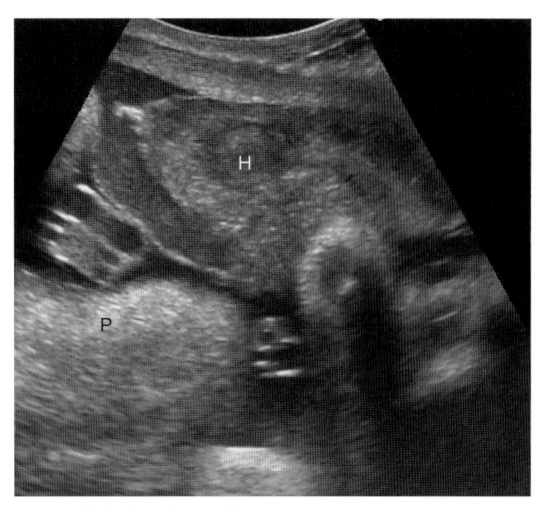

図5 胎盤早期剝離（絨毛膜下血腫）
胎盤（P）は子宮後壁にあるが，子宮前壁にも同程度の大きさの腫瘤像（H）を認める．子宮底側で胎盤から連続性があり，腫瘤内には明らかな血流を認めず，混合エコー像を呈していることから絨毛膜下血腫と診断した．

の卵膜上を走行している．卵膜付着の出現頻度は単胎において1〜2％程度で，双胎妊娠においては約10倍の頻度になる．卵膜付着は子宮内胎児発育遅延，早産，胎児心拍数異常，低Apgarスコア，新生児死亡，胎盤早期剝離などとの関連が報告されている．卵膜上の血管は脆弱で，慢性的に，あるいは子宮収縮や胎動に伴って圧迫されやすい．さらに，破水時は卵膜上の血管が断裂することもある．卵膜付着を分娩前に診断してハイリスクとしてピックアップしておくことは，急な帝王切開の回避だけでなく，周産期予後の改善にもつながると考えられる．子宮後壁や下部に胎盤が付着する場合などは，妊娠週数が進むにつれ超音波診断が困難になることから，妊娠中期までの診断が容易である[6]．

臍帯付着部異常の超音波診断は，卵膜上を走行する血管，もしくは臍帯付着部位と思われる部分が描出できたら，子宮壁を軽くゆすり，血管が浮き上がらないか，付着場所が動かないかを確かめ，診断を確定する（図6）．3本の臍帯動静脈が分かれて胎盤へつながっているところを上手く描出できれば診断の確実性が増す．3本同時に胎盤実質へつながる時は，辺縁付着と診断する．描出しづらいときは，母体の体位を変えたり，カラードプラを併用するなどの工夫も必要である．妊娠中期以降，臍帯付着部位が移動することはなく，分娩前に一度でも確認できればよいのであるか

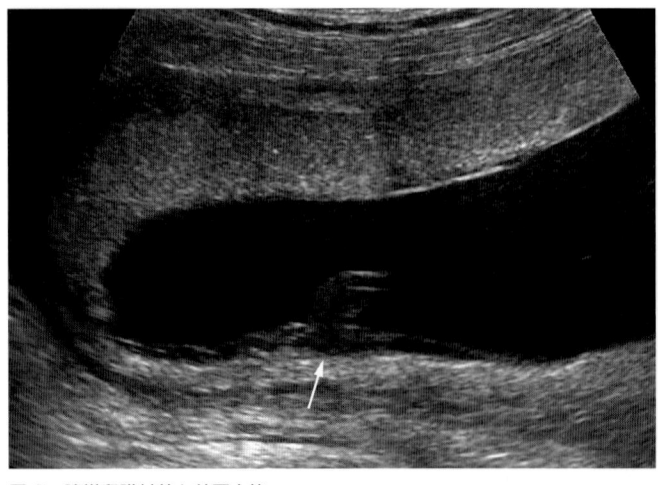

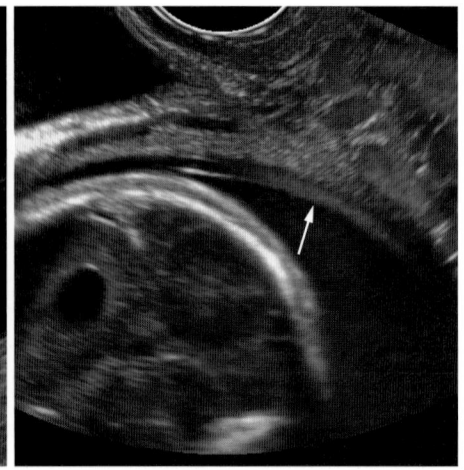

図6　臍帯卵膜付着と前置血管
左：経腹超音波矢状断の写真である．前壁に付着する胎盤の子宮底側の辺縁からWharton膠質に包まれないむき出しの卵膜血管を認め，子宮後壁にある臍帯付着部（矢印）につながっている．
右：経腟超音波の写真である．内子宮口上をWharton膠質に包まれないむき出しの卵膜血管が走行している．Bモードでは本写真のように卵膜様に描出され，見逃されることがある．このような場合ではカラードプラでの確認を要する．

　ら，はっきり描出できるまでは根気良く検査し，正しく診断を下すことを心がけるべきである．
　前置血管は，卵膜血管が内子宮口近くに存在するもの（胎児先進部より前置）で，その頻度は2,500例に1例と稀であるとかつては報告されていたが，近年，超音波で診断される頻度が増え，実際の数はもっと多く，1/500程度の頻度であると考えられる[7]．分娩中の診断は極めて困難であるとされ，妊娠中の診断が重要である．卵膜血管が内子宮口上にあるため，胎児先進部の圧迫や破水時によって血管が断裂するリスクが高く，胎児死亡率は，未破水症例で50〜60％，破水症例では70〜100％にも及ぶ．前置血管での児生存率は，分娩前に超音波で診断がなされていた症例では97％であるのに対し，診断されていなかった症例では44％であったと報告されている[8]．前置血管の児の予後を改善するためには分娩前に診断しておき，陣痛発来や破水が起きる前に帝王切開を行うことが必要である．
　前置血管の多くは前述の卵膜付着のスクリーニングで診断可能である．確定診断は詳細な経腟超音波検査で行う．妊娠中期に低置胎盤や前置胎盤であった症例や子宮下部に臍帯付着部位の存在する症例，分葉胎盤，副胎盤，多胎，卵膜付着，体外受精後の妊娠[1,9]などが前置血管のハイリスク因子といわれているが，それ以前に前置血管は，妊婦健診で頸管長や前置胎盤の確認をする時に内子宮口付近に異常な血管が描出されていないかに注意する習慣をつけるだけで，診断率を高めることができる．胎盤実質に臍帯付着部位があることを妊娠中に一度でも確認しておけば，前置血管を合併している可能性は極めて低い．前置胎盤の有無の確認はほとんどの施設で行われているので，さらに胎盤実質上に臍帯付着があることを確認することを加えるだけで，臍帯異常の中でも最も危険な前置血管を除外することができる[10]．妊娠週数に伴って描出が困難になることから，胎盤と胎児の隙間の多い妊娠20週までに確認するのが良い．

■臍帯血管数は正常か
◎単一臍帯動脈
　単一臍帯動脈は動脈の無形成，二次的な萎縮や閉鎖，body stalkの単一動脈の持続などが，発生機序として考えられており[11]，正常染色体症例の0.2〜1.6％，染色体数異常症例の9〜11％に認めると言われている[12]．
　単一臍帯動脈は，病理学的にもともと1本の臍帯動脈のみしか形成されない無形成型と，妊娠中に何らかの原因で1本の動脈が狭窄，閉鎖して1本になった閉塞型に分けられる．胎児発育遅延は，いずれの型においてもみられるが，無形成型は染色体異常や先天的な形態異常に合併しやすく，閉塞型には胎児機能不全が合併しやすい．

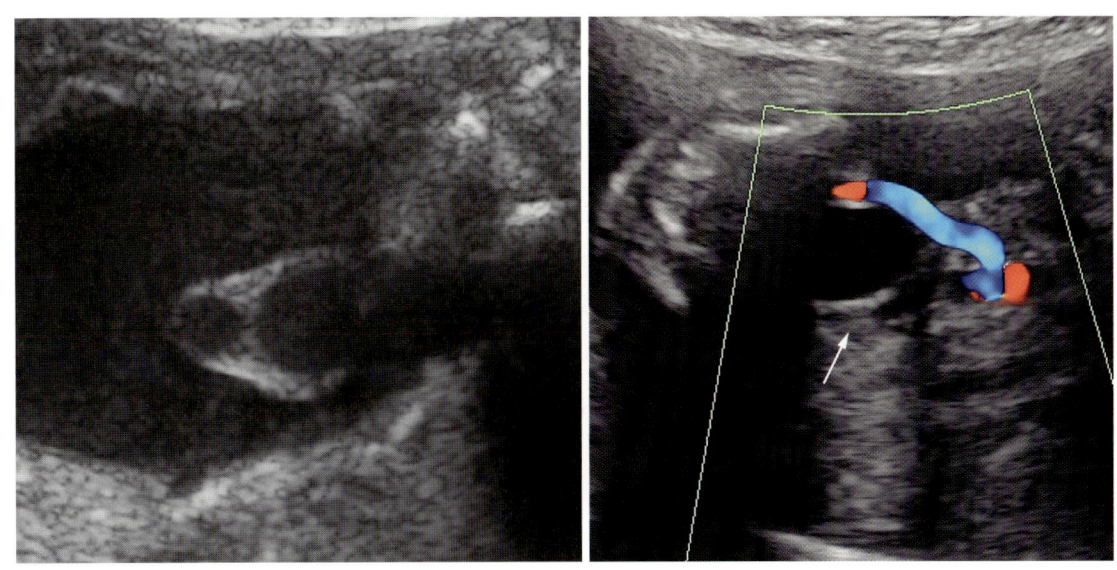

図7　単一臍帯動脈
臍帯の断面で1本の動脈のみしか認めない（左）．胎児の膀胱の横断面では，臍帯動脈が1本しか描出されない（右；矢印）．

　超音波検査では，臍帯の断面を描出し2本の動脈が確認できないか，胎児の膀胱の片側にしか臍帯動脈を認めないことによって診断する（図7）．しかし，1回の超音波検査では単一臍帯動脈のいずれの型かを鑑別するのは困難であるが，途中から臍帯動脈が1本になったことを超音波によって確認した場合では閉塞型が疑われる．多くは，いずれの型かはわからないので，単一臍帯動脈が診断された時は，胎児に他の形態異常がないかどうかの確認を行う．単一臍帯動脈以外の異常が認められない場合は，胎児の染色体異常のリスクが上がらないことや，胎児発育遅延の頻度や胎児の発育パターンが臍帯動脈の本数が正常な場合と変わらないということも報告されている[13]．

■臍帯捻転は正常か

◎臍帯捻転・過少捻転

　捻転が多ければ過捻転，捻転がほとんどなければ過少捻転と診断する（図8）．見た目で判断してもよいが，捻転の強さはcoiling indexによって表現する場合もある．分娩後の臍帯でのcoiling indexは捻転回数を全長（cm）で割ったもので，およそ0.3以上であれば過捻転，0.1未満では過少捻転とするという報告もある．一方，超音波診断は一周期の捻転の長さを測定し，その逆数をもってcoiling indexとする（aCI；antenatal coiling index）（106頁編参照）．aCIは，臍帯の長

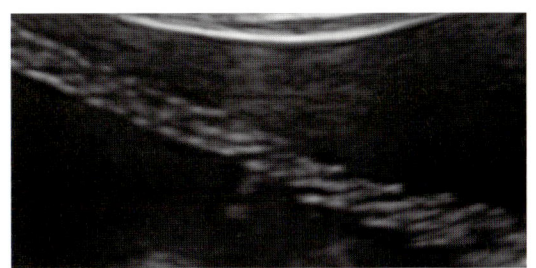

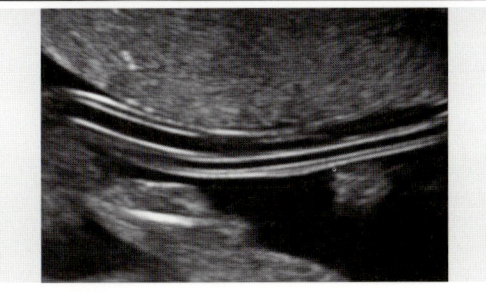

図8　臍帯過捻転（上）と過少捻転（下）

軸方向への発育のため週数とともに減少傾向にある．aCIが90％タイル以上で過捻転，10％タイル未満で過少捻転と定義する場合が多く，その目安の値を表1に示した．おおむね全週数を通して0.6以上は過捻転，0.2未満は過少捻転と考えてよい．過捻転，過少捻転いずれもそれだけでは妊娠中に異常とならない症例も多く，胎児発育遅延などの所見と合わせて観察するのが望ましい．

　過捻転では可動性が損なわれやすく，捻れに弱い構造のため，臍帯静脈血流が障害されることに

b. 発見に至る可能性のある疾患

表1 妊娠中期・末期および分娩後の Coiling Index

測定時期	10% tile (過少捻転)	50% tile	90% tile (過捻転)
Antenatal coiling index			
18〜22週	0.23	0.37	0.58
28〜32週	0.21	0.34	0.49
Postnatal coiling index			
分娩後	0.10	0.17	0.27

(文献14)より引用)

よって低酸素状態に陥りやすい[15]．胎児発育不全例などでは，臍帯静脈の血流のうっ滞所見を認める場合がある．過捻転により血流のうっ滞が生じれば，臍帯血管内の血栓形成，胎児機能不全が起こる可能性があり，胎児死亡に至ることもある．臍帯狭窄の有無の確認や，臍帯動静脈ドプラ所見などを参考に娩出時期を考慮することになるが，一概に明確なその基準は存在せず，施設ごとの管理に委ねられているのが現状である．

一方，過少捻転は生理的に臍帯圧迫に抵抗するために存在する捻転が欠如している状態であるため，分娩時の臍帯圧迫が容易に起こりやすいと考えられている．

■ 臍帯の位置は正常か

◎臍帯巻絡

臍帯巻絡は全分娩の約3割に認められ，臍帯異常のなかでは最も頻繁に遭遇する疾患である．臍帯巻絡の部位別の頻度は頸部巻絡が最も多く，全体の80〜95％を占めるとされ，四肢や体幹における発症率は低いとされている．頸部巻絡の回数別の急速遂娩の頻度は，初産婦では頸部巻絡なし，1回，2回，3回でそれぞれ，13.3％，13.3％，20.9％，30.8％，経産婦では5.7％，6.6％，7.0％，25.0％であり，初産で2回以上，経産で3回以上の巻絡で有意に急速遂娩の頻度が高くなる[16]．このように，頸部巻絡は1回あっても妊娠・分娩中のトラブルとの関連は強くなく，頻度の多い合併症であることからも，妊婦へ1回の巻絡をインフォームすることの意義が少ないだけでなく，余計な不安を煽るため，説明には注意を要する．

頸部巻絡は胎児頸部の矢状断にて頸部の窪みとして描出される(図9)．矢状断および冠状断で頸部の4方向すべてに臍帯が巻絡しているのを描

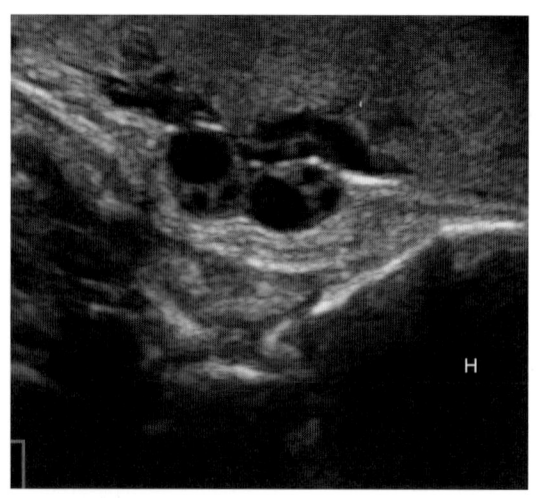

図9 臍帯頸部巻絡(2回巻き)
胎児頸部の矢状断であるが，頸部に2つの臍帯の断面でできた窪みが描出されている．

出することで診断が確実となる．

比較的に羊水量が多く胎児の動きのある2nd trimester までは新たに巻絡が作られるだけでなく，巻絡が解消される可能性があるため，ある程度胎動の制限される 3rd trimester に超音波診断を行う．しかしながら，分娩直前では，児頭の下降や羊水の減少などから子宮内の描出が困難なことも多い．カラードプラを併用するとより診断率が上がるとも報告されている．

◎臍帯下垂

臍帯脱出は，腟鏡診，内診によって拍動を有する臍帯を触知することで診断するのに対し，臍帯下垂は通常，経腟超音波で診断する．破水して臍帯脱出が起きると，児の先進部と産道との間に挟まった臍帯が急激に圧迫され，高度変動一過性徐脈や遷延一過性徐脈などの胎児心拍数異常，胎児機能不全および重症新生児仮死を引き起こすので，緊急帝王切開が必要である．

臍帯下垂が存在する場合，軽い子宮収縮でも胎児先進部からの圧迫を受けやすく，胎児心拍数異常を呈する場合が多いため，頻回に胎児心拍モニタリング検査を行う必要がある．特に頭位の症例では骨盤位などに比べて強い圧迫を受けやすいので注意が必要である．胎動などで臍帯下垂が自然に整復される場合もあるが，経過観察していても下垂した臍帯の場所が不動の時，胎児心拍数異常のある時，破水の危険性の高い時などは，臍帯脱出(破水)を起こす前に帝王切開術を考慮する．

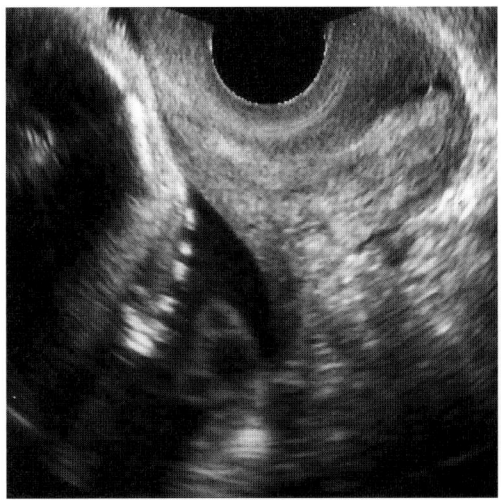

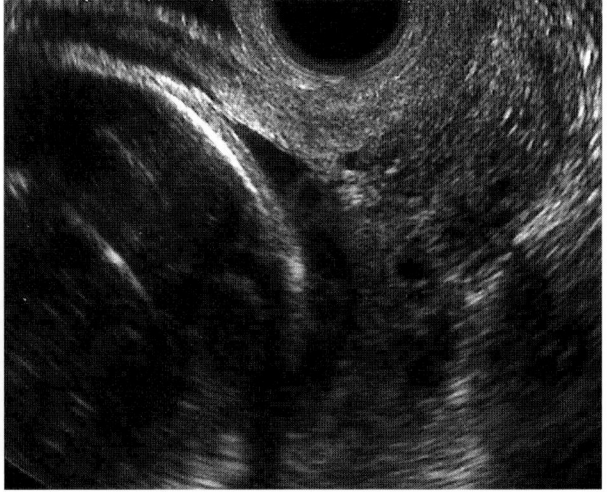

図10 臍帯下垂の経腟超音波画像
胎児頭部と子宮口の隙間に臍帯の断面が描出されている（左）．児頭の下降に伴って臍帯が圧迫されているのがわかる（右）．

　臍帯下垂は，経腟超音波によって破水前に臍帯が胎児の先進部よりも内子宮口側に存在する所見で容易に診断する（図10）．先進部と産道との隙間の狭い頭位には少なく，先進部と産道の間に余裕のある横位，骨盤位，双胎などに多い．また，臍帯の付着部位が子宮下部（低置胎盤など）の症例は臍帯下垂になり易く，メトロイリンテルの使用によって胎児先進部が上方へ持ち上げられた結果，産道との間に隙間ができて臍帯下垂となる場合もある．羊水過多においても，胎児先進部が羊水腔内で浮動しているため，先進部と子宮壁の間の隙間に臍帯が入り込みやすく，臍帯の下垂・脱出が起こりやすい．また，週数の早い切迫早産や頸管無力症の胎胞脱出症例も羊水過多と同様に胎児に対して相対的に羊水腔が広い状態であるので起きやすい．

【文献】

1) Oyelese Y, et al：Placenta previa, placenta accreta, and vasa previa. Obstet Gynecol 107：927-941, 2006
2) Sepulveda W, et al：Prenatal diagnosis of solid placental masses：the value of color flow imaging. Ultrasound Obstet Gynecol 16：554-558, 2000
3) Oyelese Y, et al：Placental abruption. Obstet Gynecol 108：1005-1016, 2006
4) Hasegawa J, et al：Capable of identifying risk factors for placental abruption. J Matern Fetal Neonatal Med 27：52-56, 2014
5) Glantz C, et al：Clinical utility of sonography in the diagnosis and treatment of placental abruption. J Ultrasound Med 21：837-840, 2002
6) Hasegawa J, et al：Ultrasound diagnosis and management of umbilical cord abnormalities. Taiwan J Obstet Gynecol 48：23-27, 2009
7) Hasegawa J, et al：Vasa previa is not infrequent. J Matern Fetal Neonatal Med 25：2795-2796, 2012
8) Oyelese Y, et al：Vasa previa：the impact of prenatal diagnosis on outcomes. Obstet Gynecol 103：937-942, 2004
9) Hasegawa J, et al：Umbilical cord insertion to the lower uterine segment is risk factor for vasa previa. Fetal Diagn Ther 22：358-360, 2007
10) Hasegawa J, et al：Analysis of the ultrasonographic findings predictive of vasa previa. Prenat Diagn 30：1121-1125, 2010
11) Persutte WH, et al：Single umbilical artery：a clinical enigma in modern prenatal diagnosis. Ultrasound Obstet Gynecol 6：216-229, 1995
12) Jones TB, et al：Single umbilical artery：accurate diagnosis? Am J Obstet Gynecol 169：538-540, 1993
13) Wiegand S, et al：Serial sonographic growth assessment in pregnancies complicated by an isolated single umbilical artery. Am J Perinatol 25：149-152, 2008
14) Kurita M, et al：Ultrasound evaluation of the amount of Wharton's jelly and the umbilical coiling index. Fetal Diagn Ther 26：85-89, 2009
15) Ezimokhai M, et al：Maternal risk factors for abnormal vascular coiling of the umbilical cord. Am J Perinatol 17：441-445, 2000
16) 大瀬寛子ほか：臍帯巻絡の分娩経過に与える影響の部位・回数別検討．日周産期・新生児会誌 49：256-260, 2013

（長谷川潤一）

9. 切迫早産のスクリーニング法

　本邦における早産率は1980年に4.1%であったが，2006年には5.7%とやや増加傾向にある．妊婦の高年齢化を背景とした不妊治療による多胎が増加し，それに伴う妊婦の合併症の増加が早産を増加させる原因と考えられる．妊婦の合併症を理由とした人工早産が増えているなかで，切迫早産および前期破水も早産に少なからず寄与しており，早産のハイリスク妊婦をスクリーニングしておくことが重要である．そのスクリーニング法として，超音波検査による子宮頸管長測定の有用性は高いといわれており，広く行われている．切迫早産に対する子宮頸管の評価法とそのポイントを解説する．

■子宮頸部の妊娠経過に伴う変化

　子宮頸管は，外子宮口から子宮内腔にかけてleaf状の子宮頸管腺領域（cervical gland area；CGA）として超音波画像で確認することができる（図1）．本来の意味でいうと，子宮頸管長は外子宮口から，組織学的内子宮口として認識されるCGAの最も子宮内腔に近いポイントまでの距離である．妊娠中期以前は，組織学的内子宮口と羊水腔の最下端である解剖学的内子宮口が異なり，子宮下節（子宮峡部）として超音波検査で確認することができる（図2）．子宮頸部を超音波検査によって観察すると，妊娠経過とともに所見が変化してくるが（図3），その所見を評価するときには子宮頸管長と子宮下節（峡部）長を分けて評価することが重要であると考える．

　子宮頸管長は，妊娠中期以前は平均で約40mm，32週以降になると平均25〜30mmに短縮してくるとの報告がある[1]．また，CGAは妊娠中期以前では超音波検査で明瞭に確認することができるが，妊娠末期，特に妊娠36週以降は不明瞭になってくる．この現象は，子宮頸管の熟化を超音波検査でしているものと考えられ，実際の臨床では，子宮頸管長が短縮している症例のCGAは不明瞭であることが多い（図4）．

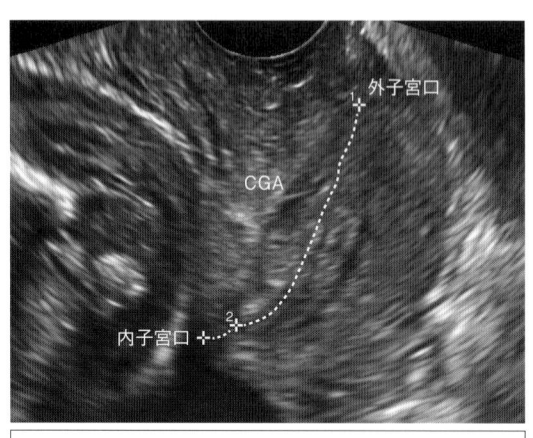

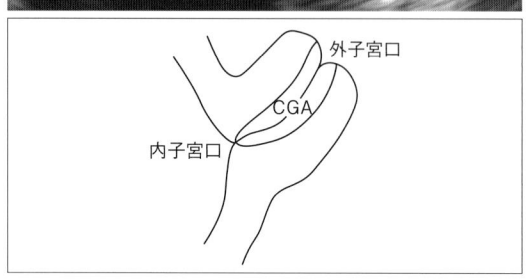

図1　子宮頸管腺領域（CGA）の明瞭な子宮頸管とシェーマ

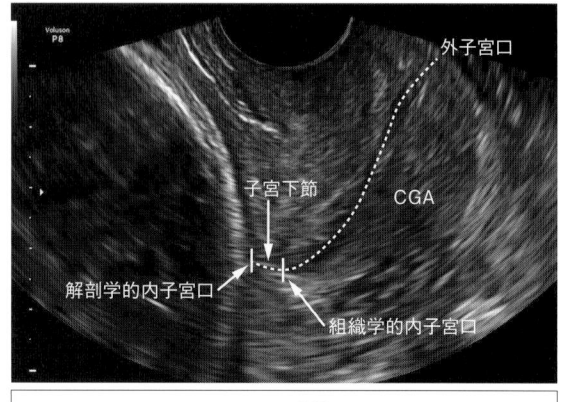

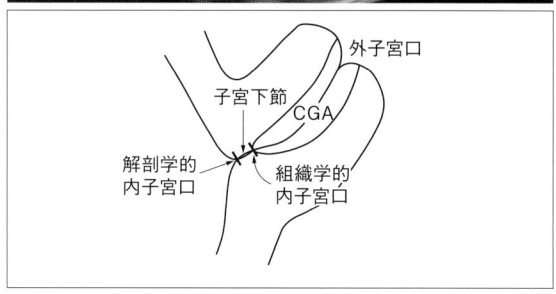

図2　子宮下節を考慮した子宮頸管の所見とシェーマ

図3 子宮峡部の変化

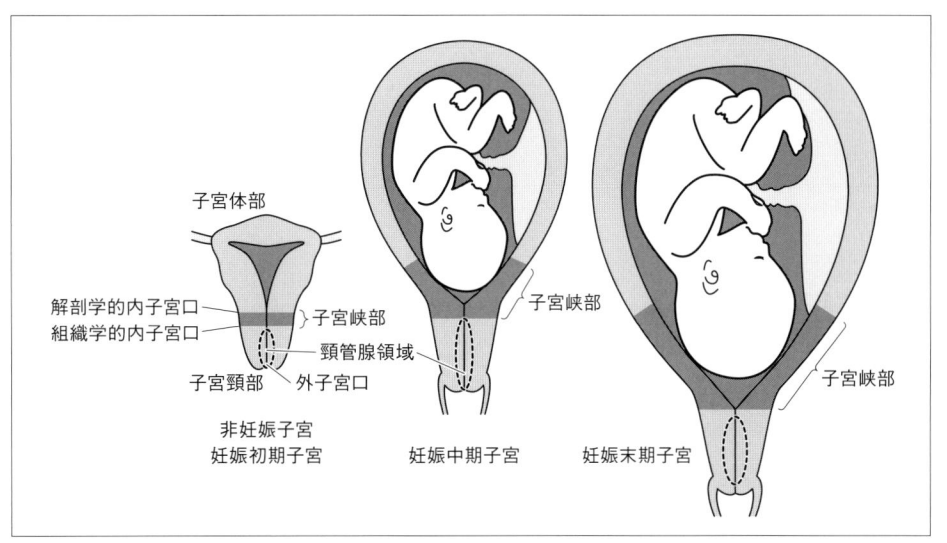

解剖学的内子宮口
組織学的内子宮口
子宮体部
子宮峡部
頸管腺領域
子宮頸部
外子宮口
子宮峡部
子宮峡部

非妊娠子宮
妊娠初期子宮
妊娠中期子宮
妊娠末期子宮

このように子宮頸管は妊娠経過とともに，超音波画像で確認できる所見が変化してくるため，それを考慮して子宮頸管の評価を行う必要がある．

■ 正しい子宮頸部の計測法

超音波検査による子宮頸部の観察は，膀胱を空虚にしたうえで経腟的に行うことを基本とする．膀胱が充満していることにより，子宮頸部が圧迫され，正しく評価ができないためである．経腹的に子宮頸部を観察できる場合もあるが，プローブと子宮頸部までの距離が遠く，また，プローブと子宮頸部の間に胎児が存在することが多いため，経腟的なアプローチよりも観察が困難である場合が多いことがその理由である．

経腟プローブの操作にあたっては，前腟円蓋にプローブを挿入し，子宮頸管の中のCGA全体が描出される断面となるように子宮頸管を可能な限り圧迫しないように注意する．よりよく観察するために，対象とする子宮頸管に経腟プローブを押し付け過ぎると，子宮頸管が圧迫により延長して観察されるため，注意が必要である．

子宮頸管は必ずしも，腟の長軸方向に平行であるとは限らない．左右にプローブを振って操作したり，頸管の一部を確認したうえでプローブの長軸方向を軸として時計回り，または反時計回りに回転させる操作を行うことによって子宮頸管が描出される断面が確認できる（図5）．子宮頸管の評価にあたっては経腟プローブの操作方法にも習熟しておきたい．

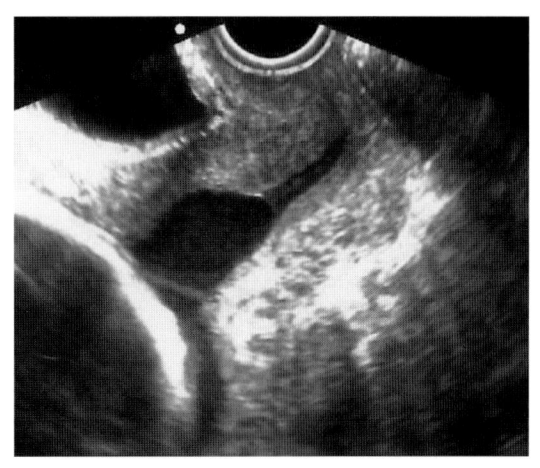

図4 子宮頸管腺領域が不明瞭な症例における子宮下節および内子宮口の開大（funneling）

子宮頸管の計測には，Trace法と2直線の合計で評価する方法があり，いずれの計測法でもよい（図6）．子宮底を圧迫した状態で子宮頸管を観察するpressure testによって内子宮口に圧が加わることで子宮下節および子宮頸管が開大しfunnelingという現象が観察されることがある（図4）．表1に子宮頸管長測定のポイントを示す．

妊婦の高年齢化と関連していると思われるが，子宮頸部上皮内癌や高度異形成に対して円錐切除後の妊娠が増加している．円錐切除後の子宮頸管は，その既往がない頸管と同じように評価してよいのか，に関しては一定の見解がない．現状では同様に取り扱われていることが多いため，その取扱いに関する研究が待たれる．

9. 切迫早産のスクリーニング法

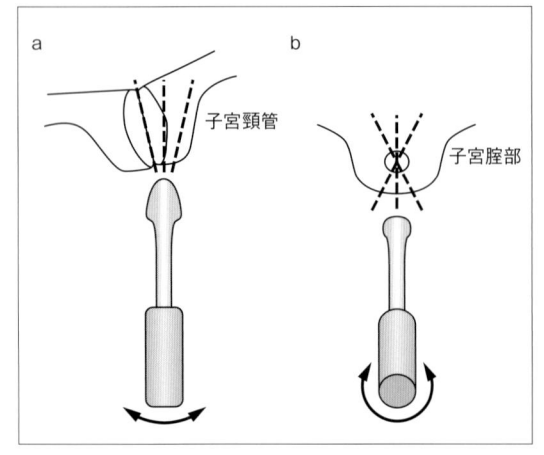

図5 経腟プローブの左右への操作 (a) と経腟プローブの長軸方向に対する回転操作 (b)

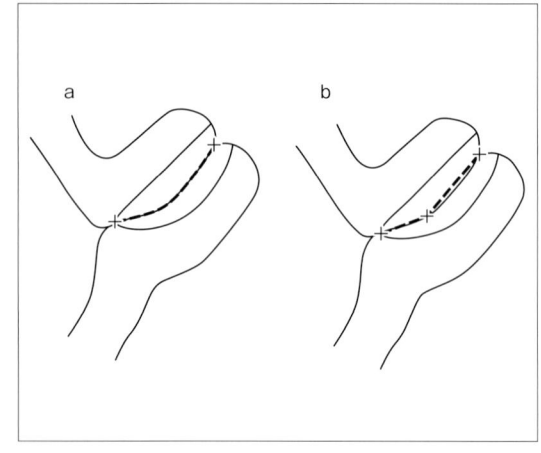

図6 Trace 法による計測 (a) と直線計測の合計による計測 (b)

表1 子宮頸管長測定のポイント
- 基本は経腟超音波
- 膀胱を空虚にする
- 前腟円蓋にプローブを当てる
- 頸管を圧迫し過ぎず，離し過ぎない
- あらゆる角度から超音波を当ててきれいな断面で評価する
- 子宮下節を考慮して評価する
- 計測は Trace 法または 2 直線の合計
- 適宜 pressure test を行う

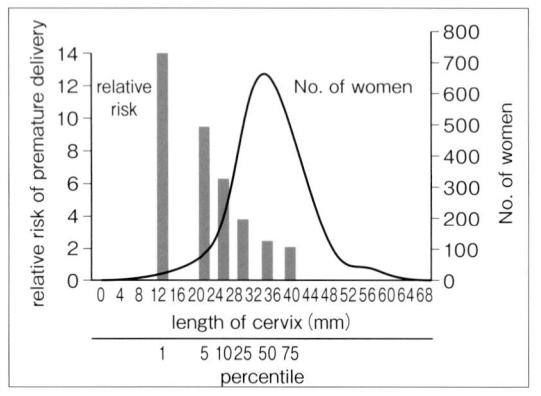

図7 早産リスクと子宮頸管長 (Iams ら)

■早産予知

切迫早産から早産への予知に関して，子宮頸管長測定だけでなく癌胎児性フィブロネクチン (PTD) や子宮頸管エラスターゼを評価して，診断精度を向上させようという試みがあるが，子宮頸管長も含めて検査の疑陽性や偽陰性の頻度が高く早産治療を困難にしている．

子宮頸管長の評価の時期として，妊娠 16〜19 週において子宮頸管無力症の発症予知に適しているという報告[2]や，妊娠 15〜20 週の子宮頸管長測定よりも妊娠 21〜24 週のほうが高い感度であったという報告[3]があり，施設ごとに評価時期を決定しているのが現状である．後期流産および早産の既往や多胎妊娠といった早産のハイリスク妊婦に対しては複数回の子宮頸管長測定を行い，リスクが低い妊婦に対しては，妊娠 20〜24 週頃に子宮頸管を評価するのが現実的ではないかと考えられる．

早産予知のための子宮頸管長のカットオフ値として 25mm 以下とするものが多い（図7）．また子宮頸管長は短ければ短いほど早産のリスクが上がると報告され，子宮頸管長の極端に短い，または胎胞が腟鏡で確認できるなど子宮口の開大が妊娠早期に認められる症例には，早産に備えた厳重な管理が必要であると認識すべきである．

【文献】
1) Okitsu O, et al：Early prediction of preterm delivery by transvaginal ultrasonography. Ultrasound Obstet Gynecol 2：402-409, 1992
2) 深見武彦ほか：妊娠中期の子宮頸部超音波画像による切迫流早産の前方視的検討．産婦の実際 49：101-108, 2000
3) Taipale P, et al：Sonographic measurement of uterine cervix at 18-22 weeks' gestation and the risk of preterm delivery. Obstet Gynecol 92：902-907, 1998

（仲村将光）

10. 妊娠初期・中期の
    胎児染色体異常のソフトマーカー
11. 通常超音波検査で
    形態異常と誤解されやすい超音波像
12. よりよい画像を描出するためのコツ

10. 妊娠初期・中期の胎児染色体異常のソフトマーカー

■マーカーによる染色体異常のリスク推定（スクリーニング）

　診断検査は，直接異常そのものの所見の有無を確認しようとするものである．一方，スクリーニング検査は，疾患に特異的ではなくても関連する所見を見つけ出し，異常の可能性の高いハイリスクなケースをピックアップするために行われるものである．ある所見があれば（あるいはなければ）疾患を同定できるものは診断であり，ある所見や検査値があった場合，異常である可能性が高いけれども正常なこともあるというような検査がスクリーニングである．その時，その疾患に関連する所見や検査対象の物質のことをマーカーと呼ぶ．

　現状では胎児染色体異常の確定診断は，侵襲的検査である絨毛もしくは羊水染色体検査によってのみでしかできず，超音波検査だけで診断することはできない．

　超音波検査によって形態異常の診断がつくことで，その異常に関連する染色体異常の可能性があることを知ることができる場合がある．例えば，胎児の発育不全とともに小脳萎縮や心疾患がある場合，18トリソミーの可能性を疑うことができる．このような場合，羊水検査を行うことで染色体異常の診断に至るケースもある．

　しかし，形態異常を認めない染色体異常例もしばしばあり，胎児の染色体異常を知りたい場合は，侵襲的検査をせざるをえない．侵襲的検査は多少なりともリスクを伴うため，染色体異常のハイリスク症例を抽出（染色体異常に対するスクリーニング）し，クライエントがハイリスクと考えた場合に侵襲的検査を考慮するという考えもある．胎児に恒久的に存在する形態異常ではないが，胎児の染色体異常に関連の深い超音波所見を超音波マーカー（ソフトマーカー）と呼ぶ．

　ここで最も注意しなければならないのは，超音波マーカーは，他の形態異常の超音波診断とは異なり，正常例でも異常例でもみられることのあるひとつの所見であることである．あるマーカーが正常例でみられる頻度（偽陽性率）がより低く，異常例での頻度（感度）がより高ければより精度の高いマーカーといえる．マーカーのperformanceを表すものとして尤度比 likelihood ratio（LR）という指標が使われ，高いものほどよい．尤度というのは起こりやすさのことで，LRは，上記の感度を偽陽性率で割ったものである．

　LRが便利なところは，事前にある程度わかっている確率にLRを掛け算するだけで，マーカーを考慮した異常である確率を求めることができる点である．また，いくつかの独立したマーカーのLRを次々と掛け算することで，すべてのマーカーを考慮した確率を算出することができる（図1）．

■初期の超音波マーカー

　初期の超音波マーカーはDown症，18トリソミー，13トリソミーをスクリーニングすることを目的としたものが知られている．用いるマーカーは，nuchal translucency（NT），nasal bone, facial angle, tricuspid flow, ductus venosus, fetal heart rate, CRLなどがある．いずれのマーカーも対象が小さいため高解像度な超音波機器を要し，条件によっては見づらい場合も多く，所見の有無をとるために相当の時間がかかる．

　初期の超音波マーカーは，検者の手の動きひとつで測定値，確率計算値が変動してしまうので，精度管理が最も重要である．胎児の位置，胎勢などで正確な測定が困難なことも少なくない．このような場合は，他のリスク評価方法も考慮すべきである．以下のマーカーの詳細についてはFMFのweb site（http://www.fetalmedicine.com/）を参照されるとよい．

■nuchal translucency（NT）

　NTは正常，異常にかかわらず，妊娠3ヵ月頃に超音波でみる胎児後頸部の皮下のことをいう．NTはすべての児にみられ，その厚みをマーカーとしている．

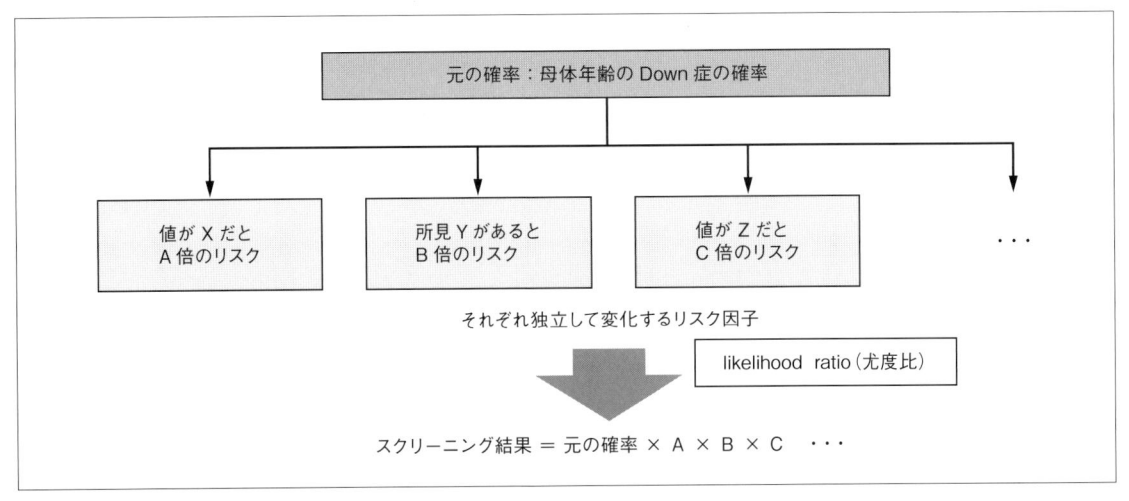

図1 マーカーによるリスク評価方法

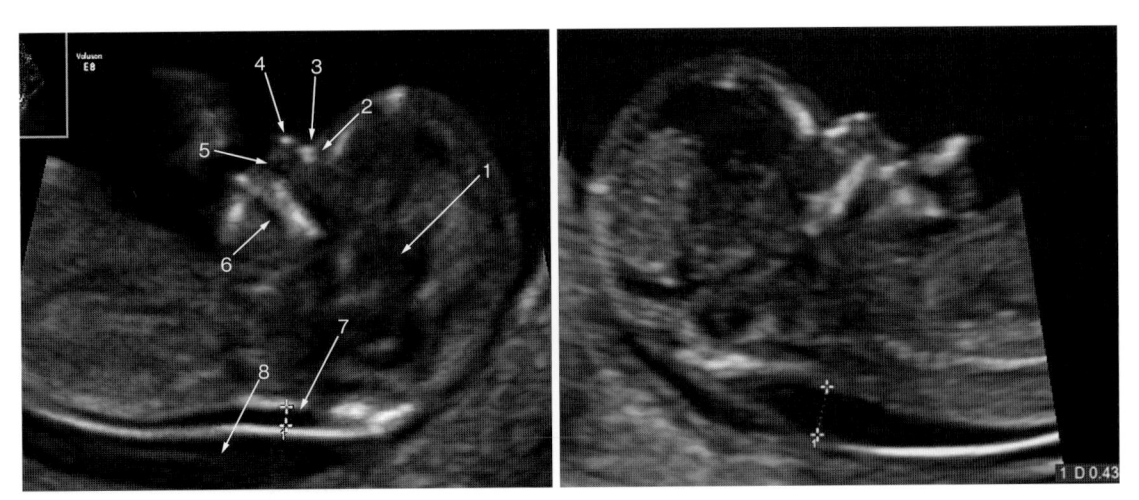

図2 nuchal translucency の計測写真
11w0d-13w6d（CRL 45〜84mm）に，胎児がニュートラルポジションにあるときに正中矢状断面で測定する．背中が下で，胸部以上が入るように適切に拡大し，超音波の輝度を下げる．間脳（1），鼻骨（2），鼻の皮膚（3），鼻尖（4），上顎骨（6），後頸部（7）が入っていて，頬骨（5），脈絡叢，眼窩などが入っていないこと，卵膜と別であること（8）を確認する．適切にキャリパーを置き，最大の場所で測定する（7）．満足いく3画面の最大値を適用する（右）．NTの肥厚例（左）．

NTの肥厚例ではDown症，18トリソミー，13トリソミー，Turner症候群などと関連が深くなることが知られている．児がDown症を持っているおおよその確率は，NTの厚さが3.5mm未満では0.2%（1/500）であるが，4mm，5mm，6mmとなると，20%，30%，50%になり，健常生児を得る確率も70%，50%，30%であることが知られている[1]．NTは胎児の成長とともに増大傾向を示すので，NT測定値だけでなく，同時に正確な頭殿長（CRL）の測定値も必要である．

NT計測は，妊娠11〜13週にのみ適応される．NTの測定は，児が画面上部を向いた完全な胎児

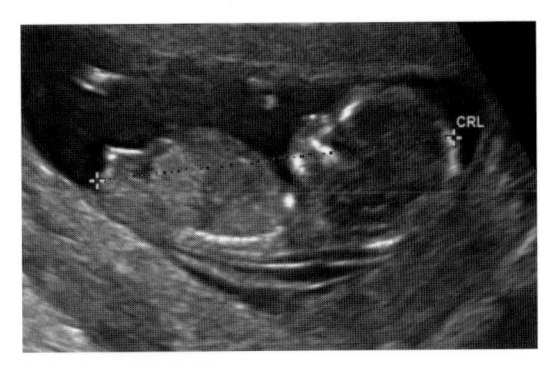

図3 CRLの測定写真
CRLは，胎勢に影響を受けやすいので，ニュートラルポジションであるタイミングを待つ．頭頂から外陰部までがきれいに描出された画面で測定する．

10．妊娠初期・中期の胎児染色体異常のソフトマーカー

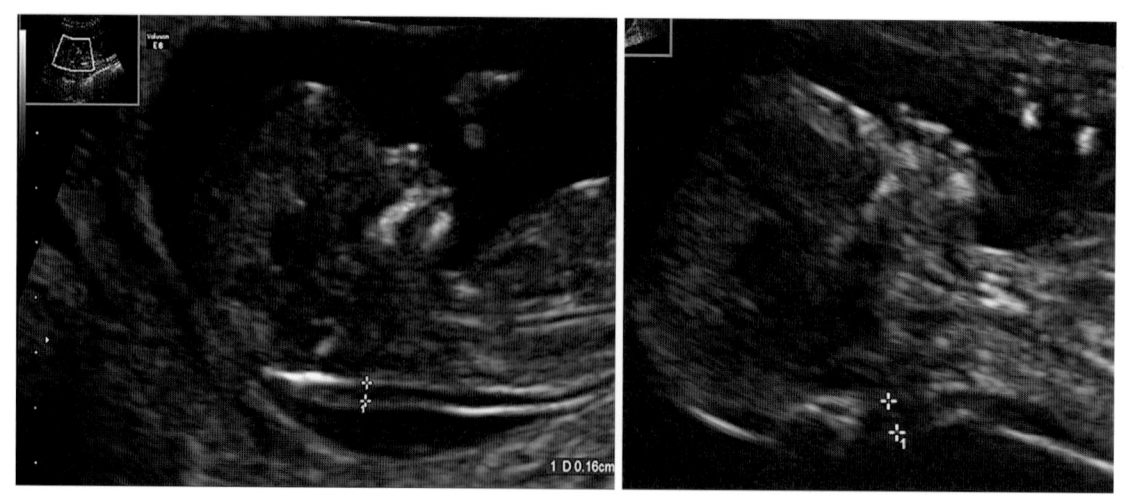

図4 nasal bone
nasal bone の描出されている症例（左）と欠損例（右）

正中において計測されなければならない．適切な胎児の正中矢状断は，間脳，鼻尖，鼻骨，上顎骨，後頸部，背骨が入っていて，頬骨，脈絡叢，眼窩などが入っていない画像である（図2）．画面いっぱいに胎児胸部以上が拡大されていなければならない．この画像上でon-to-onのルールで適切に置かれた計測キャリパーによって測定を行う．特に胎勢に影響を受けやすいCRLについても同様であり，頭頂から外陰部までがきれいに描出された画面で測定されなければならない（図3）．

NTはすべての児にあるものなので，有り無しで表わさず，連続変数として求められた測定値に基づき，連続的に変化するLRを用いてリスク評価がなされる．NTで何mmという境目を決めて，それ以上および未満のLRから確率を計算することもできるが，連続変数を用いた前者の方法のほうがより正確だからである．母体年齢による染色体異常のリスクに，妊娠週数やCRLで補正されたNTの厚さ，その他超音波マーカーの尤度比を掛け合わせて，統計的にリスクを計算する．しかし，計算は煩雑であるので，専用コンピュータソフトウエアを用いる．リスク計算を精密に行うために使うソフトウエアは，Fetal Medicine Foundation, Londonなどの認定を受けていないと使用することができず，十分な準備と時間が必要である．

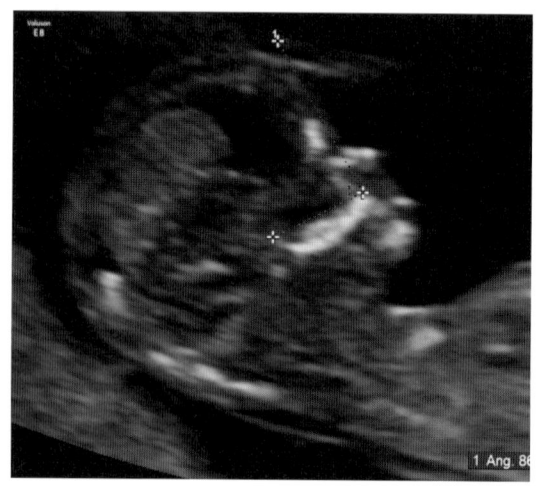

図5 facial angleの計測方法

■nasal bone（鼻骨）

Down症候群の児では，鼻が小さく，鼻骨の骨化がないことや，低形成があることが知られている．胎児の鼻骨は妊娠11週から超音波検査で確認でき，その欠損はDown症や他の染色体異常と関連することも示されている．胎児の正中矢状断面の鼻は，鼻骨と鼻尖，鼻の皮膚の3つの像が確認できる場合が多い．このうち，鼻骨が描出できない場合はDown症などのリスクが上がる[2]（図4）．

■facial angle

NTやnasal boneを確認する画面で，口蓋骨上

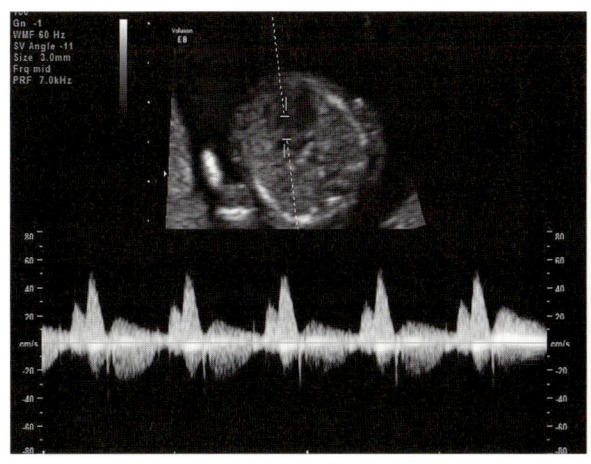

図6 三尖弁ドプラ波形
正常波形（左）と逆流波形（右）．

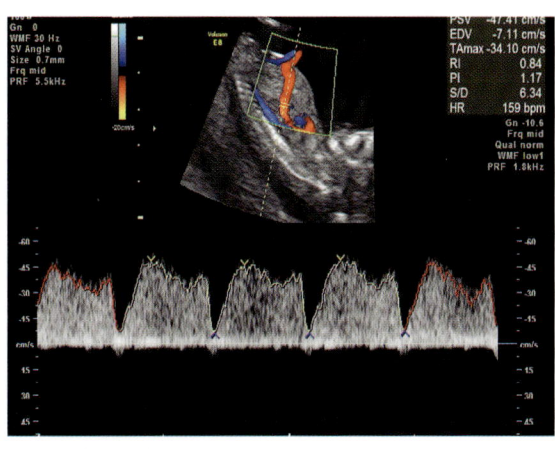

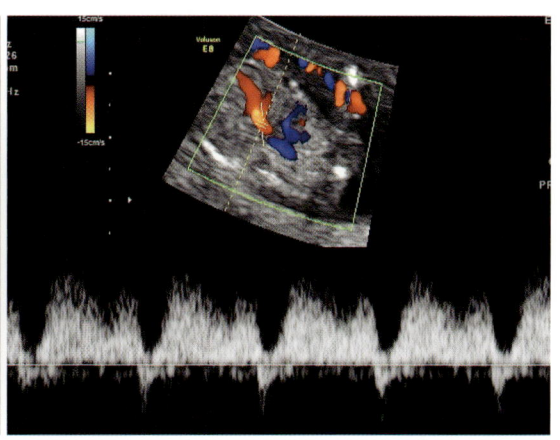

図7 静脈管ドプラ波形
正常波形（左）と逆流波形（右）．

縁に沿ったラインと，上顎骨前上端から，前額外縁に向けて引いたラインとの角度を測定する．Down症である場合は，角度が大きい傾向にある（図5）．

■tricuspid flow（三尖弁血流）

三尖弁を挟むように，アングルを調節しながらパルスドプラのサンプリングポイントを開いておき，三尖弁の血流波形を観察する．60cm/sec以上の逆流波形が観察される場合を三尖弁の逆流といい，Down症の超音波マーカーとする（図6）．

■ductus venosus（静脈管）

静脈管の血流は，臍帯静脈から流れてくる酸素分圧の高い血液を卵円孔に向かって流す役割をしており，その血流ドプラ波形は心臓の収縮期と拡張期に流れる2峰性の早い波と，心房収縮期の波で形作られる（図7）．通常，心房収縮期の波形は順行性に流れていることが多いが，逆流所見を認める場合がある．逆流所見は必ずしも異常を表すものではないが，Down症などのリスクが上がることが報告されている[2]．

■fetal heart rate

胎児心拍数は，染色体正常の児の分布に比べて13トリソミーで早く，18トリソミーで遅い傾向がある[3]．

■中期の超音波マーカー

今は超音波機器の解像度の向上によって，

表1 妊娠中期のDown症に対するソフトマーカーのlikelihood ratio

マーカー	陽性時LR	陰性時LR	単独陽性時LR
nuchal fold	53.05	0.67	9.8
short humerus	22.76	0.68	4.1
short femur	7.94	0.62	1.6
hydronephrosis	6.77	0.85	1.0
echogenic focus	6.41	0.75	1.1
echogenic bowel	21.17	0.87	3.0
major defect	32.96	0.79	5.2

LR：likelihood ratio　　　　　　　　　　（Ultrasound Obstet Gynecol 21：313-321, 2003 より抜粋引用）

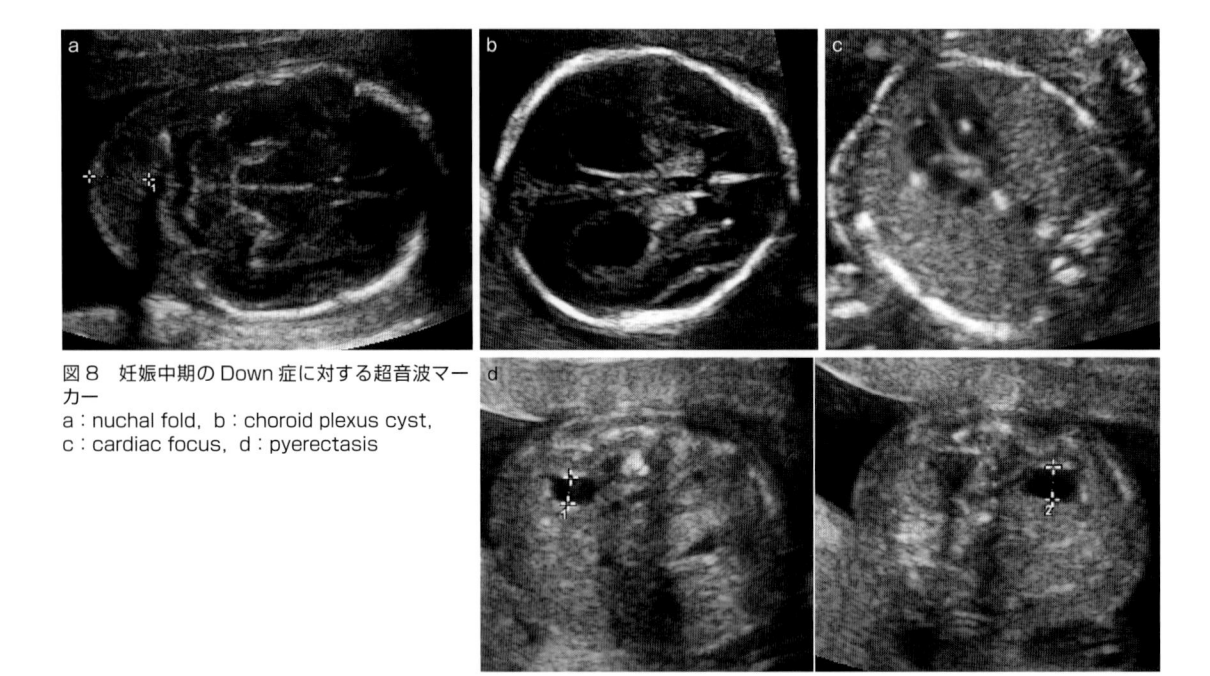

図8　妊娠中期のDown症に対する超音波マーカー
a：nuchal fold, b：choroid plexus cyst,
c：cardiac focus, d：pyerectasis

　Down症などの染色体異常のリスク評価は妊娠初期に移行したため，あまり中期の超音波マーカーが用いられることは少なくなった．表1と図8に各種中期の超音波マーカーやそのDown症に対するLRを示す．いずれのマーカーのLRもそれほど高くなく，染色体異常のリスク評価（スクリーニング）を希望しない妊婦や，初期にリスク評価の済んでいる場合には重要でない所見であることを忘れてはならない．これらは形態異常というより超音波マーカーという位置づけであるので，説明などには細心の注意を払う必要がある．

【文献】
1) Souka AP, et al：Increased nuchal translucency with normal karyotype. Am J Obstet Gynecol 192：1005-1021, 2005
2) Nicolaides KH：Nuchal translucency and other first-trimester sonographic markers of chromosomal abnormalities. Am J Obstet Gynecol 191：45-67, 2004
3) Liao AW, et al：Fetal heart rate in chromosomally abnormal fetuses. Ultrasound Obstet Gynecol 16：610-613, 2000

（長谷川潤一）

11. 通常超音波検査で形態異常と誤解されやすい超音波像

　妊婦健診における通常超音波検査でも，偶然，胎児の形態異常が見つかることもあるが，正常な胎児の形態を異常と誤解して妊婦さんやその家族に混乱を起こすことがないように注意する必要がある．胎児形態に関して異常と誤解を生じる要因には表1のようなものがある．

■発生学に関する知識不足

　特に形態異常と誤解されやすいのは，妊娠8週頃の頭蓋内の構造と妊娠10週頃にみられる生理的臍帯ヘルニアである．

　図1は妊娠8週の正常胎児の断層像である．前額断面（図1a）で頭蓋内に1つの大きな囊胞があり脳がないように見える．頭部横断像（図1b）でも大きな囊胞があり，脳の構造異常があるように見えてしまう．しかし，妊娠の早い時期においては，脳となるべき部分は脳胞と呼ばれる液体が貯留した腔の壁を形成する薄い組織であり，次第に壁が厚くなりながら左右に分離して脳となり腔の部分は縮小して脳室などになる．妊娠8週頃はこの発達過程にあり，特に第4脳室部分が大きく目立つ．図1でみられる囊胞部分は第4脳室で，この時期の胎児としては正常な構造である．これを水頭症，あるいは脳の中に囊腫があるなどと妊婦さんに言ってはいけない．もし，正常かどうか不安であれば，妊娠12週頃に再検査して消失していることを確認すればよい．

　図2は，妊娠10週の胎児の断層像である．腸の一部が臍帯内に入り込んで，臍帯の根元部分が拡張して見える．これは，この時期，腸と肝臓の発育に腹壁の発育が追いつかないため，腸の一部が腹腔内から臍帯内に脱出する生理的臍帯ヘルニアと呼ばれるものであり，発達過程で見られる正常な所見である．妊娠12週までには腸は腹腔内に収納されるため，妊娠12週以降に臍帯付着部の膨らみが消失していることを確認すればよく，妊娠12週より前にこのような所見がみられても腸が出ている，あるいは臍帯ヘルニアが疑われるなどと妊婦さんに言ってはいけない．

表1　形態異常と間違って判断してしまう要因

1. 発生学に関する知識不足
   胎児の発達過程における正常な形態変化についての知識不足のため，正常な形態を異常と判断してしまう
2. 不適切な断面
   正しい断面から外れた断面（多くは斜めに傾いた断面）で観察することにより，正常な形態が異常な形態をしているように描出されてしまう
3. つまみやスイッチの不適切な設定
   超音波診断装置のつまみやスイッチの設定が不適切なために不適切な画像で判断してしまう
4. アーチファクト
   アーチファクトのために正常な形態が異常に描出されてしまう

　また，胎児期には心房中隔に卵円孔が開いているが，これを心房中隔欠損と間違ってはいけない（図3）．

■不適切な断面

　児頭大横径（BPD）計測時に正しく横断面を描出せずに左右で高さが異なる斜めの断面で観察すると，左右が非対称，片側の側脳室が拡張している，脳内に腫瘤があるなどと誤解されてしまうことがある．

　四腔断面を観察する際，断面が斜めになっていると，左右の心房心室の大きさがアンバランスに描出されて左心低形成，右心低形成，あるいは単心室などと誤解されたり，心臓の横に胃胞が見えて胸腔内の囊胞，あるいは胸腔内に入り込んだ胃胞と間違って判断されてしまう可能性がある（図4a）．そのような異常が疑われた場合はプローブの位置や向きを調整して正しい断面であるかを確認することが大切である（図4b）．

　超音波の進行方向と同じ方向の構造物からは超音波の反射が少ないため，特に薄い構造物が描出されないことがある．図5aのように心室中隔が縦に写るようにプローブを当てて四腔断面を観察すると，房室弁に近い心室中隔の薄い部分が描出されずに心室中隔欠損と誤解されてしまうことがある．このような場合は，確認のためプローブの位置を変えて別の方向から観察する（図5b）．

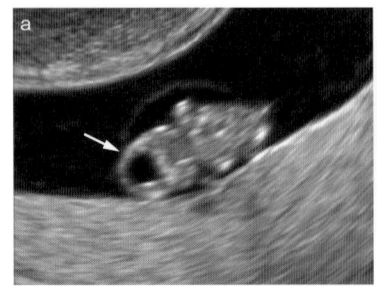

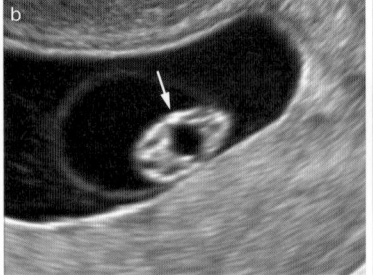

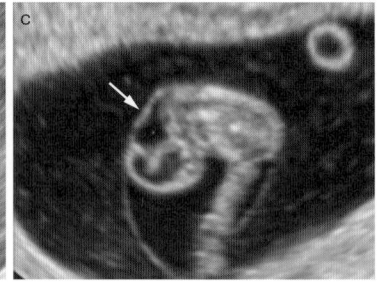

図1 妊娠8週の正常胎児の超音波像
a：前額断面，b：頭部横断面，c：正中矢状断面．矢印は第4脳室で，この時期の胎児の発達過程で見られる正常な所見である．

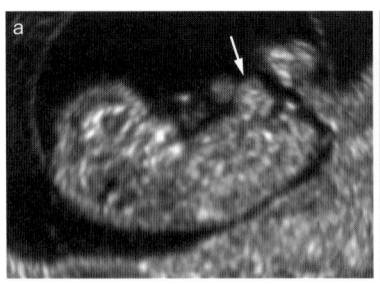

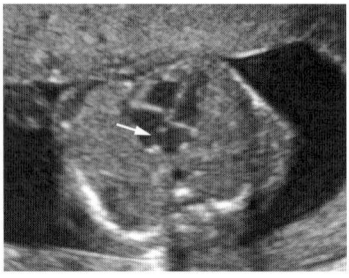

図2 妊娠10週の正常胎児の超音波像
矢印は生理的臍帯ヘルニアで，この時期の胎児の発達過程で見られる正常な所見である．
a：矢状断面，b：臍部での横断面．

図3 妊娠18週の正常胎児の胸部横断像
両側の心房心室が描出されている（四腔断面）．心房中隔の中央で欠損しているように見える部分（矢印）は卵円孔であり，正常な所見である．

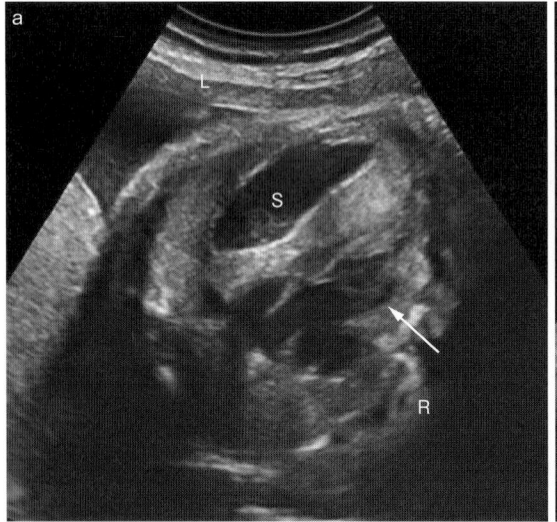

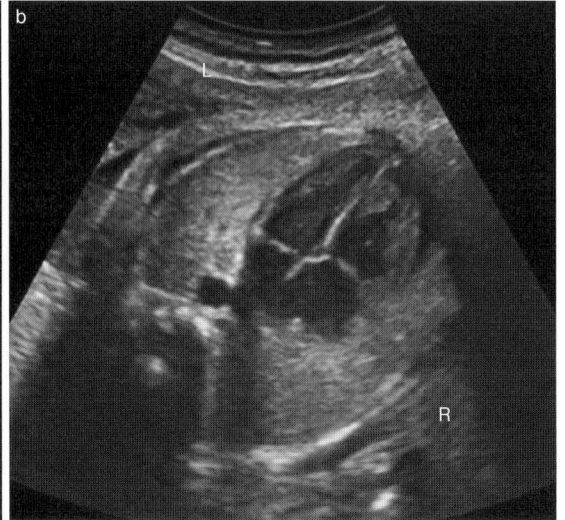

図4 妊娠36週の正常胎児の胸部
a：胸部から腹部にかけての斜めの断面．この断面を胸部横断面と間違って認識してしまうと，心臓（矢印）が右側（R）にあり，心室が1つしか見えず，心臓の左側（L）に胃胞（S）があるように見えてしまう．
b：胸部の正しい横断面で観察すると，心臓の位置も心房心室の4つの腔も異常なく，胃胞も見えない．

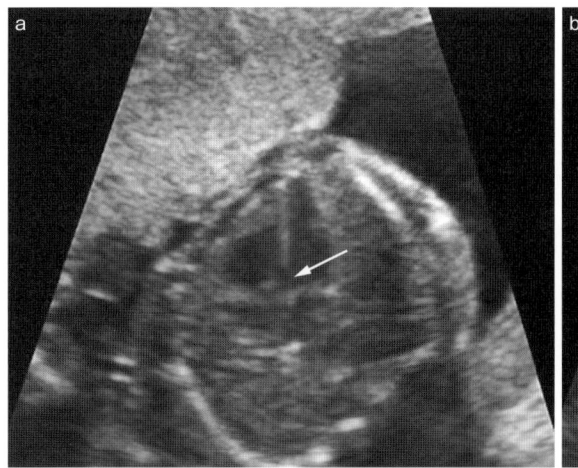

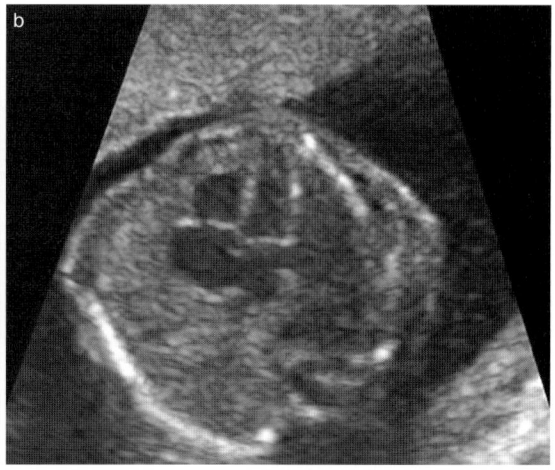

図5　妊娠18週の正常胎児の胸部横断像
a：心臓の中央に近い部分の心室中隔に穴が開いているように見える（矢印）．しかし，もともと薄いこの部分の向きが超音波の進行方向と一致しているために描出されていないだけである．
b：プローブの位置を変えて別の方向から観察すると，心室中隔欠損はないことがわかる．

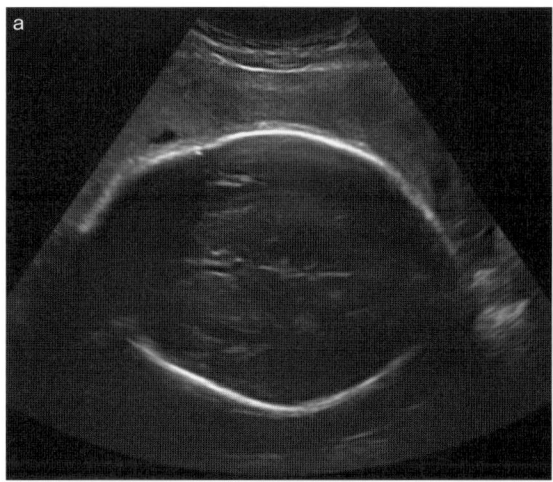

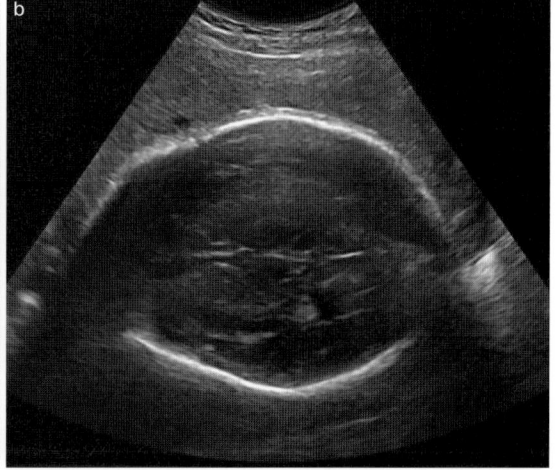

図6　妊娠33週の正常胎児の頭部横断像
a：高い周波数を選択しゲインが低すぎる例で，脳が十分描出されずに頭蓋内に異常に液体貯留があるように見える．
b：低い周波数を選択しゲインを上げると脳が描出される．

◎つまみやスイッチの不適切な設定

　頭蓋骨により反射してくる超音波が弱くなるため，頭蓋内は暗く見える．超音波診断装置のゲインが低すぎたり高い周波数を用いたりして観察すると，頭蓋内がより一層暗く見えるため，脳が描出されずに液体が異常に貯留しているように見えてしまうことがある（図6a）．水頭症が疑われるなどと判断する前に，周波数を下げたり，ゲインを上げたりして観察する（図6b）．

◎アーチファクト

　図7aは胸部横断像であるが，心室中隔が見えないため，単心室のように見える．しかし，よく見ると四肢の骨の音響陰影によって心室中隔が隠されていることがわかる．プローブの位置を変えて別の方向から確認すると，心室中隔が確認できる（図7b）．
　図8aは腹部の横断像であるが，肝臓の一部が他の部分よりも白く描出されているため，この部分に何か腫瘤のようなものがあるように見える．

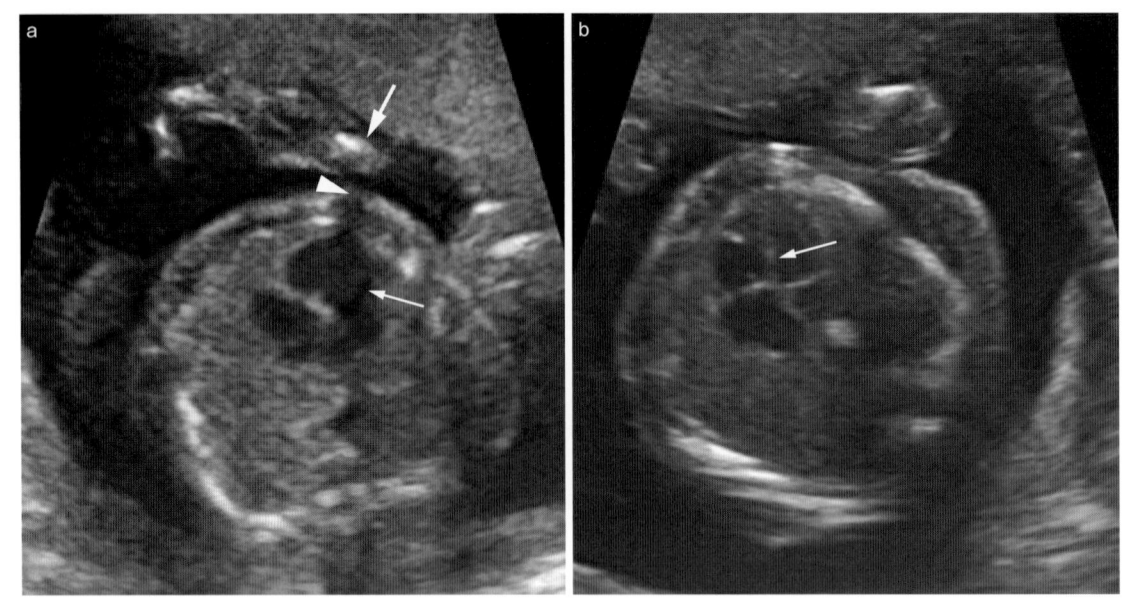

図7 妊娠18週の正常胎児の胸部横断像
a：左右の心房心室を観察する四腔断面．四肢の骨（太矢印）の音響陰影（三角）が心室中隔を隠しているため単心室（細矢印）のように見える．
b：プローブの位置と向きを変えて四肢の音響陰影を心臓から外すと心室中隔（矢印）が確認できる．

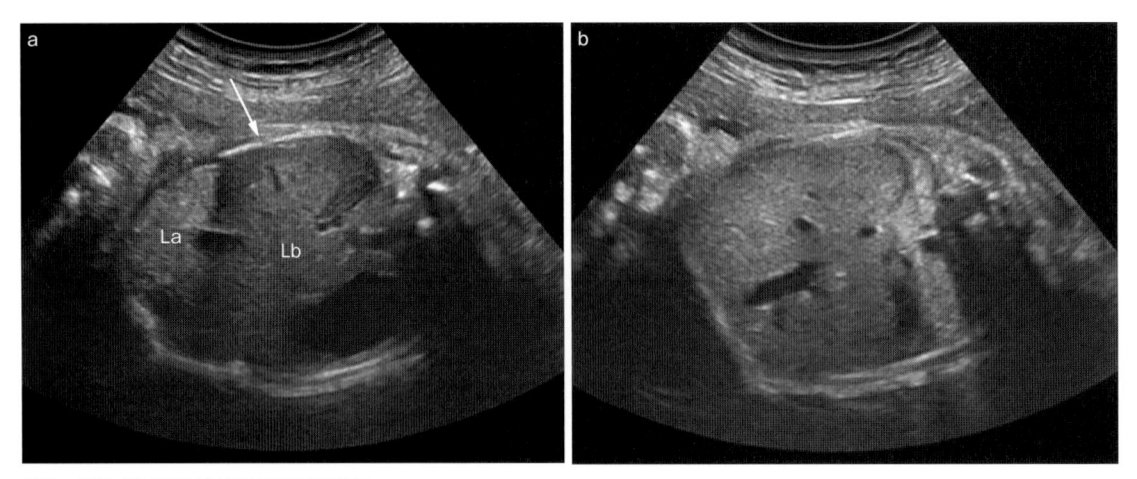

図8 妊娠32週の正常胎児の腹部横断像
a：肋骨（矢印）の音響陰影が重なった部分（Lb）の肝臓が暗く見えるため，音響陰影がない部分（La）の肝臓が明るく見えて，肝臓内の腫瘤のように見える．
b：プローブを動かして肋骨が写りこまないようにすると，肝臓全体が同じ明るさに見える．

しかし，肋骨の音響陰影が重なった部分の肝臓がやや暗く描出されているため，逆に音響陰影がない部分が白く目立っているだけである．肋骨の音響陰影が消えるようにプローブの位置を少しずらして肋骨の隙間から観察するとそのことが確認できる（図8b）．

音響陰影以外に，腹壁の多重反射によるものやグレーティングローブ／サイドローブによるアーチファクトにも留意する必要がある[1]．

【文献】
1) 馬場一憲：超音波診断装置の基礎と使い方のコツ．基礎から学ぶ産婦人科超音波診断，馬場一憲編，東京医学社，東京，10-18，2010

（馬場一憲）

12. よりよい画像を描出するためのコツ

　最近の超音波診断装置は，プローブを当てるだけで誰にでもそれなりの画像が出せるが，装置のつまみやスイッチを少し調整するだけで画像が明瞭になったり詳細な構造がわかりやすくなったりして，異常の有無をより正確に判断できるようになることがある．

　胎児形態異常スクリーニングには，非常に安価な超音波診断装置（ポケットサイズの簡易型など）

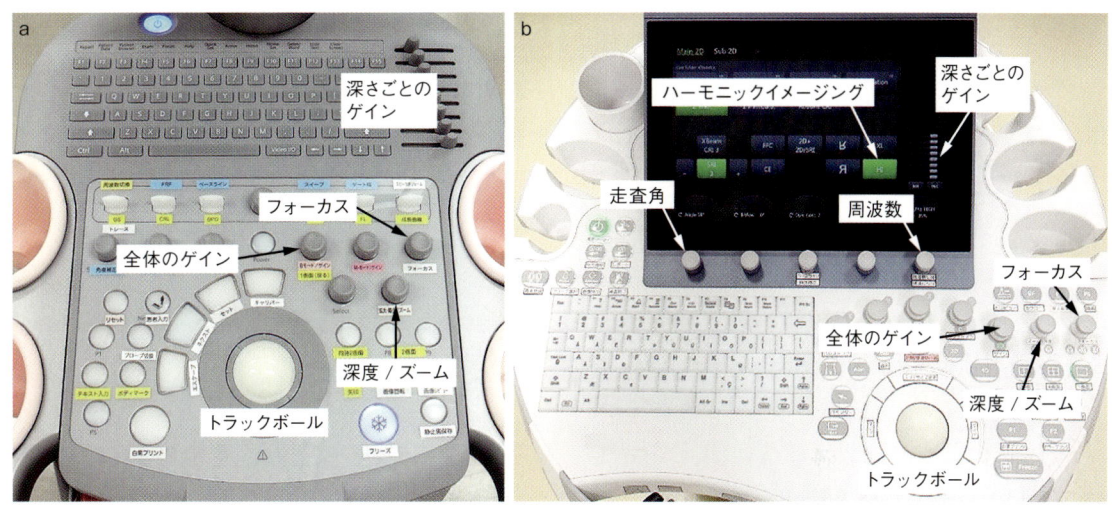

図1　超音波診断装置の操作パネルの例
操作パネルには，つまみ，スイッチ，トラックボールなどが配置されている．
a：普及型の診断装置の例．つまみやスイッチは，メーカや装置によって，数，形状，配置，表示などが異なるが，表1の2～6の項目のつまみやスイッチが付いている．つまみやスイッチにはわかりやすい名称を記したシールを張っておくと使いやすい．
b：3次元超音波機能も有する高級機種の例．表1の2～9の項目のつまみやスイッチが付いている．

表1　適切に調整すべきつまみやスイッチ

1. ブライトネスとコントラスト
2. 深度
3. ズーム（拡大）
4. 深さごとのゲイン
5. 全体のゲイン
6. フォーカス
7. 走査角
8. 周波数
9. ハーモニックイメージング

1～6は，ポケットサイズの簡易型を除くほぼすべての超音波診断装置に付いている．
7～9は，高級機種以外には付いていないこともある．

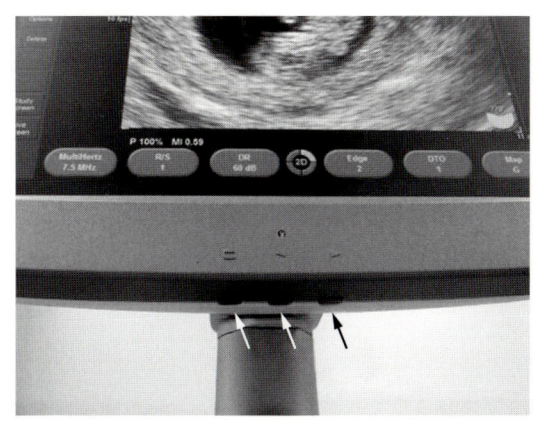

図2　ブライトネスとコントラスト
表示画面全体のブライトネス（明るさ）とコントラスト（明暗の差の程度）を調整するつまみやスイッチは表示装置にある．この例では，液晶ディスプレイの下にブライトネスとコントラストの切り替えスイッチと増減のスイッチが付いている（矢印）．

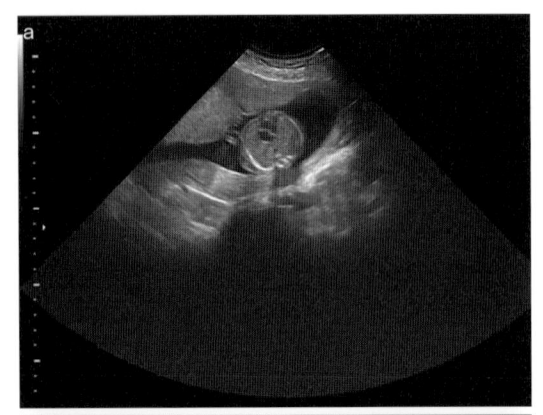

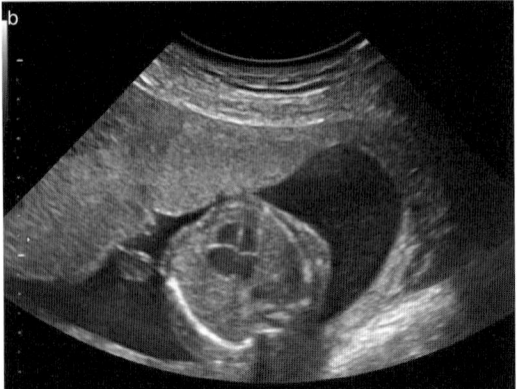

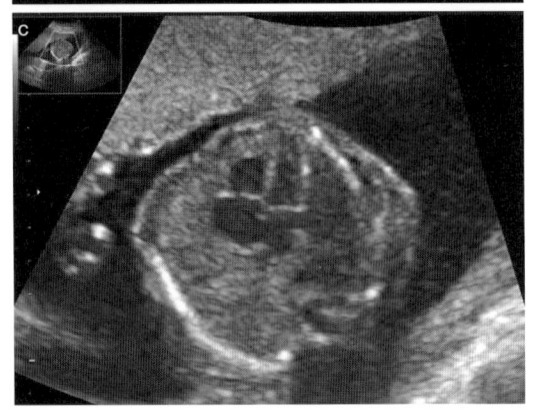

図3 深度とズーム
妊娠18週の胎児の胸部横断像．画面左に規則的に並んだ短線は距離を示す目盛りになっている．
a：深度が22cm以上と必要以上に深く設定されているため，観察対象の胎児の表示は小さく，胎児の観察に適さない．
b：深度を浅く設定すると，胎児が大きく表示される．
c：さらにズーム機能を用いると，観察対象の胎児部分だけを大きく拡大して観察することができる．

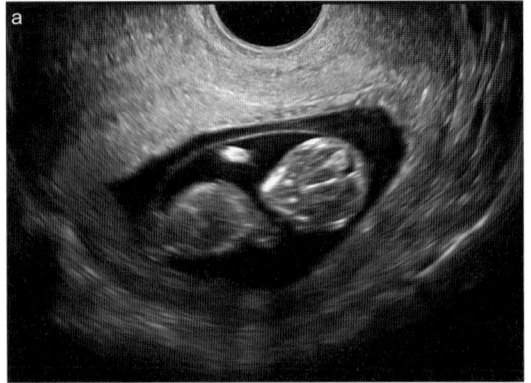

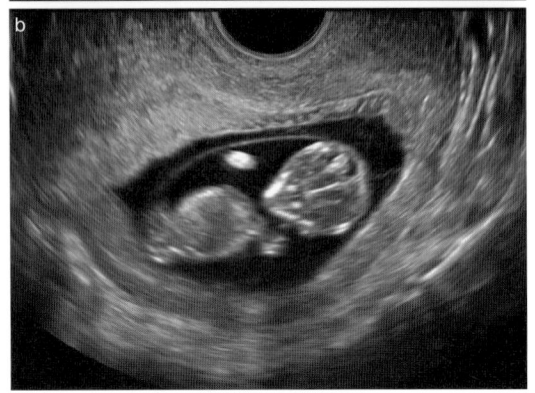

図4 深さごとのゲイン
妊娠11週の胎児．
a：浅い部分（画面上側）は少し明る過ぎで，深い部分（画面下側）は暗い．
b：深さごとのゲイン調整つまみ（図1）で浅い部分は少しゲインを下げ，深い部分のゲインを上げて，浅いところから深いところまで均一の明るさに調整した画像．

やあまりに古い装置は適さない．スクリーニングに使用可能な超音波診断装置の操作パネル（図1）には多くのつまみやスイッチが付いているが，特に胎児形態異常スクリーニングを行う上で適切に調整すべきつまみやスイッチを表1に示す．この中で，1〜6は，ほぼすべての超音波診断装置に付いており，検査を行う時には常に意識している必要がある．7〜9は比較的安価な超音波診断装置には付いていないが，スクリーニングで使用する装置にこれらのつまみやスイッチが付いていれば必要に応じて調整するよう心がける．

■ブライトネスとコントラスト

家庭用のテレビにも付いているつまみ（最近の装置ではスイッチ）である（図2）．ブライトネス（brightness）を調整することにより，表示画面全体を明るくしたり暗くしたりできる．コントラスト（contrast）を調整することにより，明暗の差を強調したり弱めたりすることができる．いずれのつまみ（スイッチ）も操作パネル上ではなく，表示装置側にある．一度調整すると再調整の必要は少ないが，窓からの外部光が変化するような部屋では周囲の明るさに応じて調整すると画面が見やすくなる．

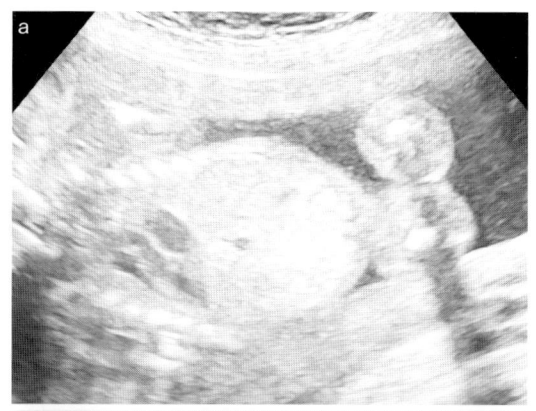

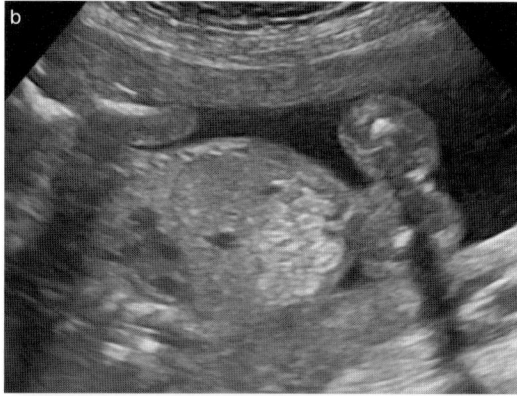

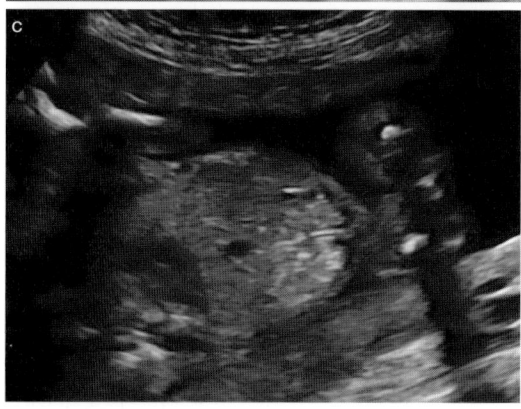

図5 全体のゲイン
妊娠18週の胎児胸腹部の前額断面.
a：ゲインが高すぎる場合．全体が明るすぎて不明瞭．
b：ゲインを適切に調整した場合．全体が明瞭になり，特に横隔膜，肝臓，腸管など腹腔内臓器が明瞭に判別できるようになる．
c：ゲインが低すぎる場合．全体が暗く不鮮明．

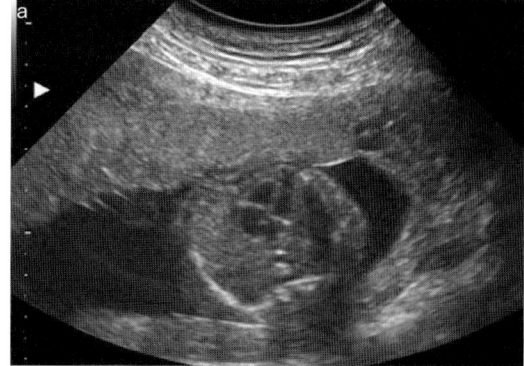

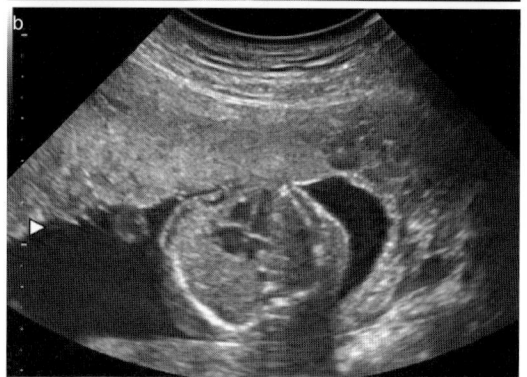

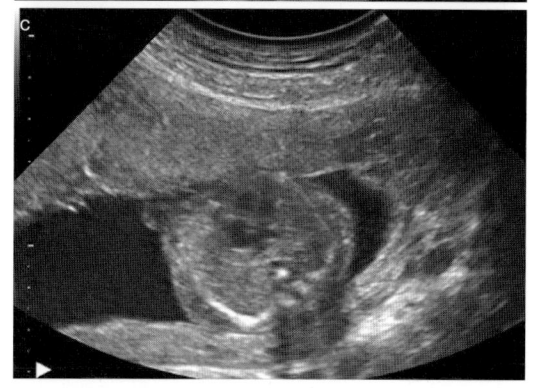

図6 フォーカス（深さの設定）
妊娠18週の胎児の胸部横断像．画面左の△マークがフォーカスの深さを表す（マークは機種によっては画面右にあったり形状が異なったりする）．胎児の心臓に注目すれば，フォーカスの深さを心臓に合わせた場合（b）は鮮明に描出されているが，それ以外（a, b）ではピンボケの写真のように鮮明さに欠ける．
a：心臓の位置よりも浅い部分にフォーカスを合わせた場合．
b：心臓の深さにフォーカスを合わせた場合．
c：心臓の位置よりも深い部分にフォーカスを合わせた場合．

■深度

断層像として表示される深さ（depth）を調整する．図3bのように，胎児のいる深さに合わせて深度を調整し胎児を十分な大きさに表示して観察する．

■ズーム（拡大）

画面全体を拡大したり，選択した部分だけを拡大したりできる．深度の調整では深い部分にいる胎児を十分拡大して観察することが難しいが，図3cのようにズーム（zoom）機能を使うと観察したい部分だけを拡大して観察することができる．

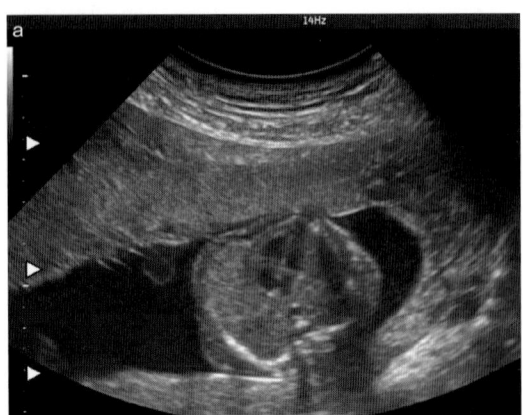

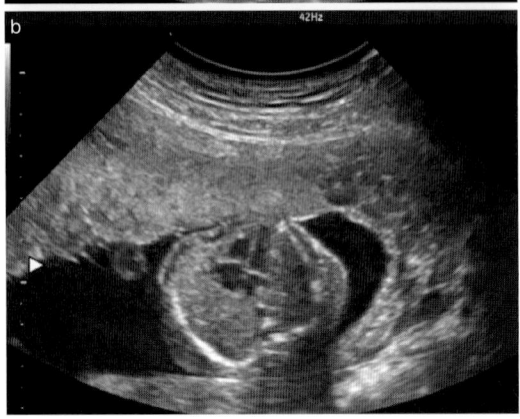

図7 フォーカス（数の設定）
妊娠18週の胎児の胸部横断像．
a：フォーカスの数を3つにした場合．動かない部分については，浅い部分から深い部分まで明瞭に描出されている．しかし，フォーカスの数を3つにすると，1つの場合に比べて1枚の断層像を表示するのに約3倍の時間がかかるため，早い動きの心臓の弁はぼやけてしまっている．画面上端に14Hzと表示されているのは，フレームレートが14（毎秒14回断層像を書き換えている）ということを示す．
b：フォーカスの数を1つにした場合．心臓の弁もぶれずに明瞭に描出されている．フレームレートは42Hzと表示されている．

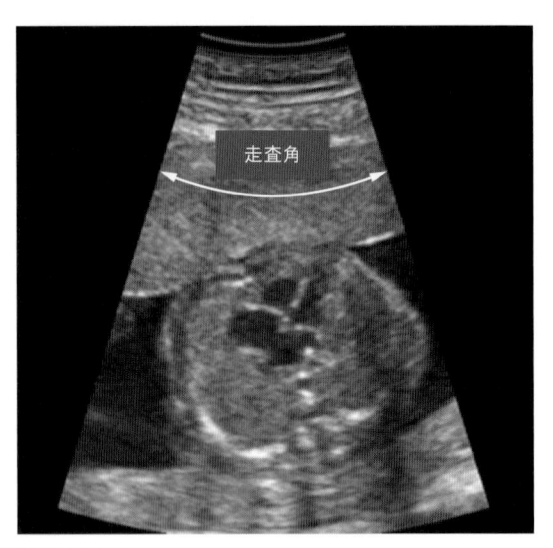

図8 走査角
走査角を変更できる機種では，走査角を狭くするとフレームレートを上げて観察することができる．

■深さごとのゲイン

深さごとのゲイン（gain）を変えて，それぞれの深さにおける明るさを調整できる．操作パネルに縦に並んだつまみ（図1）で深さごとのゲインを調整して，浅い部分から深い部分まで均一の明るさになるように調整する（図4）．

■全体のゲイン

図5のようにゲインが高すぎると全体が白く描出され，ゲインが低すぎると全体が暗く描出されて，いずれの場合も細かい構造がわかりにくくなる（コントラスト分解能が悪いという）．深さごとのゲインで調整しても良いが，全体のゲインのつまみで浅いところから深いところまで断層像全体の明るさを一括して調整することができる．

■フォーカス

フォーカス（focus）は，ある深さの部分に超音波を絞りこみ，ちょうどカメラでピントを合わせるようにする機能である．したがって，フォーカスの深さの部分は明瞭に描出されるが，フォーカスの深さよりも浅い部分や深い部分はピントが外れて少しぼやけてしまう．フォーカスの深さは，観察したい部分に合わせるように調整する（図6）．

フォーカスの数を増やすと複数の深さでピントが合い，画面全体でピントの合った画像が得られるが，1枚の断層像を作るのに時間がかかるようになるため，フォーカスの数を増やせば増やすほどフレームレート（frame rate：1秒間に書き換える断層像の数）が落ちてしまい，動きの激しい部分では画像がぶれてぼやけてしまう．そのため，心臓のように動いているものを観察する場合は，フォーカスの数は1つに設定する（図7）．フレームレートは，FPS（frame per second），Hzなどで表示されている．

■走査角

走査角（図8）を狭くすると観察できる範囲は狭まるが，フレームレートを上げることができるため，心臓のように動いているものを観察する時には走査角を狭めたほうがよい．

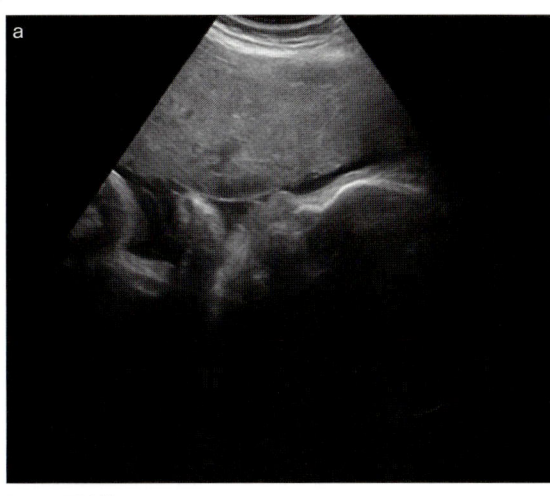

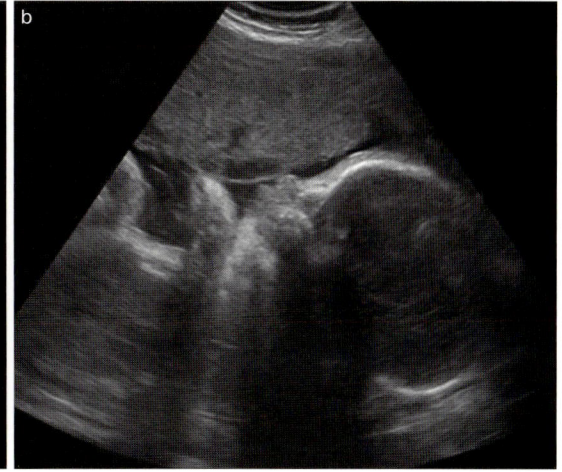

図9 周波数．
妊娠33週の胎児．
a：高い周波数で観察した場合．浅い部分（画面上方）にある胎盤内の構造や顔の輪郭などは明瞭に描出されているが，深い部分（画面下方）は超音波が十分届かないために描出されていない．
b：低い周波数で観察した場合．aと比べて胎盤内の構造や顔の輪郭は少しぼやけるが，深い部分（画面下方）も描出されている．

■ 周波数

　超音波は，使用する周波数が高くなるほど細かいところまで詳細に描出できるようになるが，遠くに届きにくくなる．したがって，周波数が選択できるプローブを使用する場合は詳細な観察ができるように高い周波数を選択するが，深い部分が暗くてよく見えない場合は周波数を下げて観察する（図9）．

■ ハーモニックイメージング

　高級な機種の多くには，プローブから出した超音波の倍の周波数の超音波を受信して断層像をつくるハーモニックイメージング（harmonic imaging：HI）という技術を使っている．これを使うと詳細な画像が得られるが，受信する超音波が弱いため，症例によっては暗くてよく見えないことがある．この場合は，まず，上記のように低い周波数を選択し，それでも十分な明るさが得られない場合は，この機能を外す（HIと表示されたスイッチを押す：図1b）．画像は多少ぼやけるが，明るく観察できるようになる．

（馬場一憲）

ポケットサイズの超音波診断装置

　ポケットサイズの超音波診断装置は，小型軽量でバッテリー駆動のためベッドサイドで簡単に超音波検査ができ，胎位胎向や胎児心拍動の確認，胎児胸水や腹水の診断，分娩時の回旋異常の診断，分娩後の子宮腔内の状態把握などに活用できる．しかし，走査範囲が狭く画像も少し粗いため，胎児形態異常スクリーニングには適さない．

図　ポケットサイズの超音波診断装置の例
画面は片側に胸水のある胎児の胸部横断像．

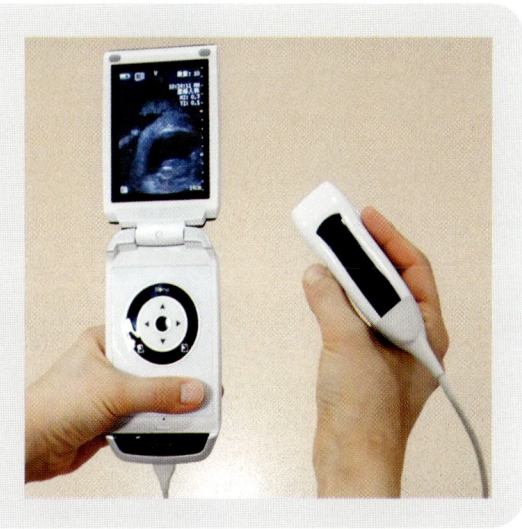

欧文索引

[A]

Arnold-Chiari奇形　47
Arnold-Chiari奇形Ⅱ型　67

[B]

biparietal diameter (BPD)　16
Blake囊　85
body stalk anomaly　42, 47

[C]

chorionic abruption-oligohy-
　dramnios sequence (CAOS)
　70
clear zone　105
coiling index　106
congenital cystic adenomatoid
　malformation (CCAM)　47
crown rump length (CRL)　119
cystic fibrosis　66
cystic hygroma　44

[D]

Dandy-Walker complex　71
Dandy-Walker奇形　71, 92
Down症　4
ductus venosus　118, 121

[F]

facial angle　118
fetal growth restriction (FGR)
　102

[H]

hyperechogenic kidney　77

[M]

Meckel-Gruber症候群　77
migration　104

[N]

nasal bone　118
nuchal translucency　118

[O]

overlapping finger　89

[R]

renal tubular dysgenesis　77

[T]

three-vessel trachea view
　80, 86
three-vessel view　86, 94
TORCH症候群　24, 59
tricuspid flow　118
Trisomy 18　47
Trisomy 21　47
two-vessel trachea view　94

[V]

Verga腔　50

[W]

Walker奇形　72

和文索引

[い]

異所性尿管瘤　77
胃胞　18, 35, 55
胃胞の描出　18

[お]

横隔膜ヘルニア　48

[か]

開放性二分脊椎　67
顎口蓋裂　73
過少捻転　111

[き]

胸水　47
巨大膀胱　48

[く]

腔水症　43
空腸閉鎖　28, 66

[け]

頸部巻絡　112
ゲイン　130

[こ]

口唇口蓋裂　73
口唇裂　61, 73
後部尿道弁　77
骨形成不全症　69
骨系統疾患　30, 57
コントラスト　128

[さ]

臍帯潰瘍　28
臍帯下垂　106, 112
臍帯過捻転　106, 111
臍帯巻絡　112
臍帯脱出　112
臍帯付着部　42
臍帯付着部位　105, 110
臍帯ヘルニア　2, 29, 47, 48
サイトメガロウイルス感染症　48
臍部横断画像　56
臍部矢状断面像　56
左軸偏位の心臓　62

[し]

13トリソミー　5, 24, 59, 73
18トリソミー　5, 70, 89
子宮頸管腺領域　114
子宮内胎児発育遅延　107
児頭大横径　100
重積指　89
十二指腸閉鎖　28, 65
周波数　131
消化管閉鎖　48
少指症　49
常染色体優性多発性嚢胞腎　77
常染色体劣性多発性嚢胞腎　76
小腸閉鎖　65
小頭症　24, 59
小脳虫部低形成　72
小脳低形成　47
静脈管　121
食道閉鎖　28, 35
腎盂拡大　48
深度　129

[す]

水腎症　28

水頭症　24, 25, 59
髄膜脳瘤　61
髄膜瘤　67
頭蓋骨　42
頭蓋骨早期癒合症　24, 59
スクリーニング　118
スクリーニング検査　6
ズーム　129

[せ]

正常四腔断面　17
生理的臍帯ヘルニア　29, 123
脊髄髄膜瘤　30, 48, 67
切迫早産　114
染色体異常リスク評価　6
全前脳胞症　44, 47
前置血管　109
前置胎盤　104, 107
先天性横隔膜ヘルニア　26, 47
先天性サイトメガロウイルス感染症　24, 59
先天性心疾患　48
先天性嚢胞状腺腫様形成異常　48
先天性嚢胞状腺腫様形成異常　47
先天性嚢胞性腺腫様奇形　26
仙尾部奇形腫　67
前腕欠損　49

[そ]

走査角　130
総肺静脈還流異常症　75, 95
側脳室　91
側脳室三角部幅　84

[た]

大横径　16, 50
胎芽　42
大血管転位症　33

胎児下肢の超音波像　21
胎児胸水　48
胎児上肢の超音波像　21
胎児水腫　43
胎児染色体異常　47
胎児頭殿長　101
胎児発育　109
胎児発育不全　47, 102
胎児浮腫　43
大腿骨長　100
大脳鎌　84, 90
大脳半球間裂くも膜嚢胞　61
胎盤　104
胎盤血管腫　107
胎盤梗塞　107
胎盤早期剝離　107
胎便性腹膜炎　66
多指症　49
タナトフォリック骨異形成症　21
タナトフォリック骨異形性症　69
多嚢胞性異形性腎　35, 76
多発性嚢胞腎　76
多脾症候群　65
単一臍帯　110
単一臍帯動脈　105

[ち]

チェックシート　8
超音波マーカー　118
腸回転異常　29
蝶形椎の超音波像　78
重複尿管　77
腸閉鎖　29

[て]

低置胎盤　104, 107

[と]

頭殿長　119
頭部皮下浮腫　23
透明中隔腔　84, 90

トキソプラズマ感染症　48

[な]

内子宮口　104
内臓逆位　28, 47, 65
内臓錯位　65
軟骨無形成症　57

[に]

21トリソミー　4
二分脊椎　67
尿膜管嚢胞　66
人魚体　44
妊娠初期　42

[の]

脳腫瘍　59
嚢胞性二分脊椎　36
嚢胞様構造物　55
脳瘤　44

[は]

肺静脈観察　80
肺動脈弁狭窄　64
肺分画症　47
バナナサイン　92
ハーモニックイメージング　131

[ひ]

非開放性二分脊椎　67
鼻骨　119, 120
鼻尖　120
ヒトパルボウイルス感染症　48

[ふ]

フォーカス　130
不完全内臓錯位　48
腹囲　100
副胎盤　104, 110
腹壁破裂　29, 48

浮腫　15
ブライトネス　128
分葉胎盤　104, 110

[ま]

マーカー　118

[み]

脈絡叢　46
脈絡叢嚢胞　32

[む]

無頭蓋症　44, 47
無脾症候群　65

[ゆ]

尤度比　118
癒着胎盤　107

[よ]

羊水過少　22, 31, 58
羊水過多　22, 31, 58, 107

[ら]

卵膜付着　109

[り]

両大血管右室起始症　63
リンパ管嚢胞　23

[る]

涙嚢ヘルニア　72

[れ]

レモンサイン　92

|検印省略|

超音波胎児形態異常スクリーニング
産婦人科医・助産師・臨床検査技師のために

定価（本体 4,000円＋税）

2015年 4月 4日　第1版　第1刷発行
2019年11月16日　同　　第5刷発行

編　集　　馬場 一憲, 市塚 清健
　　　　　（ばば かずのり）（いちづか きよたけ）
発行者　　浅井 麻紀
発行所　　株式会社 文光堂
　　　　　〒113-0033　東京都文京区本郷7-2-7
　　　　　TEL（03）3813-5478（営業）
　　　　　　　（03）3813-5411（編集）

©馬場一憲, 市塚清健, 2015　　　　　　　　印刷・製本：真興社

ISBN978-4-8306-3744-5　　　　　　　　　　Printed in Japan

- 本書の複製権，翻訳権・翻案権，上映権，譲渡権，公衆送信権（送信可能化権を含む），二次的著作物の利用に関する原著作者の権利は，株式会社文光堂が保有します．
- 本書を無断で複製する行為（コピー，スキャン，デジタルデータ化など）は，私的使用のための複製など著作権法上の限られた例外を除き禁じられています．大学，病院，企業などにおいて，業務上使用する目的で上記の行為を行うことは，使用範囲が内部に限られるものであっても私的使用には該当せず，違法です．また私的使用に該当する場合であっても，代行業者等の第三者に依頼して上記の行為を行うことは違法となります．
- JCOPY〈出版者著作権管理機構 委託出版物〉
本書を複製される場合は，そのつど事前に出版者著作権管理機構（電話 03-5244-5088, FAX 03-5244-5089, e-mail：info@jcopy.or.jp）の許諾を得てください．